• 供临床、口腔、检验、影像、药学等医学类专业
• 普通高等教育"十三五"规划教材

医用高等数学学习指导

YIYONG GAODENG SHUXUE XUEXI ZHIDAO

主　审 ◎ 李润民（昆明医科大学海源学院）

主　编 ◎ 熊　菲（昆明医科大学海源学院）

副主编 ◎ 王国庆（昆明医科大学海源学院）
　　　　　杨　杲（昆明医科大学海源学院）

编　者 ◎ 王保珩　刘　霖　蔡金明　黄　霞
　　　　　（昆明医科大学海源学院）
　　　　　刘雅丽（云南师范大学文理学院）

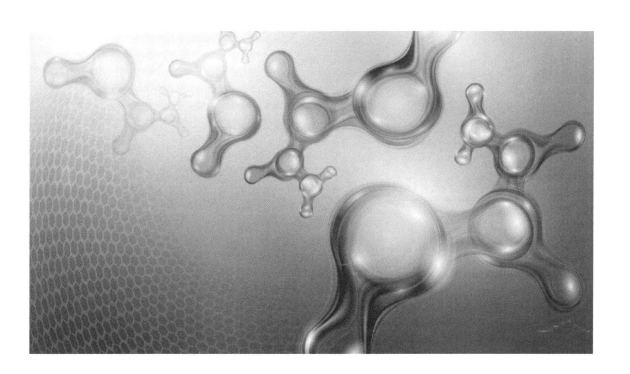

 四川大学出版社

特约编辑:杨淑燕
责任编辑:梁 平
责任校对:周 艳
封面设计:璞信文化
责任印制:王 炜

图书在版编目(CIP)数据

医用高等数学学习指导 / 熊菲主编. —成都:四
川大学出版社,2019.1(2024.8 重印)
ISBN 978-7-5690-2716-7

Ⅰ.①医… Ⅱ.①熊… Ⅲ.①医用数学-医学院校-
教学参考资料 Ⅳ.①R311

中国版本图书馆 CIP 数据核字(2019)第 016171 号

书名 医用高等数学学习指导

主 编	熊 菲
出 版	四川大学出版社
地 址	成都市一环路南一段24号(610065)
发 行	四川大学出版社
书 号	ISBN 978-7-5690-2716-7
印 刷	四川煤田地质制图印务有限责任公司
成品尺寸	185 mm×260 mm
印 张	16
字 数	388 千字
版 次	2019 年 1 月第 1 版
印 次	2024 年 8 月第 5 次印刷
定 价	46.80 元

◆读者邮购本书,请与本社发行科联系。
　电话:(028)85408408/(028)85401670/
　(028)85408023　邮政编码:610065
◆本社图书如有印装质量问题,请
　寄回出版社调换。
◆网址:http://press.scu.edu.cn

内容简介

本书是与人民卫生出版社《医用高等数学》教材配套的学习指导书，每章除了有基本内容及要求、配套习题详解、例题解析外，还有知识概要、自测题及参考答案。其主要特点是精选例题，并强调数学在医学方面的实际应用。

本书主要内容包括：函数和极限、一元函数微分学、一元函数积分学、多元函数微积分学、微分方程基础、概率论基础、线性代数初步。

本书可供高等院校临床、口腔医学、检验、影像、药学等医学类专业学生使用，也可供相近专业本、专科生参考。

前　言

　　人民卫生出版社出版的《医用高等数学》一直是全国医学院校广泛使用的数学教材，本册《医用高等数学学习指导》是专门针对人民卫生出版社教材配套编写的学习指导书。

　　本书分为函数和极限、一元函数微分学、一元函数积分学、多元函数微积分、微分方程基础、概率论基础和线性代数初步七个章节，每章又分为五大部分：第一部分为基本内容、要求及知识概要，对每一章的重点、难点及要求给予了明确解释，并对本章的知识进行了概要归纳，便于同学们复习归纳；第二部分为典型例题，精心挑选重点题型、易错题型，特别增加了与医学知识相结合的例题，并对同一类型的题目解题方法进行归纳小结；第三部分为配套教材思考与练习解答；第四部分为配套教材习题详解，详细的解答过程可供同学们课后练习进行参考；第五部分为自测题，可供同学们学习之余进行自测练习。综上，这是一本较为全面、内容丰富的学习指导书，不仅有重点知识归纳，还有例题小结，不仅有教材习题参考答案，还增加了丰富的自测题，是引导医学生学好高等数学的有效工具。

　　熊菲老师负责统筹组织编写本书的构架和校对，并编写了第一章至第三章；杨杲老师编写了第四章、第五章；王国庆老师编写了第六章、第七章；另外，王保珩、刘霖、蔡金明、黄霞、刘雅丽老师参与了部分章节的参考答案或基本要求的编写。昆明医科大学海源学院领导对本书的编写给予了大力支持，在此一并表示感谢。

　　尽管本书编者一直从事医用高等数学的教学和研究，但限于水平和时间，书中难免会存在错误和不当之处，欢迎广大教师与学生提出宝贵意见。

熊　菲

2018 年 12 月

目　　录

第一章 函数和极限

一、基本内容、要求及知识概要

（一）基本内容

1. 函数：函数的概念、几种性质，基本初等函数及性质，复合函数的概念、合成与分解，初等函数，分段函数.

2. 极限：函数极限的概念、性质、运算，两个重要极限公式，无穷小与无穷大.

3. 函数的连续性：函数连续的概念，间断点的概念和分类，闭区间上连续函数的性质及应用.

（二）要求

1. 函数：理解函数的概念、熟悉六种基本初等函数的性质和图象，会求常见函数的定义域；掌握复合函数的概念、复合函数的分解与合成；熟悉初等函数和分段函数的概念.

2. 极限：理解函数极限的概念，熟悉极限的四则运算，掌握两个重要极限，会熟练求常见函数的极限；理解无穷小、无穷大的概念，掌握无穷小的性质，能对无穷小进行比较.

3. 函数的连续性：熟悉函数连续和间断的概念，能对函数常见间断点进行确定和分类.

（三）知识概要

1. 一元函数的概念.

（1）函数的定义.

设 x 和 y 是两个变量，D 是一个给定的数集，变量 x 在数集 D 中取值. 若对 x 取 D 中的每个值，变量 y 按照一定的规律有确定的值与之对应，则称变量 y 为变量 x 的**函数**. 记作

$$y = f(x), \quad x \in D$$

其中 x 称为**自变量**，而 y 称为**因变量**，因变量与自变量之间的对应规则称为**函数关系**. 集合 D 称为函数的**定义域**，如果 x_0 是函数 $f(x)$ 的定义域中的一点，也称函数 $f(x)$ 在 x_0 点有定义，与自变量 x_0 相对应的因变量的值称为函数值，记为 $f(x_0)$，而

所有函数值的集合称为函数的**值域**.

函数的**两大要素**：定义域和对应规律.

判断两个函数是否相同：判断定义域和对应规律是否完全相同.

分段函数　在定义域中的不同部分内用不同的解析式表示的函数.

（2）函数的表示方法.

函数常用的表示方法有解析法、图象法、列表法.

（3）复合函数.

若变量 y 是变量 u 的函数，变量 u 又是 x 的函数，即

$$y = f(u),\ u = \varphi(x)$$

且 x 在 $\varphi(x)$ 的定义域或定义域的一部分上取值时所对应的 u 值，函数 $y = f(u)$ 是有定义的，则称 y 是 x 的**复合函数**，记为 $y = f[\varphi(x)]$，其中 u 称为中间变量.

复合函数的中间变量可以是多个，但不是任何两个函数都可以复合成一个函数的.

（4）基本初等函数及初等函数.

基本初等函数：

常数函数　$y = C$（C 是常数）；

幂函数　$y = x^a$（a 是任意实数）.

幂函数常用公式：

根式、分式可化成幂函数的形式，如 $\sqrt[n]{x} = x^{\frac{1}{n}}$，$\dfrac{1}{x} = x^{-1}$，$\sqrt[n]{x^m} = x^{\frac{m}{n}}$

同底数幂相乘除、乘方公式：

①$x^m \cdot x^n = x^{m+n}$；

②$x^m \div x^n = x^{m-n}$；

③$(x^m)^n = x^{mn}$.

指数函数　$y = a^x$（$a > 0$ 且 $a \neq 1$）；特别地，当 $a = e$ 时，$y = e^x$.

对数函数　$y = \log_a x$（$a > 0$ 且 $a \neq 1$）；特别地，当 $a = e$ 时，$y = \ln x$；当 $a = 10$ 时，$y = \lg x$.

对数函数常用公式：

①$\log_a xy = \log_a x + \log_a y$；

②$\log_a \dfrac{x}{y} = \log_a x - \log_a y$；

③$\log_a x^y = y \log_a x$.

三角函数　$y = \sin x$（正弦）；$y = \cos x$（余弦）；$y = \tan x$（正切）；$y = \cot x$（余切）；$y = \sec x$（正割）；$y = \csc x$（余割）.

常用的三角函数公式：

①$\tan x = \dfrac{\sin x}{\cos x}$；

②$\cot x = \dfrac{\cos x}{\sin x}$；

③$\sec x = \dfrac{1}{\cos x}$；

④$\csc x = \dfrac{1}{\sin x}$；

⑤$\sin^2 x + \cos^2 x = 1$；

⑥$1 + \tan^2 x = \sec^2 x$；

⑦$1 + \cot^2 x = \csc^2 x$；

⑧$\sin 2x = 2\sin x \cos x$；

⑨$\cos 2x = \cos^2 x - \sin^2 x = 2\cos^2 x - 1 = 1 - 2\sin^2 x$；

⑩和差化积公式

$$\sin\alpha + \sin\beta = 2\sin\frac{\alpha+\beta}{2}\cos\frac{\alpha-\beta}{2};$$

$$\sin\alpha - \sin\beta = 2\cos\frac{\alpha+\beta}{2}\sin\frac{\alpha-\beta}{2};$$

$$\cos\alpha + \cos\beta = 2\cos\frac{\alpha+\beta}{2}\cos\frac{\alpha-\beta}{2};$$

$$\cos\alpha - \cos\beta = -2\sin\frac{\alpha+\beta}{2}\sin\frac{\alpha-\beta}{2}.$$

积化和差公式

$$\sin\alpha\cos\beta = \frac{1}{2}\left[\sin(\alpha+\beta) + \cos(\alpha-\beta)\right];$$

$$\cos\alpha\sin\beta = \frac{1}{2}\left[\sin(\alpha+\beta) - \cos(\alpha-\beta)\right];$$

$$\cos\alpha\cos\beta = \frac{1}{2}\left[\cos(\alpha+\beta) + \cos(\alpha-\beta)\right];$$

$$\sin\alpha\sin\beta = -\frac{1}{2}\left[\sin(\alpha+\beta) - \sin(\alpha-\beta)\right].$$

反三角函数 $y = \arcsin x$（反正弦）；$y = \arccos x$（反余弦）；$y = \arctan x$（反正切）；$y = \text{arccot}\, x$（反余切）.

初等函数 由常数和基本初等函数经过有限次四则运算和有限次的函数复合所构成的函数.

分段函数 在定义域中的不同部分内用不同的解析式表示的函数.

2. 函数的几种特性.

（1）单调性.

对于 (a, b) 内的任意两点 x_1 和 x_2，当 $x_1 < x_2$ 时，总有 $f(x_1) < f(x_2)$（或 $f(x_1) > f(x_2)$）成立，则称函数 $f(x)$ 在区间 (a, b) 内单调递增（或单调递减），而区间 (a, b) 称为函数 $f(x)$ 的单调递增区间（或单调递减区间）. 单调递增函数和单调递减函数统称为单调函数；单调递增区间和单调递减区间统称为单调区间.

单调递增函数图形是沿横轴正向上升的，单调递减函数图形是沿横轴正向下降的.

（2）奇偶性.

设函数 $y = f(x)$ 的定义域 D 关于原点对称，如果 $f(-x) = -f(x)$，则称函数 $f(x)$ 是奇函数；如果 $f(-x) = f(x)$，则称函数 $f(x)$ 是偶函数.

奇函数的图形关于原点对称，偶函数的图形关于 y 轴对称.

（3）周期性.

设函数 $f(x)$ 的定义域为 D 有定义，若存在某个正数 M，使得不等式

$$|f(x)| \leqslant M$$

对于定义域 D 内的一切 x 值都成立，则称函数 $f(x)$ 在定义域 D 内是有界的. 如果这样的正数 M 不存在，则称函数 $f(x)$ 在定义域 D 内是无界的.

3. 极限的概念.

（1）当 $x \to \infty$ 时函数 $f(x)$ 的极限

如果自变量 x 的绝对值无限增大时，函数 $f(x)$ 无限趋近于一个常数 A，则称常数 A 为当 $x \to \infty$ 时函数 $f(x)$ 的**极限**，记作

$$\lim_{x \to \infty} f(x) = A \text{ 或 } f(x) \to A \text{ （当 } x \to \infty）$$

（2）当 $x \to x_0$ 时函数 $f(x)$ 的极限.

设函数 $y = f(x)$ 在 x_0 点附近有定义（在 x_0 点可以无定义），若当 $x(x = x_0)$ 无论以怎样的方式（左侧和右侧）趋近于 x_0 时，函数 $f(x)$ 都无限趋近于一个常数 A，则称常数 A 为当 $x \to x_0$ 时函数 $f(x)$ 的**极限**，记作

$$\lim_{x \to x_0} f(x) = A \text{ 或 } f(x) \to A \text{ （当 } x \to x_0）$$

（3）左极限与右极限.

若当 x 从 x_0 的左侧 $(x < x_0)$ 趋近于 x_0 时，函数 $f(x)$ 无限趋近于一个常数 A，则称常数 A 为当 $x \to x_0$ 时函数 $f(x)$ 的**左极限**，记作

$$\lim_{x \to x_0^-} f(x) = A \text{ 或 } f(x_0 - 0) = A$$

若当 x 从 x_0 的右侧 $(x > x_0)$ 趋近于 x_0 时，函数 $f(x)$ 无限趋近于一个常数 A，则称常数 A 为当 $x \to x_0$ 时函数 $f(x)$ 的**右极限**，记作

$$\lim_{x \to x_0^+} f(x) = A \text{ 或 } f(x_0 + 0) = A$$

左极限与右极限统称为**单侧极限**.

函数 $f(x)$ 在 x_0 点极限存在的充分必要条件是在该点的左右极限存在且相等，即

$$\lim_{x \to x_0} f(x) = A \Leftrightarrow \lim_{x \to x_0^-} f(x) = \lim_{x \to x_0^+} f(x) = A$$

4. 极限的四则运算法则.

设函数 $f(x)$ 和 $g(x)$ 在自变量 x 的同一变化过程中极限分别为 A 和 B，即 $\lim f(x) = A$，$\lim g(x) = B$（省略了趋近方式表示在某种趋近方式下的极限）则

（1）$\lim[f(x) \pm g(x)] = \lim f(x) \pm \lim g(x) = A \pm B$.

（2）$\lim[f(x) \cdot g(x)] = \lim f(x) \cdot \lim g(x) = A \cdot B$.

特别地，

$$\lim[kf(x)] = k \lim f(x) = kA \text{ （} k \text{ 为常数）}$$

（3）$\lim \dfrac{f(x)}{g(x)} = \dfrac{\lim f(x)}{\lim g(x)} = \dfrac{A}{B}$ $(B \neq 0)$.

5．两个重要极限．

（1）**重要极限公式一** $\lim\limits_{x \to 0} \dfrac{\sin x}{x} = 1 \Rightarrow \lim\limits_{f(x) \to 0} \dfrac{\sin f(x)}{f(x)} = 1$；

（2）**重要极限公式二** $\lim\limits_{x \to 0}(1+x)^{\frac{1}{x}} = e \Rightarrow \lim\limits_{f(x) \to 0}(1+f(x))^{\frac{1}{f(x)}} = e$．

6．无穷小量与无穷大量．

（1）无穷小量与无穷大量的概念．

无穷小量 若 $x \to x_0$（或 $x \to \infty$）时，函数 $f(x)$ 的极限为零，则称函数 $f(x)$ 为当 $x \to x_0$（或 $x \to \infty$）时的无穷小量，简称**无穷小**．

即 $\lim\limits_{\substack{x \to x_0 \\ (\text{或} x \to \infty)}} f(x) = 0 \Leftrightarrow f(x)$ 是当 $x \to x_0$（或 $x \to \infty$）时的无穷小．

无穷大量 若 $x \to x_0$（或 $x \to \infty$）时，函数 $f(x)$ 的绝对值无限增大，则称函数 $f(x)$ 为当 $x \to x_0$（或 $x \to \infty$）时的无穷大量，简称**无穷大**．

即 $\lim\limits_{\substack{x \to x_0 \\ (\text{或} x \to \infty)}} f(x) = \infty \Leftrightarrow f(x)$ 是当 $x \to x_0$（或 $x \to \infty$）时的无穷大．

（2）无穷小量的性质．

性质 1 有限个无穷小量的和、差、积仍为无穷小量．

性质 2 有界变量（或常数）与无穷小量的乘积仍为无穷小量．

函数 $f(x)$ 以常数 A 为极限的充分必要条件是

$$f(x) = A + \alpha(x)$$

其中 $\alpha(x)$ 是在自变量的同一变化过程中的无穷小量．

无穷小量与无穷大量的关系 若函数 $f(x)$ 为无穷大量，则 $\dfrac{1}{f(x)}$ 为无穷小量；反之，若函数 $f(x)$（$f(x) \neq 0$）为无穷小量，则 $\dfrac{1}{f(x)}$ 为无穷大量．

（3）无穷小量的阶．

设 α 与 β 是在自变量的同一个变化过程中的两个无穷小量，在此过程中，如果

①$\lim \dfrac{\alpha}{\beta} = 0$，则称 α 是比 β 高阶的无穷小量，记为 $\alpha = o(\beta)$；

②$\lim \dfrac{\alpha}{\beta} = \infty$，则称 α 和 β 低阶的无穷小量；

③$\lim \dfrac{\alpha}{\beta} = k(k \neq 0)$，则称 α 是比 β 同阶的无穷小量，记为 $\alpha = O(\beta)$；

④$\lim \dfrac{\alpha}{\beta} = 1$，则称 α 是比 β 等价的无穷小量，记为 $\alpha \sim \beta$．

7．函数的连续性．

（1）函数在 x_0 点连续的定义．

设函数 $f(x)$ 在 x_0 点及其附近有定义，若当自变量 x 在 x_0 点的增量 Δx 趋于零时，对应的函数增量 $\Delta y = f(x_0 + \Delta x) - f(x_0)$ 也趋于零，即

$$\lim\limits_{\Delta x \to 0} \Delta y = \lim\limits_{\Delta x \to 0} [f(x_0 + \Delta x) - f(x_0)] = 0$$

则称函数 $f(x)$ 在 x_0 点连续，并称 x_0 点是 $f(x)$ 的连续点．

（2）判断函数 $f(x)$ 在 x_0 点连续的充分必要条件.

函数 $f(x)$ 在 x_0 点处连续 $\Leftrightarrow \lim\limits_{x \to x_0} f(x) = f(x_0) \Leftrightarrow \lim\limits_{x \to x_0^-} f(x) = \lim\limits_{x \to x_0^+} f(x) = f(x_0)$

（3）左连续与右连续.

左连续 函数 $y = f(x)$ 在 x_0 点及其左侧附近有定义，且 $\lim\limits_{x \to x_0^-} f(x) = f(x_0)$.

右连续 函数 $y = f(x)$ 在 x_0 点及其右侧附近有定义，且 $\lim\limits_{x \to x_0^+} f(x) = f(x_0)$.

连续与左右连续的关系 函数 $y = f(x)$ 在 x_0 点连续的充分必要条件是函数 $f(x)$ 在 x_0 点既左连续又右连续.

（4）函数在区间连续.

$f(x)$ 在开区间 (a, b) 内连续 函数 $f(x)$ 在开区间 (a, b) 内的每一点都连续.

$f(x)$ 在闭区间 $[a, b]$ 上连续 函数 $f(x)$ 在开区间 (a, b) 内的每一点都连续，且在左端点 a 右连续，在右端点 b 左连续.

（5）间断点及其分类.

间断点 若函数 $f(x)$ 在 x_0 点不连续，则称函数在 x_0 点间断，x_0 点为函数 $f(x)$ 的间断点.

第一类间断点 若 x_0 是函数 $f(x)$ 的一个间断点，但 $\lim\limits_{x \to x_0^-} f(x)$，$\lim\limits_{x \to x_0^+} f(x)$ 都存在，则称 x_0 为第一类间断点.

第一类间断点又分为：跳跃间断点、可去间断点.

第二类间断点 若 x_0 是函数 $f(x)$ 的一个间断点，但 $\lim\limits_{x \to x_0^-} f(x)$，$\lim\limits_{x \to x_0^+} f(x)$ 至少有一个不存在，则称 x_0 为第二类间断点.

第二类间断点又分为：无穷间断点、震荡间断点.

（6）连续函数的运算法则.

若函数 $f(x)$ 和 $g(x)$ 都在 x_0 点连续，则函数 $f(x) \pm g(x)$，$f(x) \cdot g(x)$ 及 $\dfrac{f(x)}{g(x)}(g(x) \neq 0)$ 在 x_0 点连续.

若函数 $u = \varphi(x)$ 在 x_0 点连续，且 $u_0 = \varphi(x_0)$，又函数 $y = f(u)$ 在 u_0 点连续，则复合函数 $y = f[\varphi(x)]$ 在 x_0 点连续.

结论：**一切初等函数在其定义区间内都是连续的**.

（7）闭区间上连续函数的性质.

最值定理 若函数 $f(x)$ 在闭区间 $[a, b]$ 上连续，在函数 $f(x)$ 在该区间上必能取到最大值和最小值.

介值定理 若函数 $f(x)$ 闭区间 $[a, b]$ 上连续，且在两个端点处的函数值 $f(a)$ 和 $f(b)$ 不相等，则对介于 $f(a)$ 与 $f(b)$ 之间的任何值 c，在开区间 (a, b) 内至少存在一点 ξ，使得

$$f(\xi) = c \quad (a < \xi < b)$$

推论（根的存在定理） 若函数 $f(x)$ 在闭区间 $[a, b]$ 上连续，且 $f(a)$，$f(b)$ 异号，则在开区间 (a, b) 内至少存在一点 ξ，使得

$$f(\xi)=0 \ (a<\xi<b)$$

二、典型例题

例1　求函数 $f(x)=\dfrac{\ln(3-x)}{\sin x}+\sqrt{5+4x-x^2}$

解：要使得函数 $f(x)$ 有意义，自变量 x 显然要满足：

$$\begin{cases} 3-x>0 \\ \sin x\neq 0 \\ 5+4x-x^2\geqslant 0 \end{cases} \Rightarrow \begin{cases} x<3 \\ x\neq k\pi \\ -1\leqslant x\leqslant 5 \end{cases} (k\in\mathbf{Z}),$$

所以，函数 $f(x)$ 的定义域

$$D_f=\{x\mid -1\leqslant x\leqslant 3,\ x\neq 0\}=[-1,\ 0)\cup(0,\ 3).$$

小结：求函数定义域，即求使函数有意义的自变量的范围，一般方法是先写出构成所求函数的各个简单函数的定义域，再求出这些定义域的交集. 解题过程中，请熟记下表所示常用基本初等函数的定义域：

函数	定义域
$y=\sqrt{x}$	$x\geqslant 0$
$y=\dfrac{1}{x}$	$x\neq 0$
$y=\log_a x$	$x>0$
$y=\sin x$，$y=\cos x$	$(-\infty,\ +\infty)$
$y=\tan x$	$x\neq k\pi+\dfrac{\pi}{2},\ k\in\mathbf{Z}$
$y=\cot x$	$x\neq k\pi,\ k\in\mathbf{Z}$
$y=\arcsin x$，$y=\arccos x$	$[-1,\ 1]$
$y=\arctan x$，$y=\text{arccot}\,x$	$(-\infty,\ +\infty)$

例2　判断下列各组函数是否相同：

（1）函数 $f(x)=\dfrac{x}{x}$ 与 $g(x)=1$；

（2）函数 $f(x)=\sqrt{(1-x)^2}$ 与 $g(x)=|1-x|$.

解：（1）由于 $f(x)$ 的定义域为 $(-\infty,\ 0)\cup(0,\ +\infty)$，$g(x)$ 的定义域为 $(-\infty,\ +\infty)$，两个函数的定义域不同，故 $f(x)$ 与 $g(x)$ 是不同的两个函数.

（2）$f(x)=\sqrt{(1-x)^2}=|1-x|$ 虽然两个函数的表现形式不同，当它们的定义域与对应法则都相同，所以这两个是同一函数.

小结：判断两个函数是否相同只需要判断函数的两个要素，即求定义域和对应法则，只有这两个要素完全相同时才表示同一函数，否则表示不同函数.

例 3 判断 $f(x) = \dfrac{e^x - 1}{e^x + 1} \ln \dfrac{1-x}{1+x} \ (-1 < x < 1)$

解：$f(-x) = \dfrac{e^{-x} - 1}{e^{-x} + 1} \ln \dfrac{1+x}{1-x} = \dfrac{1-e^x}{1+e^x} \ln \left(\dfrac{1-x}{1+x} \right)^{-1} = -\dfrac{1-e^x}{1+e^x} \ln \dfrac{1-x}{1+x}$

$\qquad\qquad = \dfrac{e^x - 1}{1+e^x} \ln \dfrac{1-x}{1+x} = f(x)$

$\because f(-x) = f(x)$

$\therefore f(x)$ 为偶函数.

小结：判断函数的奇偶性时一般先算出 $f(-x)$ 的解析式，然后运用已知条件和计算技巧尽量把 $f(-x)$ 化成与原解析式相仿的形式，最后根据定义做出判断. 即如果 $f(-x) = f(x)$ 则 $f(x)$ 为偶函数；如果 $f(-x) = -f(x)$ 则 $f(x)$ 为奇函数. 另外一个有效方法是求和 $f(x) + f(-x)$ 或求差 $f(x) - f(-x)$，前者等于零，表明 $f(x)$ 为奇函数；后者等于零，$f(x)$ 为偶函数.

例 4 将下列复合函数分解成基本初等函数或基本初等函数的和、差、积、商.

(1) $\cos\left(\dfrac{5x+3}{x-1} \right)$；(2) $e^{\sin\sqrt{x}}$.

解：(1) $y = \cos u$，$u = \dfrac{5x+3}{x-1}$；

$\qquad$ (2) $y = e^u$，$u = \sin v$，$v = \sqrt{x}$.

小结：对于分解复合函数，关键是弄清楚复合的过程，将复合函数从外向内逐层分解.

例 5 计算极限：

(1) $\lim\limits_{x \to -1} \left(\dfrac{1}{x+1} - \dfrac{3}{x^3+1} \right)$；$\qquad$ (2) $\lim\limits_{x \to \infty} \dfrac{\sin 2x}{x}$；

(3) $\lim\limits_{x \to \infty} \dfrac{5x^2 - 3}{2x^2 + x + 1}$；$\qquad\qquad$ (4) $\lim\limits_{x \to \infty} \dfrac{3e^x - 2e^{-x}}{2e^x + 3e^{-x}}$；

(5) $\lim\limits_{x \to 0} \dfrac{\sqrt[3]{1+x} - 1}{x}$.

解：(1) $\lim\limits_{x \to -1} \left(\dfrac{1}{x+1} - \dfrac{3}{x^3+1} \right) \overset{\frac{1}{0} - \frac{1}{0}}{=\!=\!=} \lim\limits_{x \to -1} \dfrac{x^2 - x - 2}{x^3 + 1} \overset{\frac{0}{0}}{=\!=} \lim\limits_{x \to -1} \dfrac{(x+1)(x-2)}{(x+1)(x^2 - x + 1)}$

$\qquad\qquad = \lim\limits_{x \to -1} \dfrac{x-2}{x^2 - x + 1} = -1.$

(2) $\because |\sin 2x| \leqslant 1$ 有界，$\lim\limits_{x \to \infty} \dfrac{1}{x} = 0$，即 $\dfrac{1}{x}$ 是 $x \to \infty$ 时的无穷小，由"有界变量与无穷小的乘积是无穷小"可得，$\lim\limits_{x \to \infty} \dfrac{\sin 2x}{x} = 0.$

(3) $\lim\limits_{x \to \infty} \dfrac{5x^2 - 3}{2x^2 + x + 1} \overset{\frac{\infty}{\infty}}{=\!=} \lim\limits_{x \to \infty} \dfrac{5 - \dfrac{3}{x^2}}{2 + \dfrac{1}{x} + \dfrac{1}{x^2}} = \dfrac{5}{2}.$

(4) $\lim\limits_{x \to \infty} \dfrac{3e^x - 2e^{-x}}{2e^x + 3e^{-x}} \overset{\frac{0}{0}}{=\!=} \lim\limits_{x \to \infty} \dfrac{3 - 2e^{-2x}}{2 + 3e^{-2x}} = \dfrac{3}{2}.$

(5) $\lim\limits_{x\to 0}\dfrac{\sqrt[3]{1+x}-1}{x}\overset{\frac{0}{0}}{=}\lim\limits_{x\to 0}\dfrac{(\sqrt[3]{1+x}-1)((\sqrt[3]{1+x})^2+\sqrt[3]{1+x}+1)}{x((\sqrt[3]{1+x})^2+\sqrt[3]{1+x}+1)}$

$$=\lim\limits_{x\to 0}\dfrac{1}{(\sqrt[3]{1+x})^2+\sqrt[3]{1+x}+1}=\dfrac{1}{3}.$$

小结：第（1）题通分、约分后再利用极限的四则运算法则.

第（2）题利用无穷小的性质：有界变量与无穷小的乘积是无穷小.

第（3）题先把分子分母同除以分母的最高次幂，使分子、分母不同时趋于无穷大后再利用极限的四则运算法则.

第（4）题先把分子分母同除函数 e^x，使分子分母不都趋于无穷大，再利用极限的四则运算法则.

第（5）题先对分子有理化后，去掉分母的零因子，再利用极限的四则运算法则.

所以在今后的学习过程中要善于总结化简的技巧.

例 6 利用两个重要极限公式求下列极限：

(1) $\lim\limits_{x\to 0}\dfrac{\sin 5x}{x}$；

(2) $\lim\limits_{x\to 0}\dfrac{\sin 3x}{\sin 5x}$；

(3) $\lim\limits_{x\to\infty}\left(1-\dfrac{6}{x}\right)^{\frac{x}{2}}$；

(4) $\lim\limits_{x\to 0}\dfrac{\tan x-\sin x}{x^3}$；

(4) $\lim\limits_{x\to 0}\sqrt[x]{1-2x}$；

(6) $\lim\limits_{x\to\infty}\left(\dfrac{x+1}{x-1}\right)^{1-x}$.

解： (1) $\lim\limits_{x\to 0}\dfrac{\sin 5x}{x}=\lim\limits_{x\to 0}\dfrac{\sin 5x}{5x}\cdot 5=5$；

(2) $\lim\limits_{x\to 0}\dfrac{\sin 3x}{\sin 5x}\overset{\frac{0}{0}}{=}\lim\limits_{x\to 0}\dfrac{\dfrac{\sin 3x}{3x}\cdot 3x}{\dfrac{\sin 5x}{5x}\cdot 5x}=\dfrac{3}{5}$；

(3) $\lim\limits_{x\to\infty}\left(1-\dfrac{6}{x}\right)^{\frac{x}{2}}=\lim\limits_{x\to\infty}\left[1+\left(-\dfrac{6}{x}\right)\right]^{-\frac{x}{6}\cdot(-3)}=\left\{\lim\limits_{x\to\infty}\left[1+\left(-\dfrac{6}{x}\right)\right]^{-\frac{x}{6}}\right\}^{-3}=e^{-3}$；

(4) $\lim\limits_{x\to 0}\dfrac{\tan x-\sin x}{x^3}=\lim\limits_{x\to 0}\dfrac{\sin x(1-\cos x)}{x^3\cos x}$

$$=\lim\limits_{x\to 0}\dfrac{\sin x}{x}\lim\limits_{x\to 0}\dfrac{1-\cos x}{x^2}\lim\limits_{x\to 0}\dfrac{1}{\cos x}$$

$$=\lim\limits_{x\to 0}\dfrac{\dfrac{1}{2}\sin^2\dfrac{x}{2}}{x^2}=\lim\limits_{x\to 0}\dfrac{\sin^2\dfrac{x}{2}}{2\left(\dfrac{x}{2}\right)^2}=\dfrac{1}{2}$；$$

(5) $\lim\limits_{x\to 0}\sqrt[x]{1-2x}=\lim\limits_{x\to 0}(1-2x)^{\frac{1}{x}}=\lim\limits_{x\to 0}\left[1+(-2x)\right]^{-\frac{1}{2x}\cdot(-2)}=e^{-2}$；

(6) $\lim\limits_{x\to\infty}\left(\dfrac{x+1}{x-1}\right)^{1-x}=\lim\limits_{x\to\infty}\left(1+\dfrac{2}{x-1}\right)^{1-x}=\lim\limits_{x\to\infty}\left(1+\dfrac{2}{x-1}\right)^{\frac{x-1}{2}\cdot(-2)}=e^{-2}$.

小结：（1）、（2）、（3）题利用重要极限公式一：$\lim\limits_{f(x)\to 0}\dfrac{\sin f(x)}{f(x)}=1$；（4）、（5）、

（6）题利用重要极限公式二：$\lim\limits_{f(x)\to 0}(1+f(x))^{\frac{1}{f(x)}}=e.$

求极限的常用方法：（1）恒等变形法：对于分式的极限，先分别求分子分母的极限，若分子分母极限同为 0（即 $\frac{0}{0}$ 型）或同为 ∞（即 $\frac{\infty}{\infty}$ 型），可以通过恒等变形约去分子、分母中的零因子或无穷因子，再利用极限的四则运算法则求解，常用的恒等变形有分解因式，分子、分母同乘除某个因子，根式有理化等；

（2）利用两个重要极限公式；

（3）利用洛必达法则求 $\frac{0}{0}$ 型或 $\frac{\infty}{\infty}$ 型的极限（参见第三章）.

例 7 已知函数 $f(x)=\begin{cases} x^2+1, & x<0 \\ 2x-b, & x\geqslant 0 \end{cases}$ 在点 $x=0$ 处连续，求 b 的值.

解：$f(0)=-b$；

$\lim\limits_{x\to 0^-} f(x)=\lim\limits_{x\to 0^-}(x^2+1)=1$；

$\lim\limits_{x\to 0^+} f(x)=\lim\limits_{x\to 0^+}(2x-b)=-b$

因为 $f(x)$ 在点 $x=0$ 处连续，故 $f(0)=\lim\limits_{x\to 0^-} f(x)=\lim\limits_{x\to 0^+} f(x)$

即 $b=-1$.

小结：函数在 $x=x_0$ 处连续，即 $f(x_0)=\lim\limits_{x\to x_0^-} f(x)=\lim\limits_{x\to x_0^+} f(x)$.

例 8 已知 $f(x)=\begin{cases} \mathrm{e}^{\frac{1}{x-1}}, & x>0 \\ \ln(1+x), & -1<x\leqslant 0 \end{cases}$，求 $f(x)$ 的间断点，并说明间断点所属类型.

解：因为 $f(1)$ 无意义，所以 $x=1$ 一定是间断点.

又 $\because \lim\limits_{x\to 1^-} f(x)=\lim\limits_{x\to 1^-} \mathrm{e}^{\frac{1}{x-1}}=0$

$\lim\limits_{x\to 1^+} f(x)=\lim\limits_{x\to 1^+} \mathrm{e}^{\frac{1}{x-1}}=\infty$

$\therefore x=1$ 为第二类间断点，且为无穷间断点.

又在 $x=0$ 处 $f(0)=0$，

$\because \lim\limits_{x\to 0^-} f(x)=\lim\limits_{x\to 0^-} \ln(1+x)=0$

$\lim\limits_{x\to 0^+} f(x)=\lim\limits_{x\to 0^+} \mathrm{e}^{\frac{1}{x-1}}=\frac{1}{\mathrm{e}}$

$\therefore x=0$ 也是 $f(x)$ 的间断点，且为第一类间断点，跳跃间断点.

小结：不连续点即为间断点，即 $f(x_0)=\lim\limits_{x\to x_0^-} f(x)=\lim\limits_{x\to x_0^+} f(x)$ 不成立的点，所以无论判断连续还是间断，都要求 $f(x_0)$ 和 $\lim\limits_{x\to x_0^-} f(x)$，$\lim\limits_{x\to x_0^+} f(x)$，全相等则连续，不能全相等则不连续. 间断点分类的依据是左、右极限是否都存在，都存在则为第一类间断点，否则为第二类间断点.

例 9 当 $x\to 1$ 时，将下列无穷小量与 $x-1$ 进行比较.

（1）x^3-3x+2；（2）$\lg x$；（3）$(x-1)\sin\dfrac{1}{x-1}$.

解：（1）因为 $\lim\limits_{x\to 1}(x^3-3x+2)=0$，所以 $x\to 1$ 时，x^2-3x+2 是无穷小，又因为

$$\lim\limits_{x\to 1}\frac{x^3-3x+2}{x-1}=\lim\limits_{x\to 1}\frac{(x-1)^2(x+2)}{x-1}=\lim\limits_{x\to 1}(x-1)(x+2)=0$$

所以，当 $x\to 1$ 时，x^3-3x+2 是比 $x-1$ 较高阶的无穷小.

（2）因为 $\lim\limits_{x\to 1}\lg x=0$，所以当 $x\to 1$ 时，$\lg x$ 是无穷小，又

$$\lim\limits_{x\to 1}\frac{\lg x}{x-1}=\lim\limits_{x\to 1}\frac{\ln[1+(x-1)]}{(x-1)\ln 10}=\frac{1}{\ln 10}\lim\limits_{x\to 1}\ln[1+(x-1)]^{\frac{1}{x-1}}$$

$$=\frac{1}{\ln 10}\ln e=\frac{1}{\ln 10},$$

所以，当 $x\to 1$ 时，$\lg x$ 是关于 $x-1$ 的同阶无穷小.

（3）由 $\lim\limits_{x\to 1}(x-1)\sin\dfrac{1}{x-1}=0$ 知，当 $x\to 1$ 时，$(x-1)\sin\dfrac{1}{x-1}$ 是无穷小，但是

$$\lim\limits_{x\to 1}\frac{(x-1)\sin\dfrac{1}{x-1}}{x-1}=\lim\limits_{x\to 1}\sin\frac{1}{x-1}\text{不存在，}$$

所以，$(x-1)\sin\dfrac{1}{x-1}$ 与 $x-1$ 不能比较.

小结：此题考察的是无穷小的比较的概念，根据两个函数比值的极限值不同而分类. 由例 9（3）可知，并不是任意的两个无穷小均可以比较.

三、配套教材思考与练习解答

（一）函数

1. 下列各题中，函数 $f(x)$ 与 $g(x)$ 是否为相同的函数：

（1）$f(x)=\sqrt{x^2}$ 与 $g(x)=x$；

解：$f(x)=\sqrt{x^2}=|x|$，因为对应规律不同，所以 $f(x)\neq g(x)$.

（2）$f(x)=\dfrac{x-1}{x^2-1}$ 与 $g(x)=\dfrac{1}{x+1}$；

解：$f(x)=\dfrac{x-1}{x^2-1}$ 的定义域为 $x\neq\pm 1$，而 $g(x)=\dfrac{1}{x+1}$ 的定义域为 $x\neq -1$，所以 $f(x)\neq g(x)$.

（3）$f(x)=\cos^2 x+\sin^2 x$ 与 $g(x)=1$；

解：$f(x)=\cos^2 x+\sin^2 x=1$，两个函数的定义域和对应规律均相同，所以 $f(x)=g(x)$.

（4）$f(x)=\arcsin x$ 与 $g(x)=\dfrac{\pi}{2}-\arccos x$.

解：函数 $f(x)$ 与 $g(x)$ 定义域相同，都是 $x\in[-1,1]$，且对应规律也相同，所以 $f(x)=g(x)$.

2. 设 $f(x)$ 是奇函数，$g(x)$ 是偶函数，考察下列函数的奇偶性：

(1) $f(x)g(x)$;

解：$\because f(-x)g(-x)=-f(x)g(x)$ $\therefore f(x)g(x)$ 是奇函数.

(2) $f[g(x)]$;

解：$\because f[g(-x)]=f[g(x)]$ $\therefore f[g(x)]$ 是偶函数.

(3) $f[f(x)]$.

解：$\because f[f(-x)]=f[-f(x)]=-f[f(x)]$ $\therefore f[f(x)]$ 是奇函数.

3. 下列函数中哪些是奇函数？哪些是偶函数？哪些是非奇非偶函数？

(1) $f(x)=x^3+|\sin x|$;

解：$f(-x)=(-x)^3+|\sin(-x)|=-x^3+|-\sin x|=-x^3+|\sin x|$，非奇非偶函数.

(2) $f(x)=\dfrac{1}{2}(2^x+2^{-x})\cos x$;

解：$f(-x)=\dfrac{1}{2}(2^{-x}+2^x)\cos(-x)=\dfrac{1}{2}(2^x+2^{-x})\cos x=f(x)$，偶函数.

(3) $f(x)=\arctan(\sin x)$.

解：$f(-x)=\arctan(\sin(-x))=\arctan(-\sin x)=-\arctan(\sin x)=-f(x)$，奇函数.

4. 指出下列各函数中哪些是周期函数，并指出其周期：

(1) $y=\arctan(\tan x)$;

解：$\because f(x+\pi)=\arctan(\tan(x+\pi))=\arctan(\tan x)=f(x)$

$\therefore y=\arctan(\tan x)=f(x)$ 是周期函数，$T=\pi$.

(2) $y=\sin\pi x+\cos\pi x$;

解：$\because y=\sin\pi x+\cos\pi x=\sqrt{2}\left(\sin\pi x\cdot\dfrac{\sqrt{2}}{2}+\cos\pi x\cdot\dfrac{\sqrt{2}}{2}\right)=\sqrt{2}\left(\sin\pi x+\dfrac{\pi}{4}\right)$

而 $f(x+2)=\sqrt{2}\sin\left[\pi(x+2)+\dfrac{\pi}{4}\right]=\sqrt{2}\sin\left[\pi x+2\pi+\dfrac{\pi}{4}\right]=\sqrt{2}\sin\left(\pi x+\dfrac{\pi}{4}\right)=f(x)$

$\therefore y=\sin\pi x+\cos\pi x$ 是周期函数，$T=2$.

(3) $y=x\sin\dfrac{1}{x}$;

解：令 $x\sin\dfrac{1}{x}=0$；解此方程得出曲线 $y=x\sin\dfrac{1}{x}$ 与 x 轴的交点的横坐标是 $x=\dfrac{1}{k\pi}(k\in\mathbf{Z})$.

由于 k 越小而 x 越大，亦即在正半轴上随着 x 远离坐标原点，k 越来越小.

又因为曲线 $y=x\sin\dfrac{1}{x}$ 与 x 轴的相邻交点的间隔

$$d=\dfrac{1}{(k-1)\pi}-\dfrac{1}{k\pi}=\dfrac{1}{k(k-1)\pi}$$

当 $k\to0$ 时，$d\to\infty$，即 d 随着自变量远离坐标原点的程度而越来越大，故有

$y = x \sin \dfrac{1}{x}$ 不是周期函数.

(4) $y = 1 + \cos 2x$.

解：$\because f(x+\pi) = 1 + \cos 2(x+\pi) = 1 + \cos(2x+2\pi) = 1 + \cos 2x = f(x)$

$\therefore y = 1 + \cos 2x$ 是周期函数，$T = \pi$.

（二）极限

1. 在 $\lim\limits_{x \to x_0} f(x) = A$ 中，x 能否取 x_0? $f(x)$ 能否取值 A?

解：在 $\lim\limits_{x \to x_0} f(x) = A$ 中，$x \to x_0$ 是指 x 与 x_0 无限接近，并不要求 x 必须取值 x_0；x 既可以取 x_0，亦可以不取 x_0.

2. 无穷小量是否是 0? 0 是否是无穷小量?

解：如果 $\lim f(x) = 0$，称函数 $f(x)$ 为某一变化过程中的无穷小量. 按照定义，无穷小量是以 0 为极限的变量，因此它不是 0.

而 $\lim 0 = 0$（$x \to \infty$ 或 $x \to x_0$），即常数 0 的极限仍是 0，它是唯一的可作为无穷小量的一个常数函数.

3. 当 $x \to 0$ 时，$1 - \cos x$ 是 x 的几阶无穷小?

解：$\because \lim\limits_{x \to 0} \dfrac{1 - \cos x}{x^2} = \lim\limits_{x \to 0} \dfrac{2 \sin^2 \dfrac{x}{2}}{4 \cdot \left(\dfrac{x}{2}\right)^2} = \dfrac{1}{2} \lim\limits_{x \to 0} \left[\dfrac{\sin \dfrac{x}{2}}{\dfrac{x}{2}}\right]^2 = \dfrac{1}{2}$

$\therefore$ 当 $x \to 0$ 时，$1 - \cos x$ 是 x 的二阶无穷小.

4. 下面的计算过程对否：$\lim\limits_{x \to 1} \dfrac{x}{x-1} = \dfrac{\lim\limits_{x \to 1} x}{\lim\limits_{x \to 1}(x-1)} = \infty$.

解：错. 分母的极限 $\lim\limits_{x \to 1}(x-1) = 0$，故不能用商的极限运算法则. 应该为

$\because \lim\limits_{x \to 1}(x-1) = 0$，则 $\lim\limits_{x \to 1} \dfrac{x-1}{x} = \dfrac{\lim\limits_{x \to 1}(x-1)}{\lim\limits_{x \to 1} x} = \dfrac{0}{1} = 0$，由无穷小与无穷大的关系，

$\therefore \lim\limits_{x \to 1} \dfrac{x}{x-1} = \infty$.

5. 无穷小可通过它们比值的极限来比较其趋于零的快慢程度，无穷大是否也可类似地比较它们趋于无穷的快慢程度呢?

解：可以.

6. 当 $x \to \infty$ 时，$f(x) = x^3 \cos x$ 是无穷小量吗? 它是无穷大量吗? 它有界吗?

解：我们以 $x \to +\infty$ 来分析.

在 x 中选取两个子数列：$x_{n_k} = 2k\pi$，$x'_{n_k} = \dfrac{\pi}{2} + 2k\pi$，$(k = 0, 1, 2, \cdots)$

讨论了函数 $f(x) = x^3 \cos x$ 在这两个子数列上的取值情况，有

$f(x_{n_k}) = (2k\pi)^3 \cdot 1 = (2k\pi)^3 \to +\infty (k \to +\infty)$，

由此我们看到当 $x \to +\infty$ 时，$f(x)$ 在子数列 $\{x_{n_k}\}$ 上的取值越来越大，在子数列

$\{x'_{n_k}\}$ 上的取值始终为 0，因此，当 $x \to +\infty$ 时，$f(x) = x^3 \cos x$ 既不是无穷小量，也不是无穷大量，并且是无界的.

所以当 $x \to \infty$ 时，$f(x) = x^3 \cos x$ 不是无穷小量，也不是无穷大量，且是无界的.

7. 若 $\lim\limits_{n \to \infty} x_n = 1$，则 $\lim\limits_{n \to \infty} \dfrac{x_{n-1} + x_n + x_{n+1}}{3} = \underline{\quad 1 \quad}$.

8. 试证：$\lim\limits_{x \to \infty} \dfrac{a_n x^n + a_{n-1} x^{n-1} + \cdots + a_0}{b_m x^m + b_{m-1} x^{m-1} + \cdots + b_0} = \begin{cases} \dfrac{a_n}{b_n}, & m = n \\ 0, & m > n \\ \infty, & m < n \end{cases}$.

证：当 $m = n$ 时，$\lim\limits_{x \to \infty} \dfrac{a_n x^n + a_{n-1} x^{n-1} + \cdots + a_0}{b_m x^m + b_{m-1} x^{m-1} + \cdots + b_0} = \lim\limits_{x \to \infty} \dfrac{a_n + \dfrac{a_{n-1}}{x} + \cdots + \dfrac{a_0}{x^m}}{b_m + \dfrac{b_{m-1}}{x} + \cdots + \dfrac{b_0}{x^m}} = \dfrac{a_n}{b_m}$;

当 $m > n$ 时，$\lim\limits_{x \to \infty} \dfrac{a_n x^n + a_{n-1} x^{n-1} + \cdots + a_0}{b_m x^m + b_{m-1} x^{m-1} + \cdots + b_0} = \lim\limits_{x \to \infty} \dfrac{\dfrac{a_n}{x^{m-n}} + \dfrac{a_{n-1}}{x^{m-n+1}} + \cdots + \dfrac{a_0}{x^m}}{b_m + \dfrac{b_{m-1}}{x} + \cdots + \dfrac{b_0}{x^m}} = \dfrac{0}{b_m} = 0$;

当 $n > m$ 时，$\lim\limits_{x \to \infty} \dfrac{b_m x^m + b_{m-1} x^{m-1} + \cdots + b_0}{a_n x^n + a_{n-1} x^{n-1} + \cdots + a_0} = \lim\limits_{x \to \infty} \dfrac{\dfrac{b_m}{x^{n-m}} + \dfrac{b_{m-1}}{x^{n-m+1}} + \cdots + \dfrac{b_0}{x^n}}{a_n + \dfrac{a_{n-1}}{x} + \cdots + \dfrac{a_0}{x^n}} = \dfrac{0}{a_n} = 0$,

则 $\lim\limits_{x \to \infty} \dfrac{a_n x^n + a_{n-1} x^{n-1} + \cdots + a_0}{b_m x^m + b_{m-1} x^{m-1} + \cdots + b_0} = \infty$.

（三）函数的连续性

1. 若函数 $f(x)$ 在点 x_0 处间断，能断言 $\lim\limits_{x \to x_0} f(x)$ 不存在吗？

解：不能.

例如：$f(x) = \begin{cases} x^2, & x \neq 0 \\ 2, & x = 0 \end{cases}$，显然 $f(x)$ 在点 $x = 0$ 处间断，但 $\lim\limits_{x \to x_0} f(x) = 0$.

2. 分段函数是否一定有间断点？

解：不一定.

例如：$f(x) = |x| = \begin{cases} x, & x \geqslant 0 \\ -x, & x < 0 \end{cases}$ 是一个分段函数，但 $f(x)$ 在 $(-\infty, +\infty)$ 内均连续.

3. 若函数 $f(x)$ 在点 x_0 处连续，$g(x)$ 在点 x_0 间断，能否断定 $f(x) + g(x)$ 在点 x_0 必间断？若 $f(x)$，$g(x)$ 在点 x_0 处都间断，能否断定 $f(x) + g(x)$ 在点 x_0 间断？

解：若函数 $f(x)$ 在点 x_0 处连续，$g(x)$ 在点 x_0 间断，可以断定 $f(x) + g(x)$ 在点 x_0 必间断；因为若 $f(x) + g(x)$ 在点 x_0 处连续，则

$$\lim\limits_{x \to x_0} g(x) = \lim\limits_{x \to x_0} [(f(x) + g(x)) - f(x)] = (f(x_0) + g(x_0)) - f(x_0) = g(x_0)$$

成立，说明 $g(x)$ 在点 x_0 处连续，与题设 $g(x)$ 在点 x_0 间断矛盾，故 $f(x) + g(x)$ 在

点 x_0 必间断.

若 $f(x)$、$g(x)$ 在点 x_0 处都间断，则不能断定 $f(x)+g(x)$ 在点 x_0 间断.

例如：函数 $f(x)=1+\dfrac{1}{x}$、$g(x)=1-\dfrac{1}{x}$ 在 $x=0$ 处无意义，即在该点间断，但

$f(x)+g(x)=\left(1+\dfrac{1}{x}\right)+\left(1-\dfrac{1}{x}\right)=2$ 在 $x=0$ 点连续.

4. 开区间连续的函数是否必有最大值、最小值？又是否必定没有最大值、最小值？

解：开区间连续的函数未必有最大值、最小值；例如函数 $y=x$ 在开区间 $(-1,1)$ 内连续，但它在该区间内没有最大值、最小值.

开区间连续的函数未必没有最大值、最小值；例如函数 $y=\sin x$ 在开区间 $(0,2\pi)$ 内连续，它在该区间内有最大值 $f\left(\dfrac{\pi}{2}\right)=1$，也有最小值 $f\left(\dfrac{3\pi}{2}\right)=-1$.

5. 若 $f(x)$ 在 $[a,b]$ 上有定义，在 (a,b) 内连续，且 $f(a)f(b)<0$，能否保证方程 $f(x)=0$ 在 (a,b) 内必有实根？

解：不能.

例如：函数 $f(x)=\begin{cases}1, & x=1 \\ 3, & 1<x<2 \\ -1, & x=2\end{cases}$，显然 $f(x)$ 在 $[1,2]$ 上有定义，在 $(1,2)$ 内连续，且 $f(1)f(2)=-1<0$，但方程 $f(x)=0$ 在 $(1,2)$ 内没有实根.

6. 证明方程 $x=\sin x+2$ 至少有一个不超过 3 的实根.

证：设 $\varphi(x)=x-\sin x-2$，显然 $\varphi(x)$ 是一个初等函数，在 $(-\infty,+\infty)$ 内连续，在 $[-3,3]$ 上当然连续；

又 $\varphi(3)=3-\sin 3-2=1-\sin 3>0$，$\varphi(-3)=-3-\sin(-3)-2=-5+\sin 3<0$；由闭区间上连续函数的介值定理，在 $(-3,3)$ 内至少存在一点 δ，使得 $\varphi(\delta)=0$，即有 $\delta-\sin\delta-2=0$，也即方程 $x=\sin x+2$ 至少有一个不超过 3 的实根 δ.

四、配套教材习题一详解

1. 求下列函数的定义域：

(1) $y=\sqrt{(x+2)(x-1)}$

解：$(x+2)(x-1)\geqslant 0 \Rightarrow x\geqslant 1$ 或 $x\leqslant -2 \Rightarrow x\in(-\infty,-2]\cup[1,+\infty)$

(2) $y=\arccos(x-3)$

解：$-1\leqslant x-3\leqslant 1 \Rightarrow 2\leqslant x\leqslant 4 \Rightarrow x\in[2,4]$

(3) $y=\lg\dfrac{x-1}{x+2}$

解：$\dfrac{x-1}{x+2}>0 \Rightarrow (x-1)(x+2)>0 \Rightarrow x>1$ 或 $x<-2 \Rightarrow x\in(-\infty,-2)\cup(1,+\infty)$

(4) $y=\dfrac{\sqrt{\ln(2+x)}}{x(x-4)}$

解：$\begin{cases} \ln(2+x) \geqslant 0 \\ 2+x > 0 \\ x(x-4) \neq 0 \end{cases} \Rightarrow \begin{cases} 2+x \geqslant 1 \\ x > -2 \\ x \neq 0 \text{ 且 } x \neq 4 \end{cases} \Rightarrow x \geqslant -1 \text{ 且 } x \neq 0, \ x \neq 4 \Rightarrow x \in [-1, 0) \cup$

$(0, 4) \cup (4, +\infty)$

(5) $y = \dfrac{1}{\sqrt{2-x^2}} + \arcsin\left(\dfrac{1}{2}x - 1\right)$;

解：$\begin{cases} 2-x^2 > 0 \\ -1 \leqslant \dfrac{1}{2}x - 1 \leqslant 1 \end{cases} \Rightarrow \begin{cases} -\sqrt{2} \leqslant x \leqslant \sqrt{2} \\ 0 \leqslant x \leqslant 4 \end{cases} \Rightarrow 0 \leqslant x < \sqrt{2} \Rightarrow x \in [0, \sqrt{2})$

(6) $y = \dfrac{x}{\sin x}$.

解：$\sin x \neq 0 \Rightarrow x \neq k\pi \Rightarrow x \in \{x \mid x \neq k\pi (k \in Z)\}$ $Z = \{0, \pm 1, \pm 2, \pm 3, \cdots\}$

2. 设 $f(x) = \begin{cases} 1+x^2, & x < 0 \\ \dfrac{1}{2}, & x = 0, \\ -x, & x > 0 \end{cases}$ 求 $f(0)$, $f\left(\dfrac{1}{2}\right)$, $f\left(\lg \dfrac{1}{2}\right)$.

解：$f(0) = \dfrac{1}{2}$, $f\left(\dfrac{1}{2}\right) = -\dfrac{1}{2}$, $f\left(\lg \dfrac{1}{2}\right) = 1 + \left(\lg \dfrac{1}{2}\right)^2 = 1 + (\lg 1 - \lg 2)^2 = 1 + \lg^2 2$

3. 设函数 $y = f(x)$ 的定义域为 $[0, 1]$，求下列函数的定义域：

(1) $f\left(x + \dfrac{1}{3}\right) + f\left(x - \dfrac{1}{3}\right)$;

解：$\begin{cases} 0 \leqslant x + \dfrac{1}{3} \leqslant 1 \\ 0 \leqslant x - \dfrac{1}{3} \leqslant 1 \end{cases} \Rightarrow \begin{cases} -\dfrac{1}{3} \leqslant x \leqslant \dfrac{2}{3} \\ \dfrac{1}{3} \leqslant x \leqslant \dfrac{4}{3} \end{cases} \Rightarrow \dfrac{1}{3} \leqslant x \leqslant \dfrac{2}{3} \Rightarrow x \in \left[\dfrac{1}{3}, \dfrac{2}{3}\right]$

(2) $f(\sin x)$;

解：$0 \leqslant \sin x \leqslant 1 \Rightarrow 2k\pi \leqslant x \leqslant 2(k+1)\pi \Rightarrow x \in [2k\pi, (2k+1)\pi] (k \in \mathbf{Z})$

(3) $f(\ln x + 1)$;

解：$0 \leqslant \ln x + 1 \leqslant 1 \Rightarrow \ln e^{-1} = -1 \leqslant \ln x \leqslant 0 = \ln 1 \Rightarrow \dfrac{1}{e} \leqslant x \leqslant 1 \Rightarrow x \in \left[\dfrac{1}{e}, 1\right]$

(4) $f(x^2)$.

解：$0 \leqslant x^2 \leqslant 1 \Rightarrow -1 \leqslant x \leqslant 1 \Rightarrow x \in [-1, 1]$

4. 写出 y 关于 x 的复合函数：

(1) $y = \lg u$, $u = \tan(x+1)$;

解：$y = \lg \tan(x+1)$ $x \in \left(k\pi - 1, k\pi + \dfrac{\pi}{2} - 1\right) (k \in \mathbf{Z})$

(2) $y = u^3$, $u = \sqrt{x^2 + 1}$;

解：$y = (x^2 + 1)^{\frac{3}{2}}$ $x \in (-\infty, +\infty)$

(3) $y = u + \sin u$, $u = 1 - v$, $v = x^3$;

解：$y = 1 - x^3 + \sin(1 - x^3)$ $x \in (-\infty, +\infty)$

（4）$y = e^u$，$u = v^2$，$v = \sin\omega$，$\omega = \dfrac{1}{x}$.

解：$y = e^{\sin^2\frac{1}{x}}$　　　$x \in (-\infty, 0) \cup (0, +\infty)$

5. 指出下列函数是由哪些基本初等函数或简单函数复合而成的：

（1）$y = e^{\arctan(2x+1)}$；

解：$y = e^u$，$u = \arctan v$，$v = 2x + 1$.

（2）$y = \sqrt{\sin^3(x+2)}$；

解：$y = u^{\frac{3}{2}}$，$u = \sin v$，$v = x + 2$.

（3）$y = \tan\sqrt{\dfrac{1+x}{1-x}}$；

解：$y = \tan u$，$u = v^{\frac{1}{2}}$，$v = \dfrac{1+x}{1-x}$.

（4）$y = \cos\ln\sqrt[3]{x^2+1}$.

解：$y = \cos u$，$u = v^3$，$v = \dfrac{1}{2}\ln\omega$，$\omega = x^2 + 1$.

6. 已知 $f(e^x + 1) = e^{2x} + e^x + 1$，求 $f(x)$ 的表达式.

解法 1：令 $e^x + 1 = t$ 则 $e^x = t - 1$；于是由 $f(e^x + 1) = e^{2x} + e^x + 1$ 得

$f(t) = (t-1)^2 + (t-1) + 1 = t^2 - t + 1$

即 $f(x) = x^2 - x + 1$

解法 2：$f(e^x + 1) = e^{2x} + e^x + 1 = (e^{2x} + 2e^x + 1) - e^x = (e^x + 1)^2 - (e^x + 1) + 1$

即 $f(x) = x^2 - x + 1$.

7. 已知 $f\left(\tan x + \dfrac{1}{\tan x}\right) = \tan^2 x + \dfrac{1}{\tan^2 x} + 3$，$x \neq \dfrac{k\pi}{2}(k = 0, \pm1, \pm2, \dots)$，求 $f(x)$ 的表达式.

解：$f\left(\tan x + \dfrac{1}{\tan x}\right) = \tan^2 x + \dfrac{1}{\tan^2 x} + 3 = \tan^2 x + 2\tan x \cdot \dfrac{1}{\tan x} + \dfrac{1}{\tan^2 x} + 1$

$$= \left(\tan x + \dfrac{1}{\tan x}\right)^2 + 1$$

即 $f(x) = x^2 + 1$

8. 求下列数列的极限：

（1）$\lim\limits_{n\to\infty}(\sqrt{n+1} - \sqrt{n})$；

解：$\lim\limits_{n\to\infty}(\sqrt{n+1} - \sqrt{n}) = \lim\limits_{n\to\infty}\dfrac{(\sqrt{n+1} - \sqrt{n})(\sqrt{n+1} + \sqrt{n})}{(\sqrt{n+1} + \sqrt{n})} = \lim\limits_{n\to\infty}\dfrac{1}{(\sqrt{n+1} + \sqrt{n})}$

$$= \lim\limits_{n\to\infty}\dfrac{\dfrac{1}{\sqrt{n}}}{\sqrt{1+\dfrac{1}{n}} + 1} = \dfrac{0}{0+1} = 0$$

（2）$\lim\limits_{n\to\infty}\dfrac{\sqrt{n}\sin n}{n+1}$；

解：$|\sin n| \leqslant 1$ 且 $\lim\limits_{n \to \infty} \dfrac{\sqrt{n}}{n+1} = \lim\limits_{n \to \infty} \dfrac{\frac{1}{\sqrt{n}}}{1+\frac{1}{n}} = \dfrac{0}{1+0} = 0$

$\therefore \lim\limits_{n \to \infty} \dfrac{\sqrt{n}\sin n}{n+1} = 0$

(3) $\lim\limits_{n \to \infty}\left(\dfrac{1}{n^2} + \dfrac{2}{n^2} + \cdots + \dfrac{n-1}{n^2}\right)$.

解：$\lim\limits_{n \to \infty}\left(\dfrac{1}{n^2} + \dfrac{2}{n^2} + \cdots + \dfrac{n-1}{n^2}\right) = \lim\limits_{n \to \infty}\dfrac{1}{n^2}(1+2+\cdots+n-1)$

$$= \lim\limits_{n \to \infty}\dfrac{1}{n^2} \cdot \dfrac{(n-1)(1+n-1)}{2}$$

$$= \dfrac{1}{2}\lim\limits_{n \to \infty}\dfrac{n-1}{n} = \dfrac{1}{2}\lim\limits_{n \to \infty}\left(1-\dfrac{1}{n}\right) = \dfrac{1}{2}(1-0) = \dfrac{1}{2}$$

9. 求下列函数的极限：

(1) $\lim\limits_{x \to -1}\dfrac{x^3-1}{x-1} = \lim\limits_{x \to -1}\dfrac{(x^3-1)}{(x-1)} = \dfrac{(-1)^3-1}{-1-1} = \dfrac{-2}{-2} = 1$

(2) $\lim\limits_{x \to 0}\dfrac{x^2-1}{2x^2-x-1} = \dfrac{0-1}{0-1-1} = 1$

(3) $\lim\limits_{x \to \infty}\dfrac{x^2-1}{3x^2-x-1} = \lim\limits_{x \to \infty}\dfrac{1-\frac{1}{x^2}}{3-\frac{1}{x}-\frac{1}{x^2}} = \dfrac{\lim\limits_{x \to \infty}\left(1-\frac{1}{x^2}\right)}{\lim\limits_{x \to \infty}\left(3-\frac{1}{x}-\frac{1}{x^2}\right)} = \dfrac{1-0}{3-0-0} = \dfrac{1}{3}$

(4) $\because \lim\limits_{x \to 0}\dfrac{2x-1}{x^2-5x+4} = \dfrac{-1}{4} = -\dfrac{1}{4}$

$\therefore \lim\limits_{x \to 1}\dfrac{2x-1}{x^2-5x+4} = \infty$

(5) $\lim\limits_{x \to 3}\dfrac{\sqrt{x+13}-2\sqrt{x+1}}{x^2-9} = \lim\limits_{x \to 3}\dfrac{(\sqrt{x+13}-2\sqrt{x+1})(\sqrt{x+13}+2\sqrt{x+1})}{(x^2-9)(\sqrt{x+13}+2\sqrt{x+1})}$

$$= \lim\limits_{x \to 3}\dfrac{(x+13)-4(x+1)}{(x^2-9)(\sqrt{x+13}+2\sqrt{x+1})}$$

$$= \lim\limits_{x \to 3}\dfrac{-3(x-3)}{(x-3)(x+3)(\sqrt{x+13}+2\sqrt{x+1})}$$

$$= \lim\limits_{x \to 3}\dfrac{-3}{(x+3)(\sqrt{x+13}+2\sqrt{x+1})}$$

$$= \dfrac{-3}{(3+3)(\sqrt{3+13}+2\sqrt{3+1})} = \dfrac{-3}{6(4+4)}$$

$$= -\dfrac{1}{16}$$

(6) $\lim\limits_{x \to +\infty}\dfrac{\sqrt{x^2+1}-1}{x} = \lim\limits_{x \to +\infty}\left(\sqrt{1+\dfrac{1}{x^2}}-\dfrac{1}{x}\right) = \sqrt{1+0}-0 = 1$

(7) $\lim\limits_{x \to 1}\left(\dfrac{1}{1-x}-\dfrac{2}{1-x^2}\right) = \lim\limits_{x \to 1}\dfrac{(1+x)-2}{1-x^2} = \lim\limits_{x \to 1}\dfrac{x-1}{(1-x)(1+x)} = \lim\limits_{x \to 1}\dfrac{-1}{1+x} = -\dfrac{1}{2}$

(8) $\lim\limits_{x\to 0}\dfrac{1-\cos x}{x\sin x}=\lim\limits_{x\to 0}\dfrac{2\sin^2\dfrac{x}{2}}{4\left(\dfrac{x}{2}\right)^2\dfrac{\sin x}{x}}=\dfrac{1}{2}\lim\limits_{x\to 0}\left[\dfrac{\sin\dfrac{x}{2}}{\dfrac{x}{2}}\right]^2\cdot\dfrac{1}{\lim\limits_{x\to 0}\dfrac{\sin x}{x}}=\dfrac{1}{2}\times 1^2\times 1=\dfrac{1}{2}$

(9) $\lim\limits_{x\to 1}(1-x)\tan\left(\dfrac{\pi}{2}x\right)=\lim\limits_{x\to 1}(1-x)\cot\left(\dfrac{\pi}{2}-\dfrac{\pi}{2}x\right)$

$$=\lim\limits_{x\to 1}\dfrac{\dfrac{\pi}{2}(1-x)}{\sin\left[\dfrac{\pi}{2}(1-x)\right]}\cdot\dfrac{\cos\left[\dfrac{\pi}{2}(1-x)\right]}{\dfrac{\pi}{2}}=1\times\dfrac{2}{\pi}=\dfrac{2}{\pi}$$

或解：设 $1-x=t$，当 $x\to 1$ 时，$t\to 0$；于是

$$\lim\limits_{x\to 1}(1-x)\tan\left(\dfrac{\pi}{2}x\right)=\lim\limits_{t\to 0}t\tan\left[\dfrac{\pi}{2}(1-t)\right]=\lim\limits_{t\to 0}t\cot\left(\dfrac{\pi}{2}t\right)=\lim\limits_{t\to 0}\dfrac{t}{\sin\left(\dfrac{\pi}{2}t\right)}\cos\left(\dfrac{\pi}{2}t\right)$$

$$=\dfrac{2}{\pi}\lim\limits_{t\to 0}\dfrac{\dfrac{\pi}{2}t}{\sin\left(\dfrac{\pi}{2}t\right)}\cos\left(\dfrac{\pi}{2}t\right)=\dfrac{2}{\pi}\lim\limits_{t\to 0}\dfrac{\dfrac{\pi}{2}t}{\sin\left(\dfrac{\pi}{2}t\right)}\cdot\lim\limits_{t\to 0}\cos\left(\dfrac{\pi}{2}t\right)$$

$$=\dfrac{2}{\pi}\times 1\times 1=\dfrac{2}{\pi}$$

(10) $\lim\limits_{x\to 0}\dfrac{\tan x-\sin x}{x^3}=\lim\limits_{x\to 0}\left(\dfrac{\sin x}{x}\cdot\dfrac{1-\cos x}{x^2}\cdot\dfrac{1}{\cos x}\right)=\lim\limits_{x\to 0}\left(\dfrac{\sin x}{x}\cdot\dfrac{2\sin^2\dfrac{x}{2}}{x^2}\cdot\dfrac{1}{\cos x}\right)$

$$=\dfrac{1}{2}\lim\limits_{x\to 0}\left(\dfrac{\sin x}{x}\cdot\dfrac{2\sin^2\dfrac{x}{2}}{\left(\dfrac{x}{2}\right)^2}\cdot\dfrac{1}{\cos x}\right)=\dfrac{1}{2}\times 1\times 1^2\times 1=\dfrac{1}{2}$$

(11) $\lim\limits_{x\to 1}x^{\frac{2}{1-x}}=\lim\limits_{x\to 1}\left[1-(1-x)\right]^{\frac{-1}{1-x}\cdot(-2)}=\left\{\lim\limits_{x\to 1}\left[1-(1-x)\right]^{\frac{-1}{1-x}}\right\}^{-2}=e^{-2}=\dfrac{1}{e^2}$

(12) $\lim\limits_{x\to 0}(1-3x)^{\frac{1}{x}}=\lim\limits_{x\to 0}(1-3x)^{\frac{1}{-3x}\cdot(-3)}=\left[\lim\limits_{x\to 0}(1-3x)^{\frac{1}{-3x}}\right]^{-3}=e^{-3}=\dfrac{1}{e^3}$

(13) $\lim\limits_{x\to\infty}\left(\dfrac{x-1}{1+x}\right)^{x-1}=\lim\limits_{x\to\infty}\left(\dfrac{1+x-2}{1+x}\right)^{x-1}=\lim\limits_{x\to\infty}\left(1-\dfrac{2}{1+x}\right)^{2\cdot\frac{1+x}{2}-2}$

$$=\lim\limits_{x\to\infty}\left\{\left[\left(1-\dfrac{2}{1+x}\right)^{-\frac{1+x}{2}}\right]^{-2}\cdot\left(1-\dfrac{2}{1+x}\right)^{-2}\right\}$$

$$=\lim\limits_{x\to\infty}\left[\left(1-\dfrac{2}{1+x}\right)^{-\frac{1+x}{2}}\right]^{-2}\cdot\lim\limits_{x\to\infty}\left(1-\dfrac{2}{1+x}\right)^{-2}=e^{-2}=\dfrac{1}{e^2}$$

或解：$\lim\limits_{x\to\infty}\left(\dfrac{x-1}{1+x}\right)^{x-1}=\lim\limits_{x\to\infty}\left(\dfrac{1+x}{x-1}\right)^{-(x-1)}=\lim\limits_{x\to\infty}\left(1+\dfrac{2}{x-1}\right)^{\frac{x-1}{2}\cdot(-2)}$

$$=\left[\lim\limits_{x\to\infty}\left(1+\dfrac{2}{x-1}\right)^{\frac{x-1}{2}}\right]^{-2}=e^{-2}=\dfrac{1}{e^2}$$

(14) $\lim\limits_{x\to 0}\dfrac{x+\ln(1+x)}{3x-\ln(1+x)}=\lim\limits_{x\to 0}\dfrac{1+\dfrac{1}{x}\ln(1+x)}{3-\dfrac{1}{x}\ln(1+x)}=\lim\limits_{x\to 0}\dfrac{1+\ln(1+x)^{\frac{1}{x}}}{3-\ln(1+x)^{\frac{1}{x}}}=\dfrac{1+\ln e}{3-\ln e}=1$

(15) $\displaystyle\lim_{x\to -1}\frac{\ln(2+x)}{\sqrt[3]{1+2x}+1}=\lim_{x\to -1}\frac{\ln(2+x)\left[(\sqrt[3]{1+2x})^2-\sqrt[3]{1+2x}+1\right]}{(\sqrt[3]{1+2x}+1)\left[(\sqrt[3]{1+2x})^2-\sqrt[3]{1+2x}+1\right]}$

$\displaystyle=\lim_{x\to -1}\frac{\ln(2+x)\left[(\sqrt[3]{1+2x})^2-\sqrt[3]{1+2x}+1\right]}{(\sqrt[3]{1+2x})^3+1^3}$

$\displaystyle=\lim_{x\to -1}\frac{\ln(2+x)\left[(\sqrt[3]{1+2x})^2-\sqrt[3]{1+2x}+1\right]}{2(1+x)}$

$\displaystyle=\frac{1}{2}\lim_{x\to -1}\ln\left[1+(1+x)\right]^{\frac{1}{1+x}}\left[(\sqrt[3]{1+2x})^2-\sqrt[3]{1+2x}+1\right]$

$\displaystyle=\frac{1}{2}\lim_{x\to -1}\ln\left[1+(1+x)\right]^{\frac{1}{1+x}}\cdot\lim_{x\to -1}\left[(\sqrt[3]{1+2x})^2-\sqrt[3]{1+2x}+1\right]$

$\displaystyle=\frac{1}{2}\ln e\cdot(1+1+1)=\frac{3}{2}$

(16) $\displaystyle\lim_{x\to\infty}\left(\frac{2x+3}{2x+1}\right)^{x+1}=\lim_{x\to\infty}\left[1+\frac{2}{2x+1}\right]^{\frac{2x+1}{2}+\frac{1}{2}}$

$\displaystyle=\lim_{x\to\infty}\left\{\left[1+\frac{2}{2x+1}\right]^{\frac{2x+1}{2}}\cdot\left[1+\frac{2}{2x+1}\right]^{\frac{1}{2}}\right\}$

$\displaystyle=\lim_{x\to\infty}\left[1+\frac{2}{2x+1}\right]^{\frac{2x+1}{2}}\cdot\lim_{x\to\infty}\left[1+\frac{2}{2x+1}\right]^{\frac{1}{2}}=e\cdot 1=e$

10. 已知 $\displaystyle\lim_{x\to 1}\frac{x^2+bx+6}{1-x}=5$，试确定 b 的值.

解：$\displaystyle\lim_{x\to 1}(1-x)=0$，由已知 $\displaystyle\lim_{x\to 1}\frac{x^2+bx+6}{1-x}=5$，则 x^2+bx+6 中必含有因子

$(1-x)$，于是有 $x^2+bx+6=(1-x)(6-x)=x^2-7x+6$

$\therefore b=-7$.

11. 已知极限 $\displaystyle\lim_{x\to\infty}(2x-\sqrt{ax^2-x+1})$ 存在，试确定 a 的值，并求出极限值.

解：$\displaystyle\lim_{x\to\infty}(2x-\sqrt{ax^2-x+1})=\lim_{x\to\infty}\frac{4x^2-(ax^2-x+1)}{2x+\sqrt{ax^2-x+1}}=\lim_{x\to\infty}\frac{(4-a)x^2+x-1}{2x+\sqrt{ax^2-x+1}}$

已知该极限存在，必有 $4-a=0$，即 $a=4$

且 $\displaystyle\lim_{x\to\infty}(2x-\sqrt{ax^2-x+1})=\lim_{x\to\infty}\frac{x-1}{2x+\sqrt{4x^2-x+1}}=\lim_{x\to\infty}\frac{1-\frac{1}{x}}{2+\sqrt{4-\frac{1}{x}+\frac{1}{x^2}}}=\frac{1}{4}$.

12. 当 $x\to 0$，将下列函数与 x 进行比较，哪些是高阶无穷小？哪些是低阶无穷小？哪些是同阶无穷小？哪些是等价无穷小？

(1) $\tan^3 x$；

解：$\displaystyle\lim_{x\to 0}\frac{\tan^3 x}{x}=\lim_{x\to 0}\frac{\sin^3 x}{x\cos^3 x}=\lim_{x\to 0}\left(\frac{\sin^3 x}{x}\right)^3\cdot\frac{x^2}{\cos^3 x}=\lim_{x\to 0}\left(\frac{\sin^3 x}{x}\right)^3\cdot\lim_{x\to 0}\frac{x^2}{\cos^3 x}$

$=1^3\times 0=0$

$\therefore$ 当 $x\to 0$ 时，$\tan^3 x$ 是 x 的高阶无穷小.

(2) $\sqrt{1+x^2}-1$；

解：$\lim\limits_{x\to 0}\dfrac{\sqrt{1+x^2}-1}{x}=\lim\limits_{x\to 0}\dfrac{x^2}{x\left(\sqrt{1+x^2}+1\right)}=\lim\limits_{x\to 0}\dfrac{x}{\sqrt{1+x^2}+1}=\dfrac{0}{1}=0$

$\therefore$ 当 $x\to 0$ 时，$\sqrt{1+x^2}-1$ 是 x 的高阶无穷小.

(3) $\csc x-\cot x$；

解：$\lim\limits_{x\to 0}\dfrac{\csc x-\cot x}{x}=\lim\limits_{x\to 0}\dfrac{1}{x}\left(\dfrac{1}{\sin x}-\dfrac{\cos x}{\sin x}\right)=\lim\limits_{x\to 0}\dfrac{1-\cos x}{x\sin x}=\lim\limits_{x\to 0}\dfrac{x}{\sin x}\cdot\dfrac{1-\cos x}{x^2}$

$$=\lim\limits_{x\to 0}\dfrac{x}{\sin x}\cdot\dfrac{2\sin^2\dfrac{x}{2}}{4\cdot\left(\dfrac{x}{2}\right)^2}=\dfrac{1}{2}\lim\limits_{x\to 0}\dfrac{x}{\sin x}\cdot\lim\limits_{x\to 0}\left(\dfrac{\sin\dfrac{x}{2}}{\dfrac{x}{2}}\right)^2$$

$$=\dfrac{1}{2}\times 1\times 1^2=\dfrac{1}{2}$$

$\therefore$ 当 $x\to 0$ 时，$\csc x-\cot x$ 是 x 的同阶无穷小.

(4) $x+x^2\sin\dfrac{1}{x}$；

解：$\lim\limits_{x\to 0}\dfrac{x+x^2\sin\dfrac{1}{x}}{x}=\lim\limits_{x\to 0}\left(1+x\sin\dfrac{1}{x}\right)$

$\because \lim\limits_{x\to 0}x=0$ 且 $\left|\sin\dfrac{1}{x}\right|\leqslant 1$　$\therefore \lim\limits_{x\to 0}x\sin\dfrac{1}{x}=0$；

则 $\lim\limits_{x\to 0}\dfrac{x+x^2\sin\dfrac{1}{x}}{x}=\lim\limits_{x\to 0}\left(1+x\sin\dfrac{1}{x}\right)=1+0=1$

$\therefore$ 当 $x\to 0$ 时，$x+x^2\sin\dfrac{1}{x}$ 是 x 的等价无穷小.

(5) $\cos\dfrac{\pi}{2}(1-x)$；

解：$\lim\limits_{x\to 0}\dfrac{\cos\dfrac{\pi}{2}(1-x)}{x}=\lim\limits_{x\to 0}\dfrac{\cos\left(\dfrac{\pi}{2}-\dfrac{\pi}{2}x\right)}{x}=\lim\limits_{x\to 0}\dfrac{\sin\dfrac{\pi}{2}x}{x}=\lim\limits_{x\to 0}\dfrac{\sin\dfrac{\pi}{2}x}{\dfrac{2}{\pi}\cdot\dfrac{\pi}{2}x}=\dfrac{\pi}{2}$

$\therefore$ 当 $x\to 0$ 时，$\cos\dfrac{\pi}{2}(1-x)$ 是 x 的同阶无穷小.

(6) $\sqrt{1+\tan x}-\sqrt{1-\sin x}$.

解：$\lim\limits_{x\to 0}\dfrac{\sqrt{1+\tan x}-\sqrt{1-\sin x}}{x}=\lim\limits_{x\to 0}\dfrac{(1+\tan x)-(1-\sin x)}{x\left(\sqrt{1+\tan x}+\sqrt{1-\sin x}\right)}$

$$=\lim\limits_{x\to 0}\dfrac{\tan x+\sin x}{x\left(\sqrt{1+\tan x}+\sqrt{1-\sin x}\right)}$$

$$=\lim\limits_{x\to 0}\dfrac{\sin x}{x}\cdot\left(\dfrac{1}{\cos x}+1\right)\cdot\dfrac{1}{\sqrt{1+\tan x}+\sqrt{1-\sin x}}$$

$$=1\times 2\times\dfrac{1}{2}=1$$

∴当 $x \to 0$ 时，$\sqrt{1+\tan x} - \sqrt{1-\sin x}$ 是 x 的等价无穷小.

13. 已知当 $x \to 0$ 时，$\sqrt{1+ax^2}-1$ 与 $\sin^2 x$ 是等价无穷小，求 a 的值.

解：由已知，有

$$1 = \lim_{x \to 0} \frac{\sqrt{1+ax^2}-1}{\sin^2 x} = \lim_{x \to 0} \frac{ax^2}{\sin^2 x\left(\sqrt{1+ax^2}+1\right)} = \lim_{x \to 0}\left(\frac{x}{\sin x}\right)^2 \cdot \frac{a}{\sqrt{1+ax^2}+1} = \frac{a}{2}$$

∴ $a = 2$

14. 设 $f(x) = \begin{cases} e^x, & x < 0 \\ a + \ln(1+x), & x \geqslant 0 \end{cases}$ 在 $(-\infty, +\infty)$ 内连续，试确定 a 的值.

解：$f(x)$ 在 $(-\infty, +\infty)$ 内连续，在 $x=0$ 点处当然连续，于是有

$$\lim_{x \to 0^-} f(x) = f(0)$$

即有 $\lim_{x \to 0^-} e^x = a + \ln(1+0)$ $e^0 = a + 0$

∴ $a = 1$.

15. 讨论函数 $f(x) = \begin{cases} e^{\frac{1}{x}}, & x < 0 \\ 0, & x = 0 \\ x\sin\frac{1}{x}, & x > 0 \end{cases}$ 在点 $x=0$ 处的连续性.

解：∵ $f(0) = 0$

$\lim_{x \to 0^-} f(x) = \lim_{x \to 0^-} e^{\frac{1}{x}} = 0$ （注：当 $x \to 0^-$ 时，$\frac{1}{x} \to -\infty$，$\lim_{x \to -\infty} e^x = 0$）

$\lim_{x \to 0^+} f(x) = \lim_{x \to 0^+} x\sin\frac{1}{x} = 0$ （注：$\lim_{x \to 0^+} x = 0$，$\left|\sin\frac{1}{x}\right| \leqslant 1$，∴ $\lim_{x \to 0^+} x\sin\frac{1}{x} = 0$）

∴ $\lim_{x \to 0^-} f(x) = \lim_{x \to 0^+} f(x) = f(0)$，即 $f(x)$ 在点 $x=0$ 处连续.

16. 讨论函数 $f(x) = \begin{cases} x\sin\frac{1}{x}, & x \neq 0 \\ 1, & x = 0 \end{cases}$ 在点 $x=0$ 处的连续性.

解：∵ $f(0) = 1$

又 ∵ $\lim_{x \to 0} f(x) = \lim_{x \to 0} x\sin\frac{1}{x} = 0$ （注：$\lim_{x \to 0} x = 0$，$\left|\sin\frac{1}{x}\right| \leqslant 1$，∴ $\lim_{x \to 0} x\sin\frac{1}{x} = 0$）

∴ $f(0) \neq \lim_{x \to 0} f(x)$，即 $f(x)$ 在点 $x=0$ 处不连续.

17. 设 $f(x) = \begin{cases} \dfrac{\ln(1+ax)}{x}, & x \neq 0 \\ 2, & x = 0 \end{cases}$ 在点 $x=0$ 处的连续，求 a 的值.

解：由已知，有 $f(0) = 2$ 且 $\lim_{x \to 0} f(x) = f(0)$，∴ $\lim_{x \to 0} f(x) = 2$

又 $\lim_{x \to 0} f(x) = \lim_{x \to 0} \frac{\ln(1+ax)}{x} = \lim_{x \to 0} \frac{1}{x}\ln(1+ax) = \lim_{x \to 0}\ln(1+ax)^{\frac{1}{x}}$

$$= \ln\left[\lim_{x \to 0}(1+ax)^{\frac{1}{x}}\right]$$

$$= \ln\left[\lim_{x \to 0}(1+ax)^{\frac{1}{ax} \cdot a}\right] = \ln e^a = a\ln e = a$$

∴ $a=2$.

18. 确定下列函数的间断点与连续区间：

(1) $y=\dfrac{x}{\ln x}$；

解：$y=\dfrac{x}{\ln x}$ 是初等函数，因此在其定义域 $(0,1)\cup(1,+\infty)$ 内连续.

则函数 $f(x)$ 的间断点是 $x=1$，连续区间是 $(0,1)\cup(1,+\infty)$.

(2) $y=\dfrac{x-2}{x^2-5x+6}$；

解：$y=\dfrac{x-2}{x^2-5x+6}=\dfrac{x-2}{(x-2)(x-3)}$ 是初等函数，

因此在其定义域 $(-\infty,2)\cup(2,3)\cup(3,+\infty)$ 内连续.

则函数 $f(x)$ 的间断点是 $x=2$ 和 $x=3$，连续区间是 $(-\infty,2)\cup(2,3)\cup(3,+\infty)$.

(3) $y=\begin{cases}1+x^2, & x\geqslant 0\\[2mm]\dfrac{\sin|x|}{x}, & x<0\end{cases}$；

解：当 $x>0$ 时 $f(x)=1+x^2$，当 $x<0$ 时 $f(x)=\dfrac{\sin|x|}{x}=\dfrac{\sin(-x)}{x}=-\dfrac{\sin x}{x}$，

它们都是初等函数，故连续；

又当 $x=0$ 时

$$\lim_{x\to 0^+}f(x)=\lim_{x\to 0^+}(1-x^2)=1,$$

$$\lim_{x\to 0^-}f(x)=\lim_{x\to 0^-}\frac{\sin|x|}{x}=\lim_{x\to 0^-}\frac{\sin(-x)}{x}=-\lim_{x\to 0^-}\frac{\sin x}{x}=-1$$

∴ $\lim\limits_{x\to 0^-}f(x)\neq\lim\limits_{x\to 0^+}f(x)$，函数 $f(x)$ 在 $x=0$ 处不连续.

则函数 $f(x)$ 的间断点是 $x=0$，连续区间是 $(-\infty,0)\cup(0,+\infty)$.

(4) $f(x)=\lim\limits_{n\to+\infty}\dfrac{1}{1+x^n}$ $(x\geqslant 0)$.

解：∵ 当 $0\leqslant x<1$ 时，$f(x)=\lim\limits_{n\to+\infty}\dfrac{1}{1+x^n}=1$

当 $x=1$ 时，$f(x)=\lim\limits_{n\to+\infty}\dfrac{1}{1+1^n}=\dfrac{1}{2}$

当 $x>1$ 时，$f(x)=\lim\limits_{n\to+\infty}\dfrac{1}{1+x^n}=0$

∴ 函数 $f(x)$ 的间断点是 $x=1$，连续区间是 $[0,1)\cup(1,+\infty)$.

19. 设函数 $f(x)$ 在 $[a,b]$ 上连续，且 $f(a)<a$，$f(b)>b$，证明：方程 $f(x)=x$ 在 (a,b) 内至少有一实根.

证：设 $\varphi(x)=f(x)-x$，则 $\varphi(x)$ 在 $[a,b]$ 上连续，且有 $\varphi(a)=f(a)-a<0$，$\varphi(b)=f(b)-b>0$，由闭区间上连续函数的介值定理，在 (a,b) 内至少存在一点 ξ 使得 $\varphi(\xi)=0$，可得 $f(\xi)=\xi$；即方程 $f(x)=x$ 在 (a,b) 内至少有一实根 ξ.

20. 设函数 $f(x)$、$g(x)$ 在 $[a,b]$ 上连续，且 $f(a)>g(a)$，$f(b)<g(b)$，证

明：在(a, b)内曲线$y=f(x)$与$y=g(x)$至少有一个交点.

证：设$\varphi(x)=f(x)-g(x)$，则$\varphi(x)$在$[a, b]$上连续，且有$\varphi(a)=f(a)-g(a)>0$，$\varphi(b)=f(b)-g(b)<0$；由闭区间上连续函数的介值定理，在(a, b)内至少存在一点ξ使得$\varphi(\xi)=0$，可得$f(\xi)=g(\xi)$；即在(a, b)内曲线$y=f(x)$与$y=g(x)$至少有一个交点$(\xi, f(\xi))$.

五、自测题

1. 选择题.

(1) 下列选项中两个函数相同的是（　　　）

A. $y=\ln[x(x-1)]$与$y=\ln x+\ln(x-1)$

B. $y=x\sqrt[3]{1-x}$与$y=\sqrt[3]{x^3(1-x)}$

C. $y=\sqrt{1-2x+x^2}$与$y=1-x$

D. $y=\sqrt{1-\sin^2 x}$与$y=\cos x$

(2) $y=\arcsin\dfrac{x-1}{2}$的定义域是（　　　）

A. $(-\infty, +\infty)$　　　B. $(-1, 1)$　　　C. $(-2, 2)$　　　D. $[-1, 3]$

(3) 函数$y=\dfrac{e^x+e^{-x}}{2}$是_____（　　　）

A. 奇函数　　　　　B. 偶函数　　　　　C. 非奇非偶函数　D. 周期函数

(4) $\lim\limits_{x\to 0}\dfrac{\sin 3x}{x}=$（　　　）

A. 0　　　　　　　B. 1　　　　　　　C. 3　　　　　　D. $\dfrac{1}{3}$

(5) $\lim\limits_{x\to\infty}\dfrac{2x+3}{3x}=$（　　　）

A. 0　　　　　　　B. ∞　　　　　　C. $\dfrac{2}{3}$　　　　　　D. 不存在

(6) $\lim\limits_{x\to\infty}\dfrac{\sin x}{x}=$（　　　）

A. 0　　　　　　　B. ∞　　　　　　C. 1　　　　　　D. 不存在

(7) 当$x\to 0$时，$1-\cos x$是x^2的_____无穷小.（　　　）

A. 高阶　　　　　B. 低阶　　　　　C. 同阶　　　　　D. 等价

(8) 当$x\to 0$时，$\sin x$是x的_____无穷小.（　　　）

A. 高阶　　　　　B. 低阶　　　　　C. 同阶　　　　　D. 等价

(9) 设$f(x)=x^2-\sin x$，当$x\to 0$时，下列说法正确的是（　　　）

A. $f(x)$是比x高阶的无穷小　　　　　B. $f(x)$是比x低阶的无穷小

C. $f(x)$是x同阶但非等价的无穷小　　D. $f(x)$与是等价无穷小

(10) 当$x\to$（　　　）时，$x\sin\dfrac{1}{x}\to 1$.

A. 0   B. 1   C. 2   D. ∞

(11) 若函数 $f(x)=\begin{cases}(1+2x)^{\frac{3}{x}}, & x\neq0 \\ a, & x=0\end{cases}$，在 $x=0$ 处 $f(x)$ 连续，则 $a=($　　$)$

A. e^3 B. 1   C. e^6 D. e^2

(12) 设 $f(x)=\begin{cases}\dfrac{|x^2-4|}{x-2}, & x\neq2 \\ 4, & x=2\end{cases}$，则在点 $x=2$ 处（　　）

A. 极限存在   B. 右连续但不连续

C. 左连续但不连续   D. 连续

2. 填空题.

(1) 函数 $y=\sqrt{3-x}+\arctan\dfrac{1}{x}$ 的定义域是＿＿＿＿＿＿＿＿＿＿＿＿；

(2) 函数 $f(x)=\dfrac{1-e^x}{1+e^x}$ 是＿＿＿＿＿＿＿＿＿＿＿＿函数（填奇或者偶）；

(3) 极限 $\lim\limits_{x\to\infty}\dfrac{2-3x-4x^2}{5+7x+x^2}=$＿＿＿＿＿＿＿＿＿＿＿＿；

(4) 极限 $\lim\limits_{x\to\infty}\dfrac{2x+1}{x^2}\cos2x=$＿＿＿＿＿＿＿＿＿＿＿＿；

(5) 极限 $\lim\limits_{x\to\infty}\left(1-\dfrac{2}{x}\right)^{-3x}=$＿＿＿＿＿＿＿＿＿＿＿＿；

(6) 极限 $\lim\limits_{x\to0}(1+2x)^{\frac{2}{x}}=$＿＿＿＿＿＿＿＿＿＿＿＿；

(7) 函数 $f(x)=\begin{cases}e^x, & x<0 \\ k, & x=0 \\ \dfrac{x}{\sin x}, & x>0\end{cases}$ （k 为常数）在 $x=0$ 处连续的充分必要条件是 $k=$

＿＿＿＿＿＿＿＿＿＿＿＿＿；

(8) 函数 $f(x)=\dfrac{x^2-1}{x^2-3x+2}$ 的间断点为＿＿＿＿＿＿＿＿＿＿＿＿．

3. 判断题.

(1) 定义域和值域相同则两个函数相同.   （　　）

(2) 如果函数在 x_0 处有极限，那么函数在该点必有定义.   （　　）

(3) $\lim\limits_{x\to x_0}f(x)=A$ 成立的充分必要条件是 $\lim\limits_{x\to x_0^-}f(x)=\lim\limits_{x\to x_0^+}f(x)=A$.   （　　）

(4) 非常小的数是无穷小.   （　　）

(5) 零是无穷小.   （　　）

(6) 无穷小是一个函数.   （　　）

(7) $\dfrac{1}{x}$ 是无穷大.   （　　）

(8) 两个无穷小的商是无穷小.   （　　）

(9) 两个无穷大的和一定是无穷小.   （　　）

(10) 连续的充分必要条件是左连续且右连续.   （　　）

(11) $\lim\limits_{x\to 0}\dfrac{\sin x}{x}=0$.   (　)

(12) $\lim\limits_{x\to 0}e^{\frac{1}{x}}=\infty$.   (　)

4. 计算题.

计算下列极限：

(1) $\lim\limits_{x\to 1}\dfrac{x^3-1}{x-1}$;

(2) $\lim\limits_{x\to 1}\dfrac{x^2-2x+1}{x^3-x}$;

(3) $\lim\limits_{x\to\infty}\dfrac{x^2-2x+1}{x^2-1}$;

(4) $\lim\limits_{x\to\infty}\dfrac{(x+2)^{15}(2x+1)^5}{(x^2+1)^{10}}$;

(5) $\lim\limits_{x\to\infty}(x^2-\sqrt{x^4-x^2+1})$;

(6) $\lim\limits_{x\to\infty}\dfrac{x-\sin x}{x+\sin x}$;

(7) $\lim\limits_{x\to 0}\dfrac{\sin ax}{x}$ (a 为不为零的常数);

(8) $\lim\limits_{x\to 0}\dfrac{\tan 3x}{2x}$;

(9) $\lim\limits_{x\to 0}(1+3x)^{\frac{1}{x}}$;

(10) $\lim\limits_{x\to\infty}\left(1-\dfrac{3}{x}\right)^{3x}$;

(11) $\lim\limits_{x\to\infty}\left(1-\dfrac{2}{x}\right)^{\frac{x}{2}-1}$;

(12) $\lim\limits_{x\to 0}\ln(1+mx)^{\frac{n}{x}}$ (m, n 为非零常数).

5. 综合题.

(1) 许多肿瘤的生长规律服从下面函数

$$V=V_0 e^{\frac{A}{a}(1-e^{-at})},$$

其中 V 表示 t 时刻的肿瘤的大小，V_0 表示开始观察时（即 $t=0$ 时）的肿瘤的大小，a、A 均为常数且大于 0，问服从此生长规律的肿瘤是否会无限制地增大？为什么？

(2) 已知 $\lim\limits_{x\to\infty}\left(\dfrac{x^2}{1+x}-ax-b\right)=0$，其中 a，b 是常数，求 a，b.

(3) 讨论函数

$$f(x)=\begin{cases}x^2\sin\dfrac{1}{x}, & x\neq 0\\[2mm] 0, & x=0\end{cases}$$

在 $x=0$ 处的连续性.

(4) 设函数 $f(x)=\begin{cases}e^x, & x<0\\ a+x, & x\geqslant 0\end{cases}$，应当如何选择数 a，使得 $f(x)$ 成为 $(-\infty,+\infty)$ 内的连续函数.

参考答案（最终解答或提示）

1. (1) B; (2) D; (3) B; (4) C; (5) C; (6) A; (7) C; (8) D; (9) C; (10) D; (11) C; (12) B.

2. (1) $(-\infty,0)\cup(0,3]$; (2) 奇; (3) -4; (4) 0; (5) e^6; (6) e^4; (7) 1; (8) $x=1$ 和 $x=2$.

3. (1) ×; (2) ×; (3) √; (4) ×; (5) √; (6) √; (7) ×; (8) ×; (9) ×; (10) √; (11) ×; (12) ×.

4. (1) 3；(2) 0；(3) 1；(4) 32；(5) $\dfrac{1}{2}$；(6) 1；(7) a；(8) $\dfrac{3}{2}$；(9) e^3；

(10) e^{-9}；(11) $\dfrac{1}{e}$；(12) mn.

5. (1) 提示：求 $t \to +\infty$ 时，V 的极限. 因为可求出 $\lim\limits_{t \to +\infty} V = V_0 e^{\frac{A}{a}}$，所以肿瘤不会无限增大，最终肿瘤大小将趋于稳定且值为 $V_0 e^{\frac{A}{a}}$.

(2) $a = 1$，$b = -1$.

(3) 连续.

(4) $a = 1$.

（熊菲）

第二章　一元函数微分学

一、基本内容、要求及知识概要

（一）基本内容

1. 导数的概念：导数概念及几何意义，函数连续性和可导性的关系.

2. 求导法则：函数四则运算的求导法则，基本公式，反函数、复合函数求导法，隐函数求导法、对数求导法，参数方程求导法，初等函数的导数，高阶导数的概念及其求法.

3. 函数的微分：微分的概念及几何意义，可导与可微的关系，一阶微分形式不变性，基本微分公式，微分在近似求值中的应用.

4. 中值定理与洛必达法则：拉格朗日中值定理，洛必达法则求各种未定式极限.

5. 利用导数研究函数的性态：函数的单调性及其单调性的判断，函数的极值、最值，函数的凹凸性和拐点，曲线的渐近线，函数作图的一般步骤.

（二）要求

1. 导数的概念：理解导数的概念及导数的几何意义，会利用导数的几何意义求曲线的切线方程和法线方程，掌握函数连续性和可导性的关系.

2. 求导法则：掌握函数四则运算的求导法则，熟悉基本求导公式，理解反函数求导法则，掌握复合函数求导法，熟悉隐函数求导法，掌握对数求导法，了解参数方程求导法、初等函数的导数和高阶导数的概念，会计算函数的高阶导数.

3. 函数的微分：理解微分的概念及几何意义，理解可导与可微的关系，掌握一阶微分形式不变性，熟记基本微分公式，理解微分在近似求值中的应用.

4. 中值定理与洛必达法则：熟悉拉格朗日中值定理，能够利用中值定理进行简单的计算和证明，掌握洛必达法则，熟练应用洛必达法则求各种未定式（不定式）极限.

5. 利用导数研究函数的性态：掌握如何利用函数的导数来判定函数的单调性，熟练求解函数的极值和最值，掌握如何判定函数的凹凸性和拐点，熟练求解函数曲线的三种渐近线，熟练掌握函数作图的一般步骤.

（三）知识概要

1. 导数的概念.

（1）导数的定义.

设函数 $y=f(x)$ 在其定义域内任取一点 x_0，当自变量 x 在 x_0 处有增量 Δx（可正可负）时，函数 y 有相应的增量 $\Delta y=f(x_0+\Delta x)-f(x_0)$. 若极限

$$\lim_{\Delta x \to 0}\frac{\Delta y}{\Delta x}=\lim_{\Delta x \to 0}\frac{f(x_0+\Delta x)-f(x_0)}{\Delta x}$$

存在，则称此极限值为**函数 y 在 x_0 处的导数**，记为

$$f'(x_0),\ y'\big|_{x=x_0},\ \frac{\mathrm{d}y}{\mathrm{d}x}\bigg|_{x=x_0},\ \frac{\mathrm{d}f(x)}{\mathrm{d}x}\bigg|_{x=x_0}\quad \text{（四种符号）}$$

此时称函数 y 在点 x_0 处**可导**. 若此极限不存在，则称函数 y 在点 x_0 处不可导.

若函数 y 在区间 (a,b) 内每一点 x 处都可导，则称函数 y 在区间 (a,b) 内可导. 此时，对于区间 (a,b) 内每一个 x 值均有相应的导数值，即在区间 (a,b) 内定义了一个新函数. 若极限

$$\lim_{\Delta x \to 0}\frac{\Delta y}{\Delta x}=\lim_{\Delta x \to 0}\frac{f(x+\Delta x)-f(x)}{\Delta x}$$

存在，则称此极限值为函数 $y=f(x)$ 的**导函数**（也简称导数）. 记为

$$f'(x),\ y',\ \frac{\mathrm{d}y}{\mathrm{d}x},\ \frac{\mathrm{d}f(x)}{\mathrm{d}x}\quad \text{（四种符号）}$$

注：导数的定义中关键是函数的增量 Δy 与自变量的增量 Δx 一定要相对应. 当 a，b，c 为任意实数且 $c \neq 0$，则有：

$$\lim_{\Delta x \to 0}\frac{f(x_0+a\Delta x)-f(x_0+b\Delta x)}{c\Delta x}=\frac{1}{c}\lim_{\Delta x \to 0}\frac{f(x_0+a\Delta x)-f(x_0+b\Delta x)}{(a-b)\Delta x}\cdot(a-b)=\frac{a-b}{c}f'(x_0)$$

即

$$\lim_{\Delta x \to 0}\frac{f(x_0+a\Delta x)-f(x_0+b\Delta x)}{c\Delta x}=\frac{a-b}{c}f'(x_0)$$

同理

$$\lim_{\Delta x \to 0}\frac{f(x+a\Delta x)-f(x+b\Delta x)}{c\Delta x}=\frac{a-b}{c}f'(x).$$

（2）单侧导数的定义.

由于 Δx 可正可负，$\Delta x \to 0$ 包含了两种情形：$\Delta x \to 0^-$ 和 $\Delta x \to 0^+$. 相应地，导数也就有**左导数**

$$f'_-(x_0)=\lim_{\Delta x \to 0^-}\frac{f(x_0+\Delta x)-f(x_0)}{\Delta x}$$

与**右导数**

$$f'_+(x_0)=\lim_{\Delta x \to 0^+}\frac{f(x_0+\Delta x)-f(x_0)}{\Delta x}$$

函数的左导数与右导数统称为单侧导数.

显然，函数 $y=f(x)$ 在点 x_0 处可导的充分必要条件是

$$f'_-(x_0)=f'_+(x_0)$$

若函数 $y=f(x)$ 在开区间 (a,b) 内可导，且在左端点 $x=a$ 处右导数存在，在右

端点 $x=b$ 处左导数存在，则称函数 $y=f(x)$ 在闭区间 $[a，b]$ 上可导.

（3）用定义求简单函数 $y=f(x)$ 导数的方法.

①求增量 $\Delta y=f(x+\Delta x)-f(x)$；

②增量比 $\dfrac{\Delta y}{\Delta x}=\dfrac{f(x+\Delta x)-f(x)}{\Delta x}$；

③求极限 $y'=\lim\limits_{\Delta x\to0}\dfrac{\Delta y}{\Delta x}$.

（4）导数的几何意义.

函数 $f(x)$ 在点 x_0 处的导数 $f'(x_0)$ 的几何意义：函数 $f(x)$ 曲线上点 $(x_0，f(x_0))$ 处的切线斜率.

（5）函数的连续性与可导性的关系.

可导必连续，但连续不一定可导.

2. 微分的概念.

（1）微分的定义.

设函数 $f(x)$ 在点 x 处有导数 $f'(x)$，则表达式 $f'(x)\cdot\Delta x$ 称为函数 $y=f(x)$ 在点 x 处的微分，记为

$$\mathrm{d}y=f'(x)\Delta x \text{ 或 } \mathrm{d}y=f'(x)\mathrm{d}x \ (\because \mathrm{d}x=\Delta x(\Delta x\to0))$$

若 $y=f(x)$ 在点 x 处的有微分，则称函数 $y=f(x)$ 在点 x 处可微.

（2）微分的几何意义.

当 Δy 是曲线上某点纵坐标的增量时，微分 $\mathrm{d}y$ 就是曲线在该点切线上的纵坐标的增量.

当自变量 x 有微小变化，即 Δx 很小时，此时曲线上的局部变化可近似地用切线段上的变化来代替. 换言之，在一定条件下可用直线来近似代替曲线.

（3）可导函数 $y=f(x)$ 的**导数与微分之间的关系式**

$$\mathrm{d}y=y'\mathrm{d}x \text{ 或 } \mathrm{d}y=f'(x)\mathrm{d}x$$

即函数的微分等于函数的导数与自变量的微分的积. 又

$$\dfrac{\mathrm{d}y}{\mathrm{d}x}=f'(x)$$

即函数的导数就是函数的微分 $\mathrm{d}y$ 除以自变量的微分 $\mathrm{d}x$ 所得的商，故**导数又称为微商**.

（4）一阶微分形式不变性.

$\mathrm{d}y=f'(x)\mathrm{d}x$ 无论 x 为自变量还是中间变量，函数 $y=f(x)$ 的微分形式总是不变的，即 $\mathrm{d}y=f'(x)\mathrm{d}x$，这种性质叫做一阶微分形式的不变性.

（5）**凑微分**.

凑微分 $y'\mathrm{d}x=\mathrm{d}y=\mathrm{d}(y+C)$，例如 $\cos x\mathrm{d}x=\mathrm{d}\sin x=\mathrm{d}(\sin x+C)$.

3. 导数、微分的基本公式与运算法则.

（1）**基本初等函数的导数公式**.

①$(C)'=0$（C 为任意常数）；　　②$(x^a)'=\alpha x^{a-1}$（α 为任意实数）；

③ $(\sin x)' = \cos x$；　　　　　　　　④ $(\cos x)' = -\sin x$；

⑤ $(\tan x)' = \sec^2 x$；　　　　　　　⑥ $(\cot x)' = -\csc^2 x$；

⑦ $(\sec x)' = \sec x \cdot \tan x$；　　　　⑧ $(\csc x)' = -\csc x \cdot \cot x$；

⑨ $(a^x)' = a^x \ln a$；　　　　　　　　⑩ $(e^x)' = e^x$；

⑪ $(\log_a x)' = \dfrac{1}{x \ln a}$；　　　　　⑫ $(\ln x)' = \dfrac{1}{x}$；

⑬ $(\arcsin x)' = \dfrac{1}{\sqrt{1-x^2}}$；　　⑭ $(\arccos x)' = -\dfrac{1}{\sqrt{1-x^2}}$；

⑮ $(\arctan x)' = \dfrac{1}{1+x^2}$；　　　⑯ $(\text{arccot} x)' = -\dfrac{1}{1+x^2}$.

（2）函数的和、差、积、商的求导法则.

设 $u = u(x)$，$v = v(x)$ 都可导，则

① $(u \pm v)' = u' \pm v'$；

② $(uv)' = u'v + uv'$；特别地当 $u = C$（C 为任意常数）时，$(Cv)' = Cv'$；

③ $\left(\dfrac{u}{v}\right)' = \dfrac{u'v - uv'}{v^2}$　（$v \neq 0$）.

（3）基本初等函数的微分公式.

① $d(C) = 0$（C 为任意常数）；　　② $d(x^\alpha) = \alpha x^{\alpha-1} dx$（$\alpha$ 为任意实数）；

③ $d(\sin x) = \cos x \, dx$；　　　　　④ $d(\cos x) = -\sin x \, dx$；

⑤ $d(\tan x) = \sec^2 x \, dx$；　　　　⑥ $d(\cot x) = -\csc^2 x \, dx$；

⑦ $d(\sec x) = \sec x \cdot \tan x \, dx$；　⑧ $d(\csc x) = -\csc x \cdot \cot x \, dx$；

⑨ $d(a^x) = a^x \ln a \, dx$；　　　　　⑩ $d(e^x) = e^x \, dx$；

⑪ $d(\log_a x) = \dfrac{1}{x \ln a} dx$；　　⑫ $d(\ln x) = \dfrac{1}{x} dx$；

⑬ $d(\arcsin x) = \dfrac{1}{\sqrt{1-x^2}} dx$；　⑭ $d(\arccos x) = -\dfrac{1}{\sqrt{1-x^2}} dx$；

⑮ $d(\arctan x) = \dfrac{1}{1+x^2} dx$；　⑯ $d(\text{arccot} x) = -\dfrac{1}{1+x^2} dx$.

（4）微分的四则运算法则.

设 $u = u(x)$，$v = v(x)$ 都可微，则

① $d(u \pm v) = du \pm dv$；

② $d(uv) = v \, du + u \, dv$，特别地当 $u = C$（C 为任意常数）时，$d(Cv) = C \, dv$；

③ $d\left(\dfrac{u}{v}\right) = \dfrac{v \, du - u \, dv}{v^2}$　（$v \neq 0$）.

注：根据可导函数 $y = f(x)$ 的导数与微分之间的关系式

$$dy = y' dx$$

易得导数的基本公式、运算法则与微分的基本公式、运算法则之间的对应关系.

4. 复合函数的求导法则.

设函数 $u = \varphi(x)$ 在点 x 处可导，即 $\dfrac{du}{dx} = \varphi'(x)$，函数 $y = f(u)$ 在相应的点 u

$(u = \varphi(x))$ 处可导, 即 $\dfrac{dy}{du} = f'(u)$, 则复合函数 $y = f[\varphi(x)]$ 在点 x 处可导, 且其导数为

$$y'(x) = f'(u) \cdot \varphi'(x)$$

或

$$\frac{dy}{dx} = \frac{dy}{du} \cdot \frac{du}{dx}$$

复合函数的求导法则的关键在于正确分析函数的复合结构.

5. 隐函数的求导法则、对数求导法.

(1) 隐函数的求导法则.

由方程 $y = f(x)$ 表示的函数称为显函数; 由方程 $F(x, y) = 0$ 表示的函数称为隐函数.

计算隐函数的导数方法: 只需在等式 $F(x, y) = 0$ 两端分别对 x 求导, 记住 y 是 x 的函数, 含 y 的函数是 x 的复合函数, 利用复合函数的求导法则, 得到一个含 y' 的方程, 便可确定所求函数的导数.

(2) 对数求导法.

适用范围: 多个函数相乘除、乘方 $y = \sqrt[n]{\dfrac{f_1(x) f_2(x) \cdots f_l(x)}{g_1(x) g_2(x) \cdots g_m(x)}}$ 和幂指函数 $y = u(x)^{v(x)}$.

对数求导法: 两边取自然对数, 利用对数的性质化简, 然后利用隐函数的求导方法去求导.

6. 高阶导数.

函数 $y = f(x)$ 的导数 $f'(x)$ 仍是 x 的函数, 如果 $f'(x)$ 的导数存在, 可将 $f'(x)$ 再对 x 求导数, 所得结果称为 $y = f(x)$ 的二阶导数, 记为

$$y'', \quad f''(x), \quad \frac{d^2 y}{dx^2}, \quad \frac{d^2 f(x)}{dx^2}$$

即

$$f''(x) = [f'(x)]'$$

对应地, 把 $y = f(x)$ 对 x 的导数 $f'(x)$ 称为函数 $y = f(x)$ 的一阶导数.

类似地, 把 $f''(x)$ 对 x 的导数称为函数 $y = f(x)$ 的三阶导数, 记为

$$y''', \quad f'''(x), \quad \frac{d^3 y}{dx^3}, \quad \frac{d^3 f(x)}{dx^3}$$

一般地, 如果函数 $y = f(x)$ 的 $n - 1$ 阶导数 $f^{(n-1)}(x)$ 存在, 则称 $f^{(n-1)}(x)$ 对 x 的导数为函数 $y = f(x)$ 的 n 阶导数, 记为

$$y^{(n)}, \quad f^{(n)}(x), \quad \frac{d^n y}{dx^n}, \quad \frac{d^n f(x)}{dx^n}$$

二阶及二阶以上的导数统称为高阶导数.

7. 中值定理.

(1) 罗尔 (Rolle) 定理.

设函数 $y=f(x)$ 满足:

①在闭区间 $[a, b]$ 上连续;

②在开区间 (a, b) 内可导;

③$f(b)=f(a)$, 则在开区间 (a, b) 内至少存在一点 $\xi(a<\xi<b)$, 满足

$$f'(\xi)=0$$

罗尔定理的几何意义: 满足定理条件的函数 $y=f(x)$ 一定在某一点存在一条与 x 轴平行的切线.

注意, 定理中的三个条件缺一不可, 否则将不可能保证结论成立.

(2) **拉格朗日** (Lagrange) **中值定理**.

设函数 $y=f(x)$ 满足:

①在闭区间 $[a, b]$ 上连续;

②在开区间 (a, b) 内可导, 则在开区间 (a, b) 内至少存在一点 $\xi(a<\xi<b)$, 使得下面的等式成立

$$f'(\xi)=\frac{f(b)-f(a)}{b-a}$$

当 $f(b)=f(a)$ 时, 得 $f'(\xi)=0$. 这说明罗尔定理是拉格朗日中值定理的特例; 拉格朗日中值定理是罗尔定理的推广.

推论 1: 若函数 $f(x)$ 在 (a, b) 内可导, 且 $f'(x)=0$, 则 $f(x)=C$ (C 为常数).

推论 2: 若函数 $f(x)$、$g(x)$ 在 (a, b) 内可导, 且 $f'(x)=g'(x)$, 则 $f(x)=g(x)+C$ (C 为常数).

8. 洛必达 (L'Hospital) 法则.

(1) 不定式的概念.

如果当 $x \to a$ (或 $x \to \infty$) 时, 函数 $f(x)$ 和 $g(x)$ 同时趋于零 (或同时趋于无穷大), 那么, 函数极限 $\lim\limits_{x \to a}\dfrac{f(x)}{g(x)}$ 可能存在, 也可能不存在. 通常把这种极限式叫做不定式, 并简记为 $\dfrac{0}{0}$ 型 (或 $\dfrac{\infty}{\infty}$ 型) (其中 "0" 表示无穷小量; "∞" 表示无穷大量).

(2) **洛必达** (L'Hospital) **法则**.

若函数 $f(x)$ 和 $g(x)$ 满足:

①$\lim\limits_{x \to a}f(x)=\lim\limits_{x \to a}g(x)=0$ (或 ∞);

②$f'(x)$ 和 $g'(x)$ 在 a 点附近均存在, 且 $g'(x)\neq0$;

③$\lim\limits_{x \to a}\dfrac{f'(x)}{g'(x)}$ 存在 (或无穷大), 则

$$\lim_{x \to a}\frac{f(x)}{g(x)}=\lim_{x \to a}\frac{f'(x)}{g'(x)}$$

若此式仍为不定式, 且满足法则的条件, 可以继续使用该法则. 对于 $x \to \infty$ 时的不

定式 $\dfrac{0}{0}$ 型（或 $\dfrac{\infty}{\infty}$ 型），法则仍然有效.

利用洛必达法则计算极限的步骤：分别求分子分母的极限，判定极限类型，分子分母分别求导，再分别求分子分母的极限，判定，求导，…，直到极限值求出.

（3）其他类型的不定式.

除了上述两种不定式类型外，还有不定式 $0 \cdot \infty$ 型、$\infty - \infty$ 型、0^0 型、1^∞ 型和 ∞^0 型等类型. 它们均可以转化为 $\dfrac{0}{0}$ 型（或 $\dfrac{\infty}{\infty}$ 型）不定式.

9. 应用一阶导数判别函数的单调性、求函数极值与最值.

（1）应用一阶导数符号判别函数的单调性.

若函数 $y = f(x)$ 的闭区间 $[a, b]$ 上连续，在开区间 (a, b) 内可导，则

①若在 (a, b) 内 $f'(x) > 0$，则函数 $f(x)$ 在 (a, b) 内单调递增；

②若在 (a, b) 内 $f'(x) < 0$，则函数 $f(x)$ 在 (a, b) 内单调递减.

（2）求函数极值.

极值的概念：

设函数 $y = f(x)$ 在 x_0 的某邻域内有定义，若对该邻域内任意的 $x(x \neq x_0)$ 均有
$$f(x_0) < f(x) \quad (\text{或} \; f(x_0) > f(x))$$

成立，则称 $f(x)$ 在点 x_0 取得极小值（或极大值）$f(x_0)$，而点 x_0 称为 $f(x)$ 的极小值点（或极大值点）.

函数的极大值和极小值统称为极值，函数的极大值点和极小值点统称为极值点.

可导函数极值存在的必要条件　设函数 $y = f(x)$ 在 x_0 处有极值，且 $f'(x_0)$ 存在，则 $f'(x_0) = 0$.

驻点　满足 $f'(x) = 0$ 的点称为驻点. 显然，可导函数的极值点必定是驻点；反之，驻点不一定是极值点.

要注意的是：函数 $f(x)$ 在 x_0 处导数 $f'(x_0)$ 不存在，$f(x_0)$ 也有可能是极值.

可能的极值点为 $f'(x_0) = 0$（即驻点）和 $f'(x_0)$ 不存在的点.

（3）判定极值的方法 1.

设函数 $y = f(x)$ 在 x_0 的邻域内可导，且 $f'(x_0) = 0$ 或 $f'(x_0)$ 不存在，当自变量 x 递增变动经过点 x_0 时：

①若 $f'(x)$ 由负变正，则 $f(x)$ 在点 x_0 处有极小值；

②若 $f'(x)$ 由正变负，则 $f(x)$ 在点 x_0 处有极大值；

③若 $f'(x)$ 的符号不变，则 $f(x)$ 在点 x_0 处没有极值.

（4）判定极值的方法 2.

设函数 $y = f(x)$ 在 x_0 处 $f''(x)$ 存在，且 $f'(x) = 0$，那么：

①若 $f''(x) > 0$，则 $f(x)$ 在点 x_0 处有极小值；

②若 $f''(x) < 0$，则 $f(x)$ 在点 x_0 处有极大值；

③若 $f''(x) = 0$，则 $f(x)$ 在点 x_0 处不能判定是否取极值，此时可利用判定极值的方法 1 来判定.

（5）求最值的方法.

由闭区间上连续函数的性质可知，连续函数在闭区间上一定存在最大值和最小值. 如果函数 $f(x)$ 的最大值（或最小值）在它所讨论的区间的内部取得，则此最大值（或最小值）一定是函数的极值；然而函数 $f(x)$ 的最大值（或最小值）也可能在区间的端点处取得. 因此，求函数 $f(x)$ 的闭区间 $[a,b]$ 上的最大值（或最小值）的步骤如下：

①求出函数 $f(x)$ 在 (a,b) 上 $f'(x_0)=0$ 或 $f'(x_0)$ 不存在的点处的函数值；

②求出函数 $f(x)$ 在区间端点处的函数值 $f(a)$ 和 $f(b)$；

③比较出以上函数值，最大的为最大值，最小的为最小值.

10. 应用二阶导数判别函数的凹凸性、求函数拐点.

设函数 $y=f(x)$ 在 (a,b) 内具有二阶导数，那么

①在 (a,b) 内，若 $f''(x)>0$，则曲线 $y=f(x)$ 在 (a,b) 内是**凹的**；

②在 (a,b) 内，若 $f''(x)<0$，则曲线 $y=f(x)$ 在 (a,b) 内是**凸的**；

③当 x 经过点 x_0 时 $f''(x)$ 改变符号，则 $(x_0,f(x_0))$ 是曲线 $y=f(x)$ 的拐点.

函数曲线的**拐点**是曲线凹凸部分的分界点.

11. 应用极限运算确定函数的渐近线.

（1）**水平渐近线** 若 $\lim\limits_{x\to\infty}f(x)=b$，则 $y=b$ 是曲线 $y=f(x)$ 的水平渐近线；

（2）**垂直渐近线** 若 $\lim\limits_{x\to a}f(x)=\infty$，则 $x=a$ 是曲线 $y=f(x)$ 的垂直渐近线；

（3）**斜渐近线** 若 $\lim\limits_{x\to+\infty}\dfrac{f(x)}{x}=a$（或 $x\to-\infty$）（$a\neq0$）且 $\lim\limits_{x\to+\infty}[f(x)-ax]=b$，

（或 $x\to-\infty$），则 $y=ax+b$ 是曲线 $y=f(x)$ 的斜渐近线.

12. **应用导数画函数的图形.**

应用导数快速准确地画出函数的图形的具体步骤如下：

①求函数 $y=f(x)$ 的定义域，讨论函数的奇偶性、周期性等（确定函数图形的描绘范围）；

②求 y'、y''，找出可能的极值点（$y'=0$ 和不存在的点）和可能的拐点（$y''=0$ 和不存在的点），用这些点将定义域分成若干个子区间列表讨论 y'、y'' 的符号，得出每个子区间的单调性和凹凸性；

③由步骤②的列表判断出极值点、拐点，求出关键点坐标：极值点、拐点、坐标轴交点（坐标轴交点不易求出可省略）及辅助点；

④求渐近线；

⑤在直角坐标中，先标明关键点，画出渐近线，在按照步骤②的列表的最后一行各个子区间的曲线的性态逐段描绘出函数的图形（描绘时注意渐近线）.

二、典型例题

例1　设 $\lim\limits_{\Delta x\to0}\dfrac{f(x_0+k\Delta x)-f(x_0)}{\Delta x}=\dfrac{1}{2}f'(x_0)$，则 $k=$ _____（其中 k 是常数，$f'(x_0)\neq0$）.

解：由导数的定义可得 $\lim\limits_{\Delta x \to 0} \dfrac{f(x_0 + k\Delta x) - f(x_0)}{\Delta x} = k f'(x_0)$，所以 $k = \dfrac{1}{2}$.

小结：利用导数定义解题思路：

(1) 如果极限可以化为如下形式：

$$\lim\limits_{\Delta x \to 0} \frac{f(x_0 + \Delta x) - f(x_0)}{\Delta x} \text{ 或 } \lim\limits_{x \to x_0} \frac{f(x) - f(x_0)}{x - x_0}$$

则按导数定义即是 $f'(x_0)$.

(2) 一般地，$\lim\limits_{\Delta x \to 0} \dfrac{f(x_0 + a\Delta x) - f(x_0 + b\Delta x)}{c\Delta x} = \dfrac{a - b}{c} f'(x_0)$.

例 2 求函数 $y = e^{\sin^2(1-x)}$ 的导数.

解：方法一 设中间变量，令 $y = e^u$，$u = v^2$，$v = \sin w$，$w = 1 - x$

于是 $y'_x = y'_u \cdot u'_v \cdot v'_w \cdot w'_x = (e^u)' \cdot (v^2)' \cdot (\sin w)' \cdot (1 - x)'$

$\qquad = e^u \cdot 2v \cdot \cos w \cdot (-1) = -e^{\sin^2(1-x)} \cdot 2\sin(1-x) \cdot \cos(1-x)$

$\qquad = -\sin 2(1-x) e^{\sin^2(1-x)}$

方法二 不设中间变量，从外向内，每次将内层函数看作一个中间变量，对中间变量求导，再乘以中间变量对自变量的导数.

$y' = e^{\sin^2(1-x)} \cdot (\sin^2(1-x))' = e^{\sin^2(1-x)} \cdot 2\sin(1-x) \cdot (\sin(1-x))'$

$\quad = e^{\sin^2(1-x)} \cdot 2\sin(1-x) \cdot \cos(1-x)(1-x)'$

$\quad = e^{\sin^2(1-x)} \cdot 2\sin(1-x) \cdot \cos(1-x)(-1)$

$\quad = -\sin 2(1-x) e^{\sin^2(1-x)}$

小结：复合函数求导，利用锁链法则的关键是弄清楚复合函数的复合层次及初等函数的导数公式. 熟练以后一般不设出中间变量.

例 3 设函数 $f(x) = \begin{cases} \dfrac{\pi}{4} + \dfrac{x-1}{2}, & x > 1 \\ \arctan x, & |x| \leqslant 1 \\ -\dfrac{\pi}{4} + \dfrac{x-1}{2}, & x < -1 \end{cases}$，求 $f'(1)$ 与 $f'(-1)$.

解：由 $f'_+(1) = \left(-\dfrac{\pi}{4} + \dfrac{x-1}{2} \right)' \Big|_{x=1} = \dfrac{1}{2}$，

$f'_-(1) = (\arctan x)' \big|_{x=1} = \dfrac{1}{1+x^2} \Big|_{x=1} = \dfrac{1}{2}$，

$\because f'_+(1) = f'_-(1) = \dfrac{1}{2} \quad \therefore f'(1) = \dfrac{1}{2}$；

$f'_+(-1) = (\arctan x)' \big|_{x=-1} = \dfrac{1}{1+x^2} \Big|_{x=-1} = \dfrac{1}{2}$，

$f'_-(-1) = \left(-\dfrac{\pi}{4} + \dfrac{x-1}{2} \right)' \Big|_{x=-1} = \dfrac{1}{2}$，$\therefore f'(-1) = \dfrac{1}{2}$.

小结：分段函数的求导法——若函数在各分段的开区间内可导，则按导数的运算法则直接求导，而在分段点处的导数可以按照以下三种方法求解：

(1) 按求导法则分别求函数在分段点处的左、右导数（如例 3）.

（2）按导数定义求函数在分段点处的导数或左、右导数.

（3）函数在分段点连续时，求其导函数在分段点处的极限值；此外，含有绝对值的函数实质上是分段函数，应利用分段函数求导法求其导数.

例 4　在人体血管中影响血液流动的流阻 R 可表达为

$$R(r)=\frac{8uL}{\pi r^4},$$

其中，r 为血管半径，u 为血液黏滞系数，L 为血管的长度. 现求当 r 在 $0.01\sim$ 1mm 范围变化时，流阻 R 的变化情形.

解：要考虑 r 的变化对流阻 R 的变化情形，即流阻 R 对变量 r 求导数：

由 $R(r)=\frac{8uL}{\pi r^4}$，得

$$\frac{\mathrm{d}R}{\mathrm{d}r}=\left(\frac{8uL}{\pi}r^{-4}\right)_r{}'=-\frac{32uL}{\pi r^5}$$

因 u，L，π，r 均为正值，所以有 $R'<0$，则流阻 R 是一个关于 r 的递减函数，当 r 越大时，流阻越 R 小.

设 r 分别为 0.01mm，0.1mm，1mm，则

$$|R'|_{r=0.01}=\frac{32uL}{\pi}\times10^{10},\ \ |R'|_{r=0.1}=\frac{32uL}{\pi}\times10^5,\ \ |R'|_{r=1}=\frac{32uL}{\pi}$$

这表明，对于半径 r 越小的动脉，r 的微小变化，将引起流阻 R 较大的改变；反之，对于半径 r 越大的动脉，r 的微小变化，将引起流阻 R 改变较小. 人体就是用神经系统来控制和调节微小动脉的半径，改变其流动阻力，从而达到改善或控制微血液循环的目的.

小结：导数在医学中或其他领域的应用题，注意理解导数的概念，就利用导数可以得到某个变量微小改变对函数值的影响程度，解决某些实际问题. 也可以利用导数求解某些实际问题的最值问题.

例 5　求函数 $y=\sqrt{x-\sqrt{x}}$ 的微分 $\mathrm{d}y$.

解法一：利用 $\mathrm{d}y=y'\mathrm{d}x$ 求解

$$\because y'=\left((x-\sqrt{x})^{\frac{1}{2}}\right)'=\frac{1}{2}(x-\sqrt{x})^{-\frac{1}{2}}(x-\sqrt{x})'=\frac{1}{2}(x-\sqrt{x})^{-\frac{1}{2}}\left(1-\frac{1}{2}x^{-\frac{1}{2}}\right)$$

$$=\frac{1}{2\sqrt{x-\sqrt{x}}}\cdot\frac{2\sqrt{x}-1}{2\sqrt{x}}=\frac{2\sqrt{x}-1}{4\sqrt{x}\sqrt{x-\sqrt{x}}}$$

所以 $\mathrm{d}y=y'\mathrm{d}x=\frac{2\sqrt{x}-1}{4\sqrt{x}\sqrt{x-\sqrt{x}}}\mathrm{d}x$.

解法二：利用一阶微分的性质不变性求解

$$\mathrm{d}y=\frac{1}{2\sqrt{x-\sqrt{x}}}\mathrm{d}(x-\sqrt{x})=\frac{1}{2\sqrt{x-\sqrt{x}}}\cdot\frac{2\sqrt{x}-1}{2\sqrt{x}}\mathrm{d}x=\frac{2\sqrt{x}-1}{4\sqrt{x}\sqrt{x-\sqrt{x}}}\mathrm{d}x.$$

小结：由于微分 $\mathrm{d}y$ 满足 $\mathrm{d}y=y'\mathrm{d}x$，故微分的求解可归结为导数的求解. 在求微分时，应注意"函数的微分等于函数对某一变量的导数乘以该变量的微分".

例6 将适当的函数填入下列括号内，使等式成立：

(1) d（　　　　）＝$\sin\omega x\,\mathrm{d}x\,(\omega\neq0)$；

(2) d（　　　　）＝$\sec^2 8x\,\mathrm{d}x$；

(3) d（　　　　）＝$\dfrac{1}{1+2x}\mathrm{d}x$.

分析：这属于凑微分题型，即 $y'\mathrm{d}x=\mathrm{d}y=\mathrm{d}(y+C)$，即找出 y' 的全体原函数填入括号里.

解：(1) $\sin\omega x\,\mathrm{d}x=\dfrac{1}{\omega}\sin\omega x\,\mathrm{d}(\omega x)=\dfrac{1}{\omega}\mathrm{d}(-\cos\omega x)=\mathrm{d}\left(-\dfrac{1}{\omega}\cos\omega x\right)$

$$=\mathrm{d}\left(-\dfrac{1}{\omega}\cos\omega x+C\right)$$

所以将 $-\dfrac{1}{\omega}\cos\omega x+C$ 填入括号中；

(2) $\sec^2 8x\,\mathrm{d}x=\dfrac{1}{8}\sec^2 8x\,\mathrm{d}(8x)=\dfrac{1}{8}\mathrm{d}(\tan8x)=\mathrm{d}\left(\dfrac{1}{8}\tan8x\right)=\mathrm{d}\left(\dfrac{1}{8}\tan8x+C\right)$

所以将 $\dfrac{1}{8}\tan8x+C$ 填入括号中；

(3) $\dfrac{1}{1+2x}\mathrm{d}x=\dfrac{1}{2}\cdot\dfrac{1}{1+2x}\mathrm{d}(1+2x)=\dfrac{1}{2}\mathrm{d}\ln|1+2x|=\mathrm{d}\left(\dfrac{1}{2}\ln|1+2x|\right)$

$$=\mathrm{d}\left(\dfrac{1}{2}\ln|1+2x|+C\right)$$

所以将 $\dfrac{1}{2}\ln|1+2x|+C$ 填入括号中.

小结：凑微分即为求微分的逆运算，对于复合函数的凑微分可以根据一阶微分的形式不变性，先凑出中间变量的微分，在找出外层函数的原函数.

例7 求极限 $\lim\limits_{x\to0}\dfrac{\mathrm{e}^{x^2}-1}{\cos x-1}$.

分析：先分别求分子、分母极限，判断出极限类型，再利用洛必达法则.

解法一：$\lim\limits_{x\to0}\dfrac{\mathrm{e}^{x^2}-1}{\cos x-1}\xlongequal{\left(\frac{0}{0}\right)}\lim\limits_{x\to0}\dfrac{2x\mathrm{e}^{x^2}}{-\sin x}\xlongequal{\left(\frac{0}{0}\right)}\lim\limits_{x\to0}\dfrac{2(\mathrm{e}^{x^2}+2x^2\mathrm{e}^{x^2})}{-\cos x}=-2.$

或利用洛必达法则同时运用重要极限公式一

$$\lim\limits_{x\to0}\dfrac{\sin x}{x}=1.$$

解法二：$\lim\limits_{x\to0}\dfrac{\mathrm{e}^{x^2}-1}{\cos x-1}\xlongequal{\left(\frac{0}{0}\right)}\lim\limits_{x\to0}\dfrac{2x\mathrm{e}^{x^2}}{-\sin x}$

$$=-2\lim\limits_{x\to0}\dfrac{x}{\sin x}\cdot\lim\limits_{x\to0}\mathrm{e}^{x^2}=-2\ \left(\because\lim\limits_{x\to0}\dfrac{x}{\sin x}=\lim\limits_{x\to0}\dfrac{1}{\frac{\sin x}{x}}=\dfrac{1}{1}=1\right).$$

例8 $\lim\limits_{x\to+\infty}\dfrac{x^2+\sqrt{x^2+3}}{2x-\sqrt{2x^4-1}}$.

解法一：利用洛必达法则

$$\lim_{x\to+\infty}\frac{x^2+\sqrt{x^2+3}}{2x-\sqrt{2x^4-1}}\overset{(\frac{\infty}{\infty})}{=}\lim_{x\to+\infty}\frac{2x+\dfrac{x}{\sqrt{x^2+3}}}{2-\dfrac{4x^3}{\sqrt{2x^4-1}}}\overset{(\frac{\infty}{\infty})}{=}\lim_{x\to+\infty}\frac{2+\dfrac{3}{(x^2+3)^{\frac{3}{2}}}}{\dfrac{-8x^6+12x^2}{(2x^4-1)^{\frac{3}{2}}}}=\frac{2+\lim\limits_{x\to+\infty}\dfrac{3}{(x^2+3)^{\frac{3}{2}}}}{\lim\limits_{x\to+\infty}\dfrac{-8x^6+12x^2}{(2x^4-1)^{\frac{3}{2}}}}$$

$$=\frac{2}{-2\sqrt{2}}=-\frac{\sqrt{2}}{2}.$$

解法二：分子、分母同除 x 的最高次幂

$$\lim_{x\to+\infty}\frac{x^2+\sqrt{x^2+3}}{2x-\sqrt{2x^4-1}}=\lim_{x\to+\infty}\frac{1+\sqrt{\dfrac{1}{x^2}+\dfrac{3}{x^4}}}{\dfrac{2}{x}-\sqrt{2-\dfrac{1}{x^4}}}=-\frac{1}{\sqrt{2}}=-\frac{\sqrt{2}}{2}.$$

例 9　$\lim\limits_{x\to0^+}(\cos\sqrt{x})^{\frac{\pi}{x}}.$

解法一：运用 $y=\mathrm{e}^{\ln y}$ 把幂指函数化为指数函数，再利用洛必达法则求解

$$\lim_{x\to0^+}(\cos\sqrt{x})^{\frac{\pi}{x}}=\lim_{x\to0^+}\mathrm{e}^{\ln(\cos\sqrt{x})^{\frac{\pi}{x}}}=\mathrm{e}^{\lim\limits_{x\to0^+}\frac{\pi}{x}\ln(\cos\sqrt{x})}=\mathrm{e}^{\pi\lim\limits_{x\to0^+}\frac{-\sin\sqrt{x}}{\cos\sqrt{x}}\cdot\frac{1}{2\sqrt{x}}}=\mathrm{e}^{-\frac{\pi}{2}}.$$

解法二：利用重要极限公式二 $\lim\limits_{f(x)\to0}(1+f(x))^{\frac{1}{f(x)}}=\mathrm{e}$ 求解

$$\lim_{x\to0^+}(\cos\sqrt{x})^{\frac{\pi}{x}}=\lim_{x\to0^+}\left[1+(\cos\sqrt{x}-1)\right]^{\frac{\pi}{x}}$$

$$=\lim_{x\to0^+}\left[1+(\cos\sqrt{x}-1)\right]^{\frac{1}{\cos\sqrt{x}-1}\cdot\frac{\cos\sqrt{x}-1}{x}\cdot\pi}=\mathrm{e}^{\frac{\pi}{2}}.$$

小结：（1）用洛必达法则求未定式的极限：对于 $\dfrac{0}{0}$ 型（例7），$\dfrac{\infty}{\infty}$ 型（例8）未定式，可直接应用洛必达法则求之. 对其他未定型：$0\cdot\infty$，$\infty-\infty$，0^0，1^∞（例9），∞^0 则要通过恒等变形将其转化为 $\dfrac{0}{0}$ 型，$\dfrac{\infty}{\infty}$ 型再求解.

（2）求未定式极限利用洛必达法则分别对分子、分母求导数约去零因子或无穷因子，是求未定式极限的常用方法，当然对于某些极限也可以利用第一章中所学的一些技巧直接约去零因子或无穷因子（例8解法2），或运用重要极限公式的结论解题（例7、例9解法2），有时比洛必达法则更为快捷.

例 10　已知曲线 $y=ax^2+bx+c\ln x$ 有一拐点 $(1，2)$，且 $x=1$ 是函数的极值点，求该曲线方程.

解：$y'=2ax+b+\dfrac{c}{x}$，$y''=2a-\dfrac{c}{x^2}$；

因为曲线有一拐点 $(1，2)$，所以 $y''(1)=0$，即 $2a-c=0$　①

又 $y(1)=2$，即 $a+b=2$　②

又因为 $x=1$ 是函数的极值点，且函数在 $x=1$ 可导，所以 $y'(1)=0$，即 $2a+b+c=0$　③

联立方程①②③，得 $a=-\dfrac{2}{3}$，$b=\dfrac{8}{3}$，$c=-\dfrac{4}{3}$

于是所求曲线方程为 $y=-\dfrac{2}{3}x^2+\dfrac{8}{3}x-\dfrac{4}{3}\ln x.$

小结：掌握可能极值点和可能极值点满足的条件. 一阶导数等于 0 和不存在点为可能的极值点，二阶导数等于 0 和不存在的点为可能的拐点.

例 11　讨论函数 $f(x)=x\mathrm{e}^{-x}$ 的单调性、极值、凹凸性、拐点和渐近线，并在直角坐标系中描绘出函数的图形.

解：①函数 $f(x)=x\mathrm{e}^{-x}$ 的定义域为 $(-\infty,+\infty)$，为非奇非偶函数.

②$f'(x)=\mathrm{e}^{-x}-x\mathrm{e}^{-x}=\mathrm{e}^{-x}(1-x)$，由 $f'(x)=0$ 得，可能的极值点为 $x=1$（没有一阶导数不存在的点）；

$f''(x)=-\mathrm{e}^{-x}(1-x)-\mathrm{e}^{-x}=\mathrm{e}^{-x}(x-2)$，由 $f''(x)=0$ 得，可能的拐点为 $x=2$（没有二阶导数不存在的点）.

③列表讨论：

x	$(-\infty,1)$	1	$(1,2)$	2	$(2,+\infty)$
$f'(x)$	$+$ ↑	0	$-$ ↓		$-$ ↓
$f''(x)$	$-$ ∩		$-$ ∩	0	$+$ ∪
$y=f(x)$	凸增	取极大值 $f(x)=\mathrm{e}^{-1}$	凸减	取拐点 $f(x)=2\mathrm{e}^{-2}$	凹减

④求渐近线：因为 $\lim\limits_{x\to+\infty}f(x)=\lim\limits_{x\to+\infty}x\mathrm{e}^{-x}=\lim\limits_{x\to+\infty}\dfrac{x}{\mathrm{e}^{x}}\overset{(\frac{\infty}{\infty})}{=}\lim\limits_{x\to+\infty}\dfrac{1}{\mathrm{e}^{x}}=0$，

所以曲线 $y=f(x)$ 有水平渐近线 $y=0$.

⑤极大值点为 $(1,\mathrm{e}^{-1})$；拐点为 $(2,2\mathrm{e}^{-2})$；在直角坐标系中，标出极值点、拐点、画出渐近线，再根据每个子区间函数的形态描绘出函数的图形，如图 2-1.

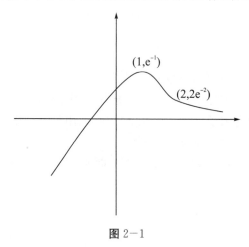

$(1,\mathrm{e}^{-1})$

$(2,2\mathrm{e}^{-2})$

图 2-1

三、配套教材思考与练习解答

（一）导数的概念

1. 平均变化率 $\dfrac{\Delta y}{\Delta x}=\dfrac{f(x+\Delta x)-f(x)}{\Delta x}$ 和 x 与 Δx 有关吗？瞬时变化率

$\lim\limits_{\Delta x \to 0} \dfrac{f(x+\Delta x) - f(x)}{\Delta x}$ 与 x 和 Δx 有关吗? 在平均变化率取极限的过程中 x 是常量还是变量, Δx 是常量还是变量?

解: 平均变化率 $\dfrac{\Delta y}{\Delta x} = \dfrac{f(x+\Delta x) - f(x)}{\Delta x}$ 和 x 与 Δx 均有关; 瞬时变化率 $\lim\limits_{\Delta x \to 0} \dfrac{f(x+\Delta x) - f(x)}{\Delta x}$ 只与 x 有关, 与 Δx 无关; 在平均变化率取极限的过程中 x 是常量, Δx 是变量.

2. 指出下列命题是否正确, 若有错误, 错误何在?

(1) 极限 $\lim\limits_{n \to \infty} \dfrac{f\left(x_0 + \dfrac{1}{n}\right) - f(x_0)}{\dfrac{1}{n}}$ 存在, 则函数 $y = f(x)$ 在点 x_0 处可导;

解: 错. 令 $\Delta x = \dfrac{1}{n}$, 当 $n \to \infty$ 时, $\Delta x \to 0^+$. 因此, $\lim\limits_{n \to \infty} \dfrac{f\left(x_0 + \dfrac{1}{n}\right) - f(x_0)}{\dfrac{1}{n}} =$

$\lim\limits_{\Delta x \to \infty} \dfrac{f(x_0 + \Delta x) - f(x_0)}{\Delta x} = f'_+(x_0)$.

故若极限 $\lim\limits_{n \to \infty} \dfrac{f\left(x_0 + \dfrac{1}{n}\right) - f(x_0)}{\dfrac{1}{n}}$ 存在, 则函数 $y = f(x)$ 在点 x_0 右可导, 但未必在点 x_0 可导.

(2) 函数 $y = f(x)$ 在点 x_0 处的导数等于 $[f(x_0)]'$;

解: 错. $[f(x_0)]'$ 表示的是函数 $y = f(x)$ 在点 x_0 点函数值的导数, $f(x_0)$ 是一个常数, 故 $[f(x_0)]' = 0$. 而函数 $y = f(x)$ 在点 x_0 点的导数应是导函数 $f'(x)$ 在 x_0 点的函数值 $f'(x)\big|_{x=x_0}$, 记 $f'(x_0)$.

(3) 函数 $y = f(x)$ 在点 x_0 处连续, 则 $y = f(x)$ 在点 x_0 处可导;

解: 错. 由定理可知, 函数可导一定连续. 但应注意连续未必可导, 例如 $y = |x|$ 在 $x = 0$ 点连续, 但在该点并不可导.

(4) 函数 $y = f(x)$ 在点 x_0 处可导, 则 $|f(x)|$ 在点 x_0 处可导;

解: 错. 例如, $f(x) = x$ 在 $x = 0$ 点可导, 但 $|f(x)| = |x|$ 在 $x = 0$ 点不可导.

(5) 函数 $y = |f(x)|$ 在点 x_0 处可导, 则 $f(x)$ 在点 x_0 处可导;

解: 错. 例如, $f(x) = \begin{cases} -1, & x \le 0 \\ 1, & x > 0 \end{cases}$ 则 $|f(x)| = 1$, 显然 $|f(x)|$ 在 $x = 0$ 点可导, 又 $f(0+0) = 1$, $f(0) = 1$, 所以 $f(0+0) \ne f(0)$, 则 $f(x)$ 在 $x = 0$ 点不是右连续, 故 $f(x)$ 在 $x = 0$ 点不可导.

(6) 初等函数在其定义区间内必可导.

解: 错. 例如, 函数 $f(x) = \sqrt[3]{x}$, 定义区间为 $(-\infty, +\infty)$, $f'(x) =$

$\dfrac{1}{3\sqrt[3]{x^2}}$，所以 $x=0$ 点虽为定义区间内的点，但 $f(x)$ 在 $x=0$ 点不可导.

3. 函数 $y=f(x)$ 在点 x_0 处可导，曲线 $y=f(x)$ 是否在点 $(x_0,f(x_0))$ 处有切线？若曲线 $y=f(x)$ 在点 $(x_0,f(x_0))$ 处有切线，函数 $y=f(x)$ 是否在点 x_0 处有导数？

解：由导数的几何意义，函数 $y=f(x)$ 在点 x_0 的导数为曲线 $y=f(x)$ 在点 $(x_0,f(x_0))$ 处切线的斜率，因此函数 $y=f(x)$ 在点 x_0 处可导，则曲线 $y=f(x)$ 在点 $(x_0,f(x_0))$ 处一定存在切线.

曲线 $y=f(x)$ 在点 $(x_0,f(x_0))$ 处有切线，若切线垂直 x 轴，切线的斜角为 $\dfrac{\pi}{2}$，切线的斜率为无穷大，故函数 $y=f(x)$ 在点 x_0 处不可导. 例如曲线 $y=\sqrt[3]{x}$ 在 $(0,0)$ 点处有切线 $x=0$（y 轴）；函数 $y=\sqrt[3]{x}$ 在 $x=0$ 点的导数为 $\lim\limits_{x\to 0^+}\dfrac{f(x)-f(0)}{x-0}$ $=\lim\limits_{x\to 0^+}\dfrac{\sqrt[3]{x}}{x}=\lim\limits_{x\to 0^+}\dfrac{1}{\sqrt[3]{x^2}}=+\infty$，即导数不存在. 因此，曲线 $y=f(x)$ 在点 $(x_0,f(x_0))$ 处切线，函数 $y=f(x)$ 未必在点 x_0 处有导数.

（二）初等函数的导数

1. 下列求导计算中有无错误，若有错误，错误何在？

（1）设函数 $y=\ln(1-x)$，则 $y'=\dfrac{1}{1-x}$；

解：错. 此函数为复合函数，不能直接用对数求导公式. $y=\ln(1-x)$ 可分解为 $y=\ln u$，$u=1-x$，于是 $y'=(\ln u)'(1-x)'=\dfrac{1}{u}\cdot(-1)=-\dfrac{1}{1-x}=\dfrac{1}{x-1}$.

（2）设函数 $y=x^x$，则 $y'=x\cdot x^{x-1}$；

解：错. 这不是幂函数，不能直接用幂函数的求导公式. 采用对数求导法.

对函数两边取对数 $\ln y=x\ln x$

对方程两边关于 x 求导 $\dfrac{1}{y}y'=\ln x+x\cdot\dfrac{1}{x}=\ln x+1$，

于是 $\qquad\qquad\qquad y'=x^x(\ln x+1)$

或 $\qquad\qquad y'=(e^{x\ln x})'=e^{x\ln x}(\ln x+x\cdot\dfrac{1}{x})=x^x(\ln x+1)$.

（3）设函数 $y=\dfrac{\sin x}{x}+\ln 2$，则 $y'=\dfrac{x\cos x+\sin x}{x^2}+\dfrac{1}{2}$；

解：错. 两处错误. 一处是商的求导公式用错；另一处是 $\ln 2$ 是常数，其导数结果是 0. 应为 $y'=(\dfrac{\sin x}{x})'+(\ln 2)'=\dfrac{x\cos x-\sin x}{x^2}$.

（4）设函数 $y=e^{a+e^x}$，则 $y'=e^{a+x+e^x}$.

解：对. $y'=e^{a+e^x}(a+e^x)'=e^{a+e^x}\cdot e^x=e^{a+x+e^x}$.

2. 下列命题中有无错误，若有错误，错误何在？

(1) 设函数 $y=u(x)v(x)$，且 $u(x)$、$v(x)$ 可导，则 $y'=u'(x)v'(x)$；

解：错. 因为由导数的乘法法则，两个函数乘积的导数应等于 $y'=u'(x)v(x)+u(x)v'(x)$，所以 $y'\neq u'(x)v'(x)$.

(2) 设函数 $y=u(x)v(x)$，且 $u(x)$、$v(x)$ 二阶可导，则 $y''=u''(x)v(x)+u(x)v''(x)$；

解：错. 因为由导数的乘法法则 $y'=u'(x)v(x)+u(x)v'(x)$，
$$y''=(u'(x)v(x))'+(u(x)v'(x))'$$
$$=[u''(x)v(x)+u'(x)v'(x)]+[u'(x)v'(x)+u(x)v''(x)]$$
$$=u''(x)v(x)+2u'(x)v'(x)+u(x)v''(x).$$
所以 $y''\neq u''(x)v(x)+u(x)v''(x)$.

(3) 设函数 $y=f(x)$ 是 $x=\varphi(y)$ 的反函数，则 $f'(x)=\dfrac{1}{\varphi'(y)}$；

解：错. $x=\varphi(y)$ 必须满足在 y 点可导，且 $\varphi'(y)\neq 0$ 时，才有 $f'(x)=\dfrac{1}{\varphi'(y)}$ 成立.

(4) 函数 $f(x)$ 在点 x_0 处可导，而函数 $g(x)$ 在点 x_0 处不可导，则 $f(x)+g(x)$ 在点 x_0 处不可导；

解：对. 反证法. 设 $f(x)+g(x)$ 在点 x_0 处可导，又 $f(x)$ 在点 x_0 处可导，由四则运算求导法则，有 $g(x)=[f(x)+g(x)]-f(x)$ 在点 x_0 处可导，矛盾. 因此，$f(x)+g(x)$ 在点 x_0 处不可导.

(5) 函数 $f(x)$，$g(x)$ 在点 x_0 处都不可导，则 $f(x)+g(x)$ 在点 x_0 处也不可导；

解：错. 例如 $f(x)=1+\dfrac{1}{x}$，$g(x)=1-\dfrac{1}{x}$ 在 0 点均不可导，但 $f(x)+g(x)=2$ 在 0 点可导.

(6) 函数 $f(x)\cdot g(x)$ 在点 x_0 处可导，则 $f(x)$、$g(x)$ 在点 x_0 处均可导.

解：错. 例如 $f(x)=\begin{cases}-1, & x\leq 0 \\ 0, & x>0\end{cases}$，$g(x)=\begin{cases}0, & x\leq 0 \\ 1, & x>0\end{cases}$，则 $f(x)\cdot g(x)=0$ 在 0 点可导，但 $f(x)$、$g(x)$ 在点 0 点均不可导.

（三）微分

1. 函数 $y=f(x)$ 在点 x 处可微，当 $|\Delta x|$ 很小时，为什么可以用 dy 近似的表示 Δy？优越性何在？

解：若函数 $y=f(x)$ 在点 x 处可微，则有
$$\Delta y=f'(x)\Delta x+o(\Delta x)=dy+o(\Delta x)$$
函数 $y=f(x)$ 的微分 dy 是该函数的增量 Δy 的线性主部，两者之间仅相差一个比 Δx 还高阶的无穷小量 $o(\Delta x)$；当 $|\Delta x|$ 很小时，$o(\Delta x)$ 的绝对值比 $|\Delta x|$ 还要小得很多. 因此，可用 dy 近似地表示 Δy. 优越性在于计算 Δy 时，用 dy 来近似代替，计

算非常方便，而且可以达到很好的近似程度.

2.（1）函数 $y=f(x)$ 在点 x 处可微，试问函数 $y=f(x)$ 在点 x 处是否可连续，为什么？

解：函数 $y=f(x)$ 在点 x 处可微，则函数 $y=f(x)$ 在点 x 处一定连续.

因为函数 $y=f(x)$ 在点 x 处可微，则函数 $y=f(x)$ 在点 x 处可导. 又由于函数 $y=f(x)$ 在点 x 处可导，则函数 $y=f(x)$ 在点 x 处一定连续. 因此，上面结论是正确的.

（2）函数 $y=f(x)$ 在点 x 处连续，试问函数 $y=f(x)$ 在点 x 处是否可微，为什么？

解：函数 $y=f(x)$ 在点 x 处连续，但函数 $y=f(x)$ 在点 x 点不一定可微. 如函数 $y=|x|$ 在 $x=0$ 点不可导，所以 $y=|x|$ 在 $x=0$ 点不可微，但函数 $y=|x|$ 在 $x=0$ 点连续，因此，上面结论是正确的.

3. 函数 $y=f(x)$ 在点 x 处可微，是否一定有函数的增量大于函数的微分，即 $\Delta y > \mathrm{d}y$？

解：不一定. 如图 2-2，函数 $y=f(x)$，在 x 点可微，当 $\Delta x > 0$ 时，$\Delta y > \mathrm{d}y$.

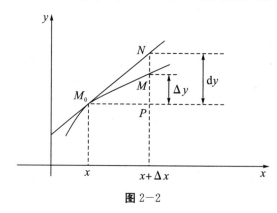

图 2-2

（四）导数的应用

1. 在拉格朗日中值定理中，当 $f(a)=f(b)$ 时，将会有怎样的结论？并从几何上加以说明.

解：在拉格朗日中值定理中，有

$$f(b)-f(a)=f'(\xi)(b-a).$$

当 $f(a)=f(b)$，即 $f(b)-f(a)=0$ 时，则有 $f'(\xi)=0$，于是拉格朗日中值定理可推广成：

定理　$f(x)$ 在 $[a,b]$ 上连续，在 (a,b) 内可导，且 $f(a)=f(b)$，则在 (a,b) 内至少至少存在一点 ξ，使 $f'(\xi)=0$.

此定理称为罗尔定理. 从几何上加以解释：$y=f(x)$ 是 $[a,b]$ 上一条连续曲线弧，除端点外，处处存在不垂直于 x 轴的切线，且两端点纵坐标相等，则在曲线弧上至于存在一点 $(\xi, f(\xi))$，使该点的切线是水平的（平行于 x 轴）.

2. 选择题.

(1) 函数 $f(x)$ 在 $[a,b]$ 上连续, 在 (a,b) 内可导, $a<x_1<x_2<b$, 则至少存在一点 ξ, 有 (   )

A. $f(b)-f(a)=f'(\xi)(x_2-x_1)$, $\xi\in(x_1,x_2)$;

B. $f(x_2)-f(x_1)=f'(\xi)(x_2-x_1)$, $\xi\in(a,b)$;

C. $f(b)-f(a)=f'(\xi)(b-a)$, $\xi\in(x_1,x_2)$;

D. $f(x_2)-f(x_1)=f'(\xi)(b-a)$, $\xi\in(x_1,x_2)$.

解: 选 B.

分析: 显然 A、D 是错误的. 又因为 C 中, 应 $\xi\in(a,b)$, 但未必 $\xi\in(x_1,x_2)$. 所以 C 也是错误的.

因为函数 $f(x)$ 在 $[a,b]$ 上连续, 在 (a,b) 内可导, 又 $a<x_1<x_2<b$, 即 $[x_1,x_2]\subset[a,b]$, 则函数 $f(x)$ 在 $[x_1,x_2]$ 上连续, 在 (x_1,x_2) 内可导, 由拉格朗日中值定理, 至少存在一点 $\xi\in(x_1,x_2)\subset(a,b)$, 使 $f(x_2)-f(x_1)=f'(\xi)(x_2-x_1)$. 故 B 是正确的.

(2) 下列计算正确的是 (   )

A. $\lim\limits_{x\to\infty}\dfrac{\arctan x}{x}=\lim\limits_{x\to\infty}\dfrac{(\arctan x)'}{(x)'}=\lim\limits_{x\to\infty}\dfrac{1}{1+x^2}=0$;

B. $\lim\limits_{x\to\infty}\dfrac{x+\sin x}{x-\sin x}=\lim\limits_{x\to\infty}\dfrac{(x+\sin x)'}{(x-\sin x)'}=\lim\limits_{x\to\infty}\dfrac{1+\cos x}{1-\cos x}=\lim\limits_{x\to\infty}\dfrac{(1+\cos x)'}{(1-\cos x)'}=\lim\limits_{x\to\infty}\dfrac{-\sin x}{\sin x}=-1$;

C. $\lim\limits_{x\to\infty}\dfrac{x+\sin x}{x}=\lim\limits_{x\to\infty}\dfrac{(x+\sin x)'}{(x)'}=\lim\limits_{x\to\infty}(1+\cos x)$, 极限不存在;

D. $\lim\limits_{x\to\infty}\dfrac{1}{x}=0$, 又 $|\cos x|\leqslant1$, 所以 $\lim\limits_{x\to\infty}\dfrac{\cos x}{x}=\lim\limits_{x\to\infty}\left(\dfrac{1}{x}\cos x\right)=0$.

解: 选 D.

分析: (1) $\lim\limits_{x\to\infty}x=\infty$, 但 $|\arctan x|\leqslant\dfrac{\pi}{2}$, 则 $\lim\limits_{x\to\infty}\dfrac{\arctan x}{x}$ 不是 $\dfrac{\infty}{\infty}$ 型的极限, 故不能用洛必达法则, 故其做法是错误的, 即不能选 A.

正确方法是: 因为 $\lim\limits_{x\to\infty}\dfrac{1}{x}=0$, 且 $|\arctan x|\leqslant\dfrac{\pi}{2}$, 则 $\lim\limits_{x\to\infty}\left(\dfrac{1}{x}\cdot\arctan x\right)=0$, 即 $\lim\limits_{x\to\infty}\dfrac{\arctan x}{x}=0$.

(2) 极限 $\lim\limits_{x\to\infty}(1+\cos x)$, $\lim\limits_{x\to\infty}(1-\cos x)$ 不存在, 则第二次不能再用洛必达法则, 故其做法是错误的, 即不能选 B.

正确的方法是: $\lim\limits_{x\to\infty}\dfrac{x+\sin x}{x-\sin x}=\lim\limits_{x\to\infty}\dfrac{1+\dfrac{\sin x}{x}}{1-\dfrac{\sin x}{x}}$, 因为 $\lim\limits_{x\to\infty}\dfrac{1}{x}=0$, 且 $|\sin x|\leqslant1$, 所以 $\lim\limits_{x\to\infty}\left(\dfrac{1}{x}\cdot\sin x\right)=0$, 从而 $\lim\limits_{x\to\infty}\dfrac{x+\sin x}{x-\sin x}=1$.

(3) $\lim\limits_{x\to\infty}\dfrac{f'(x)}{g'(x)}$ 不存在, 不满足洛必达第三个条件, 不能说明 $\lim\limits_{x\to\infty}\dfrac{f(x)}{g(x)}$ 不存在,

所以不能用洛必达法则，其做法是错误的，即不能选 C.

正确的方法是：$\lim\limits_{x\to\infty}\dfrac{x+\sin x}{x}=\lim\limits_{x\to\infty}(1+\dfrac{\sin x}{x})=1+\lim\limits_{x\to\infty}\dfrac{\sin x}{x}$，因为 $\lim\limits_{x\to\infty}\dfrac{1}{x}=0$，且 $|\sin x|\leqslant1$，所以 $\lim\limits_{x\to\infty}(\dfrac{1}{x}\cdot\sin x)=0$，从而 $\lim\limits_{x\to\infty}\dfrac{x+\sin x}{x}=1$；

(4) $\lim\limits_{x\to\infty}\dfrac{1}{x}=0$，说明 $x\to\infty$ 时，$\dfrac{1}{x}$ 是无穷小量；而 $|\cos x|\leqslant1$，说明 $\cos x$ 是有界函数，因此，$x\to\infty$ 时，$\dfrac{1}{x}\cos x$ 仍是无穷小量，即 $\lim\limits_{x\to\infty}\dfrac{\cos x}{x}=\lim\limits_{x\to\infty}(\dfrac{1}{x}\cos x)=0$，故选 D.

3. 指出下列命题是否正确，若有错误，错误何在？

(1) 函数 $y=f(x)$ 在区间 (a,b) 内可导，且单调递增，则在区间 (a,b) 内处处有 $f'(x)>0$；

解：错. 例如 $f(x)=x^3$ 在区间 $(-\infty,+\infty)$ 内可导，且单调递增，但 $f'(0)=0$ 不大于零.

(2) 函数 $f(x)$，$g(x)$ 在区间 (a,b) 内均可导，且 $f(x)<g(x)$，则在区间 (a,b) 内有 $f'(x)<g'(x)$；

解：错. 例如 $f(x)=x^3$，$g(x)=x^2$，在区间 $(0,1)$ 内均可导，且 $f(x)<g(x)$，由 $f'(x)=3x^2$，$g'(x)=2x$，得 $f'\left(\dfrac{3}{4}\right)=\dfrac{27}{16}$，$g'\left(\dfrac{3}{4}\right)=\dfrac{3}{2}=\dfrac{24}{16}$，从而 $f'\left(\dfrac{3}{4}\right)>g'\left(\dfrac{3}{4}\right)$.

(3) 函数 $y=f(x)$ 在 $x=x_0$ 点取极值，则一定有 $f'(x_0)=0$；

解：错，例如 $f(x)=|x|$ 在 $x=0$ 点取极小值，但在 $x=0$ 点不可导，即 $f'(0)$ 不存在；或者说，因为函数在导数等于零的点和导数不存在的点都可能取得极值. 因此函数 $y=f(x)$ 在 $x=x_0$ 点取极值不能确定有 $f'(x_0)=0$，

(4) 函数 $y=f(x)$ 在 $x=x_0$ 点有 $f'(x_0)=0$，则 $y=f(x)$ 一定在 $x=x_0$ 点取极值.

解：错. 例如 $f(x)=x^3$，则 $f'(x)=3x^2$，有 $f'(0)=0$，但 $f(x)$ 在 $x=0$ 点不取极值.

4. 试确定 a 的取值范围，使函数 $f(x)=\dfrac{x^2+ax-2}{x-1}$ 存在极值.

解：函数 $f(x)$ 的定义域为 $(-\infty,1)\cup(1,+\infty)$，

$$f(x)=\dfrac{(2x+a)(x-1)-(x^2+ax-2)}{(x-1)^2}=\dfrac{x^2-2x-a+2}{(x-1)^2}$$

令 $f'(x)=0$ 即 $x^2-2x-a+2=0$，该方程有实数解的充分必要条件

$$\Delta=(-2)^2-4\cdot1\cdot(2-a)=4(a-1)\geqslant0$$

即 $a\geqslant1$，此时驻点为 $x=1-\sqrt{a-1}$，$x=1+\sqrt{a-1}$.

(1) $a=1$ 时，$f(x)=\dfrac{x^2+x-2}{x-1}=x+2(x\neq1)$，$f'(x)=1>0$，故 $f(x)$ 是单调递

增函数，因此，函数 $f(x)$ 无极值.

（2）$a>1$ 时，由于 $f''(x)=\dfrac{2(a-1)}{(x-1)^3}$，于是 $f''(1-\sqrt{a-1})=-\dfrac{2}{\sqrt{a-1}}<0$ 则函数

在 $x=1-\sqrt{a-1}$ 时，取极大值；$f''(1+\sqrt{a-1})=\dfrac{2}{\sqrt{a-1}}>0$，则函数在 $x=1+$

$\sqrt{a-1}$ 时，取极小值.

因此，$a>1$ 时，使函数 $f(x)=\dfrac{x^2+ax-2}{x-1}$ 存在极值.

5. 函数 $y=f(x)$ 在点 x_0 的某邻域内具有三阶连续导数，如果 $f'(x_0)=0$，
$f''(x_0)=0$，$f'''(x_0)=0$，试问：

（1）$x=x_0$ 点是否为极值点？为什么？

（2）$(x_0,f(x_0))$ 点是否为拐点？为什么？

解：　　（1）$x=x_0$ 点不一定是极值点. 例如，$y=f(x)=x^3$，定义域为
$(-\infty,+\infty)$，有 $f'(x)=3x^2$，$f''(x)=6x$，$f'''(x)=6$ 显然 $f'(0)=0$，
$f''(0)=0$，$f'''(0)=0$ 又因为在 $x\neq0$ 时，$f'(x)>0$，所以 $x=0$ 点不是极值点.

（2）$(x_0,f(x_0))$ 点是拐点.

因为 $f''(x_0)=0$，且 $f'''(x_0)\neq0$，不妨设 $f'''(x_0)>0$，又

$$f'''(x_0)=\lim_{x\to x_0}\frac{f''(x)-f''(x_0)}{x-x_0}=\lim_{x\to x_0}\frac{f''(x)}{x-x_0}$$

所以存在 x_0 的某去心邻域，在该去心邻域内，使 $\dfrac{f''(x)}{x-x_0}>0$，于是 x 在此左邻域
内，即 $x-x_0<0$，则 $f''(x)<0$，即左侧小曲线弧是凸的；x 在此右邻域内，即 $x-x_0$
>0，则 $f''(x)>0$，即右侧小曲线弧是凹的，所以 $(x_0,f(x_0))$ 点是曲线上的拐点.

四、配套教材习题二详解

1. 设某种细菌繁殖的数量 N 可近似表示为 $N=1000+52t+t^2$，其中时间 t 以小时
(h) 计，试计算从 $t=2$ 到 $t=2+\Delta t$ 之间的平均繁殖速率，并计算当 $\Delta t=0.1$，$\Delta t=$
0.01 时的平均繁殖速率，再计算 $t=2$ 时的瞬时繁殖速率.

解：当时间 t 从 $t=2$ 到 $t=2+\Delta t$ 时，

$\Delta N=[1000+52(2+\Delta t)+(2+\Delta t)^2]-(1000+52\times2+2^2)=56\Delta t+(\Delta t)^2$.

当 $t=2$ 时平均繁殖速率为 $\bar{v}=\dfrac{\Delta N}{\Delta t}=56+\Delta t$

当 $t=2$，$\Delta t=0.1$ 时，平均繁殖速率为 $\bar{v}=56+0.1=56.1$；

当 $t=2$，$\Delta t=0.01$ 时，平均繁殖速率为 $\bar{v}=56+0.01=56.01$.

$t=2$ 时的瞬时繁殖速率为 $v=\lim\limits_{\Delta t\to0}\bar{v}=\lim\limits_{\Delta t\to0}\dfrac{\Delta N}{\Delta t}=\lim\limits_{\Delta t\to0}(\Delta t+56)=56$.

2. 按导数定义计算下列函数在指定点的导数.

(1) $f(x) = \sin 2x$, 在 $x = 0$ 点;

解: 因为 $\lim\limits_{x \to 0} \dfrac{f(x) - f(0)}{x - 0} = \lim\limits_{\Delta x \to 0} \dfrac{\sin 2x}{x} = 2 \lim\limits_{\Delta x \to 0} \dfrac{\sin 2x}{2x} = 2$, 所以 $f'(0) = 2$.

(2) $f(x) = \dfrac{1}{1 + x}$ 在 x ($x \neq -1$) 点;

解: 设 x ($x \neq 1$) 点的增量为 Δx, 于是

$$\Delta y = \frac{1}{1 + x + \Delta x} - \frac{1}{1 + x} = -\frac{\Delta x}{(1 + x)(1 + x + \Delta x)}, \quad \frac{\Delta y}{\Delta x} = -\frac{1}{(1 + x)(1 + x + \Delta x)}$$

$$\lim\limits_{\Delta x \to \infty} \frac{\Delta y}{\Delta x} = -\lim\limits_{\Delta x \to \infty} \frac{1}{(1 + x)(1 + x + \Delta x)} = -\frac{1}{(1 + x)^2}$$

所以 $f'(x) = -\dfrac{1}{(1 + x)^2}$.

(3) $f(x) = \sqrt{x + 1}$, 在 $x = 0$ 点;

解: 因为 $\lim\limits_{x \to \infty} \dfrac{f(x) - f(0)}{x - 0} = \lim\limits_{\Delta x \to \infty} \dfrac{\sqrt{1 + x} - 1}{x} = \lim\limits_{\Delta x \to \infty} \dfrac{1}{\sqrt{1 + x} + 1} = \dfrac{1}{2}$, 所以

$f(0) = \dfrac{1}{2}$.

(4) $f(x) = 2x - x^2$, 在 x 点.

解: 设 x 点在增量为 Δx, 于是

$$\Delta y = \left[2(x + \Delta x) - (x + \Delta x)^2 \right] - (2x - x^2) = 2(1 - x)\Delta x - (\Delta x)^2, \quad \frac{\Delta y}{\Delta x} = 2(1 - x) - \Delta x,$$

$$\lim\limits_{\Delta x \to \infty} \frac{\Delta y}{\Delta x} = \lim\limits_{\Delta x \to \infty} \left[2(1 - x) - \Delta x \right] = 2(1 - x), \text{ 所以 } f'(x) = 2(1 - x).$$

3. 设 $f(x)$ 在 $x = x_0$ 点处可导, 试计算下列极限

(1) $\lim\limits_{\Delta x \to \infty} \dfrac{f(x_0 + 2\Delta x) - f(x_0)}{\Delta x}$;   (2) $\lim\limits_{\Delta x \to 0} \dfrac{f(x_0) - f(x_0 - \Delta x)}{\Delta x}$;

(3) $\lim\limits_{n \to \infty} n \left[f\left(x_0 + \dfrac{1}{n}\right) - f(x_0) \right]$;   (4) $\lim\limits_{t \to 0} \dfrac{f(x_0 + \alpha t) - f(x_0 + \beta t)}{t}$.

解: (1) $\lim\limits_{\Delta x \to \infty} \dfrac{f(x_0 + 2\Delta x) - f(x_0)}{\Delta x} = 2 \lim\limits_{\Delta x \to \infty} \dfrac{f(x_0 + 2\Delta x) - f(x_0)}{2\Delta x}$

$= 2f'(x_0)$.

(2) $\lim\limits_{\Delta x \to 0} \dfrac{f(x_0) - f(x_0 - \Delta x)}{\Delta x} = \lim\limits_{\Delta x \to 0} \dfrac{f(x_0 - \Delta x) - f(x_0)}{-\Delta x} = f'(x_0)$.

(3) $\lim\limits_{n \to \infty} n \left[f\left(x_0 + \dfrac{1}{n}\right) - f(x_0) \right] = \lim\limits_{n \to \infty} \dfrac{f\left(x_0 + \dfrac{1}{n}\right) - f(x_0)}{\dfrac{1}{n}} = f'_+(x_0)$

$= f'(x_0)$.

(4) $\lim\limits_{t \to 0} \dfrac{f(x_0 + \alpha t) - f(x_0 + \beta t)}{t} = \lim\limits_{t \to 0} \left[\dfrac{f(x_0 + \alpha t) - f(x_0)}{t} - \dfrac{f(x_0 + \beta t) - f(x_0)}{t} \right]$

$$=\alpha \lim_{t \to 0} \frac{f(x_0+\alpha t) - f(x_0)}{\alpha t}$$

$$-\beta \lim_{t \to 0} \frac{f(x_0+\beta t) - f(x_0)}{\beta t}$$

$$=\alpha f'(x_0) - \beta f'(x_0) = (\alpha - \beta) f'(x_0).$$

4. 设函数 $f(x)$ 在 $x=0$ 点的某邻域内可导，$f(0)=0$，$f'(0)=\frac{1}{2}$，求 $\lim\limits_{x \to 0} \dfrac{f(2x)}{x}$.

解：由 $f(x)$ 在 $x=0$ 点的某邻域内可导，有 $\lim\limits_{x \to 0} \dfrac{f(2x)}{x} = 2 \lim\limits_{x \to 0}$

$\dfrac{f(0+2x) - f(0)}{2x-0} = 2f'(0) = 2 \cdot \dfrac{1}{2} = 1.$

5. 讨论下列函数在 $x=0$ 点是否可导

(1) $f(x) = \begin{cases} x^{\frac{3}{2}} \sin \dfrac{1}{x} & x > 0 \\ 0 & x \leqslant 0 \end{cases}$；   (2) $f(x) = \begin{cases} \dfrac{x}{1+e^{\frac{1}{x}}} & x \neq 0 \\ 0 & x = 0 \end{cases}$

解：(1) $f'_+(0) = \lim\limits_{\Delta x \to 0^+} \dfrac{f(x) - f(0)}{x-0} = \lim\limits_{\Delta x \to 0^+} \dfrac{(x)^{\frac{1}{2}} \sin \dfrac{1}{x} - 0}{x}$

$$= \lim_{\Delta x \to 0^+} (x)^{\frac{1}{2}} \sin \frac{1}{x}$$

因为 $\lim\limits_{x \to 0^+} (x)^{\frac{1}{2}} = 0$，$\left| \sin \dfrac{1}{x} \right| \leqslant 1$；所以 $\lim\limits_{x \to 0^+} (x)^{\frac{1}{2}} \sin \dfrac{1}{x} = 0$，即 $f'_+(0) = 0$，

$f'_-(0) = \lim\limits_{x \to 0^-} \dfrac{f(0+x) - f(0)}{x} = \lim\limits_{x \to 0^-} \dfrac{0-0}{x} = 0$，从而 $f'_-(0) = f'_+(0) = 0$，

故 $f(x)$ 在点 $x=0$ 可导，且 $f'(0)=0$.

(2) $f'(0) = \lim\limits_{x \to 0} \dfrac{f(x) - f(0)}{x-0} = \lim\limits_{x \to 0} \dfrac{x}{1+e^{\frac{1}{x}}} \cdot \dfrac{1}{x} = \lim\limits_{x \to 0} \dfrac{1}{1+e^{\frac{1}{x}}}.$

$f'_-(0) = \lim\limits_{x \to 0^-} \dfrac{1}{1+e^{\frac{1}{x}}} = 1$，$f'_+(0) = \lim\limits_{x \to 0^+} \dfrac{1}{1+e^{\frac{1}{x}}} = 0.$

所以 $f'_-(0) \neq f'_+(0)$，从而 $f(x)$ 在点 $x=0$ 不可导.

6. 设确定 a，b 的值，使 $f(x) = \begin{cases} x^2, & x \leqslant 1 \\ ax+b, & x > 1 \end{cases}$ 在点 $x=1$ 处可导.

解：$f(x)$ 在点 $x=1$ 处可导，则 $f(x)$ 在点 $x=1$ 处连续，从而 $f(x)$ 在点 $x=1$ 点处右连续，即 $f(1+0) = f(1)$.

又 $f(1+0) = \lim\limits_{x \to 1^+} f(x) = \lim\limits_{x \to 1^+} (ax+b) = a+b$，$f(1) = 1$，

于是 $a+b=1$ ①

$f(x)$ 在点 $x=1$ 处可导，则 $f'_-(1) = f'_+(1) = f'(1)$.

因为 $f'_-(1) = \lim\limits_{x \to 1^-} \dfrac{f(x) - f(1)}{x-1} = \lim\limits_{x \to 1^-} \dfrac{x^2-1}{x-1} = \lim\limits_{x \to 1^-} (x+1) = 2,$

$$f'_+(1) = \lim_{x \to 1^+} \frac{f(x) - f(1)}{x - 1} = \lim_{x \to 1^+} \frac{ax + b - 1}{x - 1},$$

由①得 $f'_+(1) = \lim_{x \to 1^+} \dfrac{ax - a}{x - 1} = a$,

所以 $a = 2$ ②

联立方程组①、②，解得 $a = 2$，$b = -1$.

*7. 若函数 $f(x)$ 在 x_0 点可导，且 $f(x_0) \neq 0$，试计算极限 $\lim\limits_{n \to \infty} \left[\dfrac{f\left(x_0 + \dfrac{1}{n}\right)}{f(x_0)} \right]^n$

解：令 $y = \left[\dfrac{f\left(x_0 + \dfrac{1}{n}\right)}{f(x_0)} \right]^n$，则

$$\ln y = n\left[\ln f\left(x_0 + \frac{1}{n}\right) - \ln f(x_0) \right] = \frac{\ln f\left(x_0 + \dfrac{1}{n}\right) - \ln f(x_0)}{\dfrac{1}{n}}.$$

因为函数 $f(x)$ 在 x_0 点可导，所以

$$\lim_{n \to \infty} \ln y = \lim_{n \to \infty} \frac{\ln f\left(x_0 + \dfrac{1}{n}\right) - \ln f(x_0)}{\dfrac{1}{n}} = (\ln f(x))' \big|_{x = x_0} = \frac{f'(x_0)}{f(x_0)},$$

$$\lim_{n \to \infty} \left[\frac{f\left(x_0 + \dfrac{1}{n}\right)}{f(x_0)} \right]^n = \lim_{n \to \infty} e^{\ln y} = e^{\lim\limits_{n \to \infty} \ln y} = e^{\frac{f'(x_0)}{f(x_0)}}.$$

8. 设曲线 $y = 2x - x^3$：

（1）求 $(1, 1)$ 点处的切线方程及法线方程；

（2）点 (x_0, y_0) 处的切线通过 $(0, -2)$ 点，求 (x_0, y_0) 点及该点处的切线方程、法线方程.

解：$y' = 2 - 3x^2$，

（1）$y'(1) = (2 - 3x^2)|_{x=1} = -1$，于是 $k_切 = -1$，$k_法 = 1$.

$(1, 1)$ 点处的切线方程为 $y - 1 = -1 \cdot (x - 1)$，即 $y = 2 - x$；

$(1, 1)$ 点处的法线方程为 $y - 1 = 1 \cdot (x - 1)$，即 $y = x$.

（2）$y'(x_0) = (2 - 3x^2)|_{x=x_0} = 2 - 3x_0^2$.

设 (x_0, y_0) 点处的切线方程为 $y - y_0 = (2 - 3x_0^2)(x - x_0)$.

又 (x_0, y_0) 点处的切线通过 $(0, -2)$ 点，则 $-2 - y_0 = (2 - 3x_0^2)(0 - x_0)$，即

$y_0 = -2 + 2x_0 - 3x_0^3$ ①

因为 (x_0, y_0) 在曲线上，则 $y_0 = 2x_0 - x_0^3$ ②

联立方程组①、②，解得 $x_0 = -1$，$y_0 = -1$.

故所求的点 (x_0, y_0) 为 $(-1, -1)$，于是 $k_切 = y'(x - 1) = 2 - 3(-1)^2 = -1$，

$k_法 = 1$.

其切线方程为 $y - (-1) = (-1) \cdot [x - (-1)]$，即 $y = -x - 2$.

其法线方程为 $y-(-1)=1\cdot[x-(-1)]$，即 $y=x$.

9. 设曲线 $y=x^3$：

(1) 求曲线上点 P，使 P 点处的切线与直线 $y=3x-2$ 平行；

(2) 求曲线上点 Q，使 Q 点处的切线与直线 $x+12y-6=0$ 垂直.

解：(1) 设所求点 $P(x_0,y_0)$.

$y'=3x^2$，则 P 点的切线斜率 $k_切=y'(x_0)=3x_0^2$.

因为 P 点处的切线与直线 $y=3x-2$ 平行，所以 $k_切=3$，

即 $y'(x_0)=3x_0^2=3$，得 $x_0=\pm1$，$y_0=y(x_0)=x_0^3=\pm1$，

因此所求的点 $P(-1,-1)$ 和 $P(1,1)$.

(2) 设所求点 $Q(x_0,y_0)$.

因为 Q 点处的切线与直线 $x+12y-6=0$ 垂直，所以 $k_切=12$，即 $y'(x_0)=3x_0^2=12$，

得 $x_0=\pm2$，$y_0=y(x_0)=x_0^3=\pm8$.

因此所求的点 $Q(-2,-8)$ 和 $Q(2,8)$.

10. 已知曲线 $f(x)=ax^4+bx^3+cx^2+d$ 与直线 $y=11x-5$ 在点 $(1,6)$ 处相切，经过 $(-1,8)$ 点，且在点 $(0,3)$ 处切线平行于 x 轴，求常数 a、b、c、d 之值，并写出此曲线方程.

解：$f'(x)=4ax^3+3bx^2+2cx$.

因为曲线 $f(x)=ax^4+bx^3+cx^2+d$ 与直线 $y=11x-5$ 在点 $(1,6)$ 处相切，

所以 $f'(1)=4a+3b+2c=11$ ①

$f(1)=a+b+c+d=6$ ②

又因为曲线经过点 $(-1,8)$，

所以 $f(-1)=a-b+c+d=8$ ③

又因为曲线在点 $(0,3)$ 处切线平行于 x 轴

所以 $f(0)=d=3$ ④

解联立方程①、②、③、④，得 $a=3$，$b=-1$，$c=1$，$d=3$，

所求曲线方程为 $f(x)=3x^4-x^3+x^2+3$.

11. 求下列函数的导数.

(1) $y=x^a+a^x+a^a$；

(2) $y=\sqrt{3}\,x+\sqrt[3]{x}-\dfrac{1}{x}$；

(3) $y=x\sin x+\cos x$；

(4) $y=x\tan x\ln x$；

(5) $y=\dfrac{1+x^2}{1-x^2}$；

(6) $y=\dfrac{1-\ln x}{1+\ln x}$；

(7) $y=\sqrt{x}\arctan x+\dfrac{\sin x}{x}$；

(8) $y=x\tan x+\dfrac{x}{4^x}+\dfrac{x}{\cos x}$.

解：(1) $y'=(x^a)'+(a^x)'+(a^a)'=ax^{a-1}+a^x\ln a+0=ax^{a-1}+a^x\ln a$.

(2) $y'=\sqrt{3}\,(\sqrt{x})'+(\sqrt[3]{x})'-(x^{-1})'=\dfrac{\sqrt{3}}{2\sqrt{x}}+\dfrac{1}{3\sqrt[3]{x^2}}+\dfrac{1}{x^2}$.

(3) $y=(x\sin x)'+(\cos x)'=x'\sin x+x\,(\sin x)'-\sin x=\sin x+x\cos x-\sin x$

$=x\cos x.$

(4) $y' = x'\tan x\ln x + x\ (\tan x)'\ln x + x\tan x\ (\ln x)'$

$= \tan x\ln x + x\sec^2 x\ln x + x\tan x \cdot \dfrac{1}{x} = (\ln x + 1)\tan x + x\sec^2 x\ln x.$

(5) 解法一：$y' = \left(2\dfrac{1}{1-x^2} - 1\right)' = -2\dfrac{(1-x^2)'}{(1-x^2)^2} = -2\dfrac{-2x}{(1-x^2)^2} = \dfrac{4x}{(1-x^2)^2}.$

解法二：$y' = \dfrac{(1+x^2)'(1-x^2) - (1+x^2)(1-x^2)'}{(1-x^2)^2} = \dfrac{2x(1-x^2) - (1+x^2)(-2x)}{(1-x^2)^2}$

$= \dfrac{4x}{(1-x^2)^2}.$

(6) 解法一：$y' = \left(\dfrac{2}{1+\ln x} - 1\right)' = -2\dfrac{(1+\ln x)'}{(1+\ln x)^2} = -\dfrac{2}{x\ (1+\ln x)^2}.$

解法二：$y' = \dfrac{(1-\ln x)'(1+\ln x) - (1-\ln x)(1+\ln x)'}{(1+\ln x)^2}$

$= \dfrac{-\dfrac{1}{x}(1+\ln x) - (1-\ln x)\dfrac{1}{x}}{(1+\ln x)^2} = -\dfrac{2}{x\ (1+\ln x)^2}.$

(7) $y' = (\sqrt{x}\arctan x)' + \left(\dfrac{\sin x}{x}\right)'$

$= (\sqrt{x})'\arctan x + \sqrt{x}(\arctan x)' + \dfrac{x\ (\sin x)' - (x)'\sin x}{x^2}$

$= \dfrac{\arctan x}{2\sqrt{x}} + \dfrac{\sqrt{x}}{1+x^2} + \dfrac{x\cos x - \sin x}{x^2}.$

(8) $y' = (x\tan x)' + \left(\dfrac{x}{4^x}\right)' + \left(\dfrac{x}{\cos x}\right)'$

$= x'\tan x + x\ (\tan x)' + x\dfrac{x'4^x - x\ (4^x)'}{(4^x)^2} + \dfrac{x'\cos x - x\ (\cos x)'}{\cos^2 x}$

$= \tan x + x\sec^2 x + \dfrac{4^x - x4^x\ln 4}{(4^x)^2} + \dfrac{\cos x + x\sin x}{\cos^2 x}$

$= (1+x\sec x)\tan x + x\sec^2 x + \sec x + \dfrac{1-2x\ln 2}{4^x}.$

12. 求下列函数的导数.

(1) $y = (2x^2+3)^3$；

(2) $y = \ln(\cot x)$；

(3) $y = e^{\sin x} + \arccos\sqrt{1-x^2}$；

(4) $y = x\sqrt{a^2-x^2} + a^2\arcsin\dfrac{x}{a}\ (a>0)$；

(5) $y = \sqrt{x+\sqrt{x+\sqrt{x}}}$；

(6) $y = \sin(\ln x) + \ln(\cos x)$；

(7) $y = \log_2(x^2 - \sin x)$；

(8) $y = \dfrac{1}{4}\ln\dfrac{1+x}{1-x} + \dfrac{1}{2}\arctan x + \sin\dfrac{\pi}{5}$.

解：(1) $y' = 3\ (2x^2+3)^2\ (2x^2+3)' = 3\ (2x^2+3)^2 \cdot 4x = 12x\ (2x^2+3)^2.$

(2) $y' = \dfrac{1}{\cot x}(\cot x)' = \dfrac{1}{\cot x}(-\csc^2 x) = -\dfrac{1}{\sin x\cos x} = -2\csc 2x.$

(3) $y' = \mathrm{e}^{\sin x}(\sin x)' - \dfrac{1}{\sqrt{1-(\sqrt{1-x^2})^2}}(\sqrt{1-x^2})'$

$\qquad = \mathrm{e}^{\sin x}\cos x - \dfrac{1}{|x|} \cdot \dfrac{1}{2\sqrt{1-x^2}}(-2x) = \mathrm{e}^{\sin x}\cos x + \dfrac{x}{|x|\sqrt{1-x^2}}.$

(4) $y' = \sqrt{a^2-x^2} + x \cdot \dfrac{1}{2\sqrt{a^2-x^2}} \cdot (-2x) + a^2 \cdot \dfrac{1}{\sqrt{1+\left(\dfrac{x}{a}\right)^2}} \cdot \dfrac{1}{a}$

$\qquad = \sqrt{a^2-x^2} - \dfrac{x^2}{\sqrt{a^2-x^2}} + \dfrac{a^2}{\sqrt{a^2-x^2}} = 2\sqrt{a^2-x^2}.$

(5) $y' = \dfrac{1}{2\sqrt{x+\sqrt{x+\sqrt{x}}}} \cdot (x+\sqrt{x+\sqrt{x}})'$

$\qquad = \dfrac{1}{2\sqrt{x+\sqrt{x+\sqrt{x}}}} \cdot \left[1 + \dfrac{1}{2\sqrt{x+\sqrt{x}}}(x+\sqrt{x})'\right]$

$\qquad = \dfrac{1}{2\sqrt{x+\sqrt{x+\sqrt{x}}}} \cdot \left[1 + \dfrac{1}{2\sqrt{x+\sqrt{x}}}\left(1+\dfrac{1}{2\sqrt{x}}\right)\right]$

$\qquad = \dfrac{4\sqrt{x}\sqrt{x+\sqrt{x}}+2\sqrt{x}+1}{8\sqrt{x}\sqrt{x+\sqrt{x}}\sqrt{x+\sqrt{x+\sqrt{x}}}}.$

(6) $y' = \cos(\ln x) \cdot \dfrac{1}{x} + \dfrac{1}{\cos x} \cdot (-\sin x) = \dfrac{\cos(\ln x)}{x} - \tan x.$

(7) $y' = \dfrac{1}{(x^2-\sin x)\ln 2} \cdot (x^2-\sin x)'$

$\qquad = \dfrac{1}{(x^2-\sin x)\ln 2} \cdot (2x-\cos x) = \dfrac{2x-\cos x}{(x^2-\sin x)\ln 2}.$

(8) $y' = \dfrac{1}{4}\left[\ln(1+x)-\ln(1-x)\right]' + \dfrac{1}{2}(\arctan x)' + \left(\sin\dfrac{\pi}{5}\right)'$

$\qquad = \dfrac{1}{4} \cdot \left(\dfrac{1}{1+x} - \dfrac{-1}{1-x}\right) + \dfrac{1}{2} \cdot \dfrac{1}{1+x^2} = \dfrac{1}{1-x^4}.$

13. 求下列函数的导数.

(1) $y = x^{\ln x}$；　(2) $y = x^{\sin x}$；　　　(3) $y = (\sin x)^{\cos x}$；

(4) $y = (2x)^{\sqrt{x}}$；　　　　　　　(5) $y = x^{2x} + (2x)^x$；

(6) $y = \sqrt[3]{\dfrac{x(x^3+1)}{(x-1)^2}}$；　　　　　(7) $y = \dfrac{(x-2)^3\sqrt{x-5}}{\sqrt[3]{x+1}}$；

(8) $y = \sqrt{(x\sin x)\sqrt{1-\mathrm{e}^x}}$.

解：(1)解法一：$y' = (\mathrm{e}^{(\ln x)^2})' = \mathrm{e}^{(\ln x)^2}((\ln x)^2)' = \mathrm{e}^{(\ln x)^2}2\ln x \cdot \dfrac{1}{x} = 2x^{\ln x-1}\ln x.$

解法二：两边取对数 $\ln y = \ln^2 x.$

对方程两边关于 x 求导 $\dfrac{1}{y} \cdot y' = 2\ln x \cdot \dfrac{1}{x},$

于是 $y' = 2x^{\ln x} \ln x \cdot \dfrac{1}{x} = 2x^{\ln x - 1} \ln x$.

(2) 解法一：$y' = (e^{\sin x \ln x})' = e^{\sin x \ln x} (\sin x \ln x)' = x^{\sin x} \left(\cos x \ln x + \dfrac{\sin x}{x} \right)$.

解法二：两边取对数 $\ln y = \sin x \ln x$.

对方程两边关于 x 求导 $\dfrac{1}{y} \cdot y' = \cos x \ln x + \sin x \cdot \dfrac{1}{x}$,

于是 $y' = x^{\sin x} \left(\cos x \ln x + \dfrac{\sin x}{x} \right)$.

(3) 解法一：$y' = (e^{\cos x \ln \sin x})' = e^{\cos x \ln \sin x} \left(-\sin x \ln \sin x + \cos x \cdot \dfrac{1}{\sin x} \cdot \cos x \right)$

$\qquad = (\sin x)^{\cos x} (\cos x \cot x - \sin x \ln \sin x)$

解法二：两边取对数 $\ln y = \cos x \ln \sin x$.

对方程两边关于 x 求导 $\dfrac{1}{y} \cdot y' = -\sin x \ln \sin x + \cos x \cdot \dfrac{\cos x}{\sin x}$,

于是 $y' = (\sin x)^{\cos x} (\cos x \cot x - \sin x \ln \sin x)$.

(4) 解法一：$y' = (e^{\sqrt{x} \ln(2x)})' = e^{\sqrt{x} \ln(2x)} \left(\dfrac{\ln(2x)}{2\sqrt{x}} + \sqrt{x} \cdot \dfrac{1}{2x} \cdot 2 \right) = \dfrac{\ln(2x) + 2}{2\sqrt{x}} (2x)^{\sqrt{x}}$.

解法二：两边取对数 $\ln y = \sqrt{x} \ln(2x)$.

对方程两边关于 x 求导 $\dfrac{1}{y} \cdot y' = \dfrac{\ln(2x)}{2\sqrt{x}} + \sqrt{x} \cdot \dfrac{1}{2x} \cdot 2$,

于是 $y' = \dfrac{\ln(2x) + 2}{2\sqrt{x}} (2x)^{\sqrt{x}}$.

(5) 解法一：$y' = (e^{2x \ln x})' = (e^{x \ln(2x)})' = e^{2x \ln x} (2x \ln x)' + e^{x \ln(2x)} (x \ln(2x))'$

$\qquad = x^{2x} \left(2\ln x + 2x \cdot \dfrac{1}{x} \right) + (2x)^x \left(\ln(2x) + x \cdot \dfrac{1}{2x} \cdot 2 \right)$

$\qquad = 2x^{2x} (\ln x + 1) + (2x)^x (\ln(2x) + 1)$.

解法二：令 $y_1 = x^{2x}$, $y_2 = (2x)^x$.

两边取对数 $\ln y_1 = 2x \ln x$, $\ln y_2 = x \ln(2x)$,

对方程两边关于 x 求导 $\dfrac{1}{y_1} \cdot y' = 2\ln x + 2x \cdot \dfrac{1}{x}$, $\dfrac{1}{y_2} \cdot y_2' = \ln(2x) + x \cdot \dfrac{1}{2x} \cdot 2$,

于是 $y_1' = 2x^{2x} (\ln x + 1)$, $y_2' = (2x)^x (\ln 2x + 1)$.

故 $y' = y_1' + y_2' = 2x^{2x} (\ln x + 1) + (2x)^x (\ln 2x + 1)$.

(6) 两边取对数 $\ln y = \dfrac{1}{3} \left[\ln |x| + \ln |x^3 + 1| - 2\ln |x - 1| \right]$.

对方程两边关于 x 求导 $\dfrac{1}{y} \cdot y' = \dfrac{1}{3} \left(\dfrac{1}{x} + \dfrac{1}{x^3 + 1} \cdot 3x^2 - 2\dfrac{1}{x - 1} \right)$,

于是 $y' = \dfrac{1}{3} \sqrt[3]{\dfrac{x(x^3 - 1)}{(x - 1)^2}} \left(\dfrac{1}{x} + \dfrac{3x^2}{x^3 + 1} - \dfrac{2}{x - 1} \right)$.

(7) 两边取对数 $\ln y = 3\ln(x - 2) + \dfrac{1}{2} \ln(x - 5) - \dfrac{1}{3} \ln(x + 1)$.

对方程两边关于 x 求导 $\dfrac{1}{y} \cdot y' = \dfrac{3}{x-2} + \dfrac{1}{2(x-5)} - \dfrac{1}{3(x+1)}$,

于是 $y' = \dfrac{(x-2)^3 \sqrt{x-5}}{6\sqrt[3]{x+1}}\left(\dfrac{18}{x-2} + \dfrac{3}{x-5} - \dfrac{3}{x+1}\right)$.

(8) 两边取对数 $\ln y = \dfrac{1}{2}\left[\ln(-x) + \ln|\sin x| + \dfrac{1}{2}\ln(1-e^e)\right]$

对方程两边关于 x 求导 $\dfrac{1}{y} \cdot y' = \dfrac{1}{2}\left[\dfrac{1}{x} + \dfrac{1}{\sin x} \cdot \cos x + \dfrac{1}{2(1-e^x)}(-e^x)\right]$,

于是 $y' = \dfrac{1}{4}\sqrt{x\sin x \sqrt{1-e^x}}\left(\dfrac{2}{x} + 2\cot x - \dfrac{e^x}{1-e^x}\right)$.

14. 求由下列方程确定的隐函数 $y=f(x)$ 的导数:

(1) $y=1+xe^y$; (2) $y=\tan(x+y)$;

(3) $x^y=y^x$; (4) $xy=\ln(x+y)$.

解:(1) 解法一:对方程两边关于 x 求导,在求导过程中 y 是 x 的函数,视其为中间变量

$y' = e^y + xe^y y'$,

于是 $y' = \dfrac{e^y}{1-xe^y}$ 或 $y' = \dfrac{e^y}{2-y}$.

解法二:$x = \dfrac{y-1}{e^y} = ye^{-y} - e^{-y}$,

则 $x'_y = \dfrac{dx}{dy} = e^{-y} - ye^{-y} + e^{-y} = (2-y)e^{-y}$,

于是 $\dfrac{dx}{dy} = \dfrac{1}{x'_y} = \dfrac{1}{(2-y)e^{-y}} = \dfrac{e^y}{2-y}$.

(2) 解法一:对方程两边关于 x 求导,在求导过程中 y 是 x 的函数,视其为中间变量

$y' = \sec^2(x+y)(1+y')$,

于是 $y' = \dfrac{\sec^2(x+y)}{1-\sec^2(x+y)} = -\csc^2(x+y)$ 或 $y' = -\dfrac{1+\tan^2(x+y)}{\tan^2(x+y)} = -\dfrac{1+y^2}{y^2}$.

解法二:$x = \arctan y - y$,则 $x'_y = \dfrac{dx}{dy} = \dfrac{1}{1+y^2} - 1 = -\dfrac{y^2}{1+y^2}$,

于是 $\dfrac{dx}{dy} = \dfrac{1}{x'_y} = -\dfrac{1+y^2}{y^2}$.

(3) 由于底数和指数部分都是变量,对方程两边取对数,有

$$y\ln x = x\ln y.$$

对方程两边关于 x 求导 $y'\ln x + y \cdot \dfrac{1}{x} = \ln y + x \cdot \dfrac{1}{y} \cdot y'$,

于是 $y' = \dfrac{\ln y - \dfrac{y}{x}}{\ln x - \dfrac{x}{y}} = \dfrac{y(x\ln y - y)}{x(y\ln x - x)}$

（4）对方程两边关于 x 求导 $y+xy'=\dfrac{1}{x+y}(1+y')$，

于是 $y'=\dfrac{1-y(x+y)}{x(x+y)-1}$.

*15. 试证明曲线 $\sqrt{x}+\sqrt{y}=\sqrt{a}$ 上任一点处的切线，截两个坐标轴的截距之和为 a.

证明：设曲线上任一点为 $P(x_0,y_0)$，则有

$\sqrt{x_0}+\sqrt{y_0}=\sqrt{a}$ ①

对曲线方程两边关于 x 求导 $\dfrac{1}{2\sqrt{x}}+\dfrac{1}{2\sqrt{y}}y'=0$，得 $y'=-\dfrac{\sqrt{y}}{\sqrt{x}}$

于是，过 $P(x_0,y_0)$ 点的切线方程为 $y-y_0=-\dfrac{\sqrt{y_0}}{\sqrt{x_0}}(x-x_0)$.

令 $x=0$，得切线在 y 轴上的截距为 $y=y_0+\sqrt{x_0 y_0}$ ②
令 $y=0$，得切线在 x 轴上的截距为 $x=x_0+\sqrt{x_0 y_0}$ ③
由②、③得切线截两个坐标轴的截距之和为

$x+y=(x_0+\sqrt{x_0 y_0})+(y_0+\sqrt{x_0 y_0})=(\sqrt{x_0})^2+2\sqrt{x_0 y_0}+(\sqrt{y_0})^2$
$=(\sqrt{x_0}+\sqrt{y_0})^2$，

由①得 $x+y=(\sqrt{a})^2=a$.

16. 求下列函数的二阶导数

（1）$y=x\ln x$；（2）$y=(4+x^2)\arctan\dfrac{x}{2}$；

（3）$y=x^x$；（4）$\ln\sqrt{x^2+y^2}=\arctan\dfrac{y}{x}$.

解：（1）$y'=\ln x+x\cdot\dfrac{1}{x}=\ln x+1$，$y''=\dfrac{1}{x}$.

（2）$y'=2x\arctan\dfrac{x}{2}+(4+x^2)\cdot\dfrac{1}{1+\left(\dfrac{x}{2}\right)^2}\cdot\dfrac{1}{2}=2x\arctan\dfrac{x}{2}+2$，

$y''=2x\arctan\dfrac{x}{2}+2x\cdot\dfrac{1}{1+\left(\dfrac{x}{2}\right)^2}\cdot\dfrac{1}{2}=2x\arctan\dfrac{x}{2}+\dfrac{4x}{4+x^2}$.

（3）两边取对数 $\ln y=x\ln x$，

对方程两边关于 x 求导 $\dfrac{1}{y}\cdot y'=\ln x+x\cdot\dfrac{1}{x}$，

于是 $y'=x^x(\ln x+1)$.

从而 $y''=(x^x)'(\ln x+1)+x^x\cdot\dfrac{1}{x}=x^x(\ln x+1)^2+x^{x-1}$.

（4）方程可写为 $\ln(x^2+y^2)=2\arctan\dfrac{y}{x}$，

对方程两边关于 x 求导 $\dfrac{1}{x^2+y^2}(2x+2yy')=2\,\dfrac{1}{1+\left(\dfrac{y}{x}\right)^2}\cdot\dfrac{y'x-y}{x^2}$,

即 $xy'-yy'=x+y$ （＊）

于是 $y'=\dfrac{x+y}{x-y}$

对（＊）式两边关于 x 求导 $y'+xy''-(y')^2-yy''=1+y'$,

$$y''=\dfrac{1+(y')^2}{x-y}=\dfrac{1+(\dfrac{x+y}{x-y})^2}{x-y}=2\,\dfrac{x^2+y^2}{(x-y)^3}.$$

17. 设 $f''(x)$ 存在，求下列函数的二阶导数.

(1) $y=f(x+\mathrm{e}^{-x})$; (2) $y=\ln[f(x)]$.

解：(1) $y'=(1-\mathrm{e}^{-x})f'(x+\mathrm{e}^{-x})$,

$y''=\mathrm{e}^{-x}f'(x+\mathrm{e}^{-x})+(1-\mathrm{e}^{-x})^2f''(x+\mathrm{e}^{-x})$.

(2) $y'=\dfrac{1}{f(x)}f'(x)=\dfrac{f'(x)}{f(x)}$; $y''=\dfrac{f''(x)f(x)-(f'(x))^2}{f^2(x)}$.

18. 求下列函数的 n 阶导数.

(1) $y=\ln(1+x)$; (2) $y=\sin^2 x$

解：(1) $y'=\dfrac{1}{1+x}=(1+x)^{-1}$, $y''=(-1)^{2-1}\cdot(1+x)^{-2}$, $y'''=(-1)^{3-1}\cdot1\cdot2\cdot(1+x)^{-3}$.

一般地，有 $y^{(n)}=(-1)^{n-1}(n-1)!\ (1+x)^{-n}=\dfrac{(-1)^{n-1}(n-1)!}{(1+x)^n}$.

(2) $y'=2\sin x\cos x=\sin2x=2^0\sin\left(2x+0\cdot\dfrac{\pi}{2}\right)$,

$y''=2\cos2x=2^1\sin\left(2x+1\cdot\dfrac{\pi}{2}\right)$,

$y'''=-2^2\sin2x=2^2\sin\left(2x+2\cdot\dfrac{\pi}{2}\right)$,

一般地，有 $y^{(n)}=2^{n-1}\sin\left[2x+(n-1)\cdot\dfrac{\pi}{2}\right]$.

19. 一质点作直线运动，其运动规律为 $s=\sqrt{t}$，其中，路程 s 的单位为米，时间 t 的单位为秒，求质点在第 4 秒末的速度与加速度.

解：$v(t)=s'(t)=\dfrac{1}{2\sqrt{t}}$，得 $v(4)=s'(4)=\dfrac{1}{2\sqrt{4}}=\dfrac{1}{4}$（米/秒）.

$a(t)=v'(t)=s''(t)=-\dfrac{1}{4\sqrt{t^3}}$，得 $a(4)=s''(4)=-\dfrac{1}{4\sqrt{4^3}}=-\dfrac{1}{32}$（米/秒²）.

20. 许多肿瘤的生长规律为 $v=v_0\mathrm{e}^{\frac{A}{\alpha}(1-\mathrm{e}^{-\alpha t})}$，其中，$v$ 表示 t 时刻的肿瘤的大小（体积或重量），v_0 为开始（$t=0$）观察时肿瘤的大小，α 和 A 为正常数. 问肿瘤 t 时刻的增长速度是多少?

解：肿瘤在 t 时刻的增长速度为

$$v' = v_0 e^{\frac{A}{\alpha}(1-e^{-\alpha t})} \left[\frac{A}{\alpha}(1-e^{-\alpha t}) \right]' = \frac{Av_0}{\alpha} e^{\frac{A}{\alpha}(1-e^{-\alpha t})}(-e^{-\alpha t})(-\alpha) = Av_0 e^{\frac{A}{\alpha}(1-e^{-\alpha t})-\alpha t}.$$

21. 病人服药后，药物通过肾脏排泄的血药浓度 c 和时间 t 的关系为 $c(t) = c_0 (1-e^{-kt})$，c_0 为血药初始浓度，k 为常数，求药物的排泄速度.

解药物在 t 时刻的排泄速率为

$$c'(t) = -c_0 e^{-kt}(-k) = c_0 k e^{-kt}.$$

22. 求下列参数方程所确定的函数的导数

(1) $\begin{cases} x = e^t \sin t \\ y = e^t \cos t \end{cases}$，求 $\dfrac{dy}{dx}$； (2) $\begin{cases} x = \sqrt{1+t^2} \\ y = \arctan t \end{cases}$，求 $\dfrac{dy}{dx}$；

(3) $\begin{cases} x = \sin t \\ y = \cos 2t \end{cases}$，求 $\dfrac{d^2 y}{dx^2}$； (4) $\begin{cases} x = 2e^t \\ y = 3e^{-t} \end{cases}$，求 $\dfrac{d^2 y}{dx^2}$.

解：(1) $\dfrac{dy}{dx} = \dfrac{y'(t)}{x'(t)} = \dfrac{e^t \cos t - e^t \sin t}{e^t \sin t + e^t \cos t} = \dfrac{\cos t - \sin t}{\sin t + \cos t} = \sec 2t - \tan 2t.$

(2) $d \dfrac{dy}{dx} = \dfrac{y'(t)}{x'(t)} = \dfrac{\dfrac{1}{1+t^2}}{\dfrac{2t}{\sqrt{1+t^2}}} = \dfrac{1}{t\sqrt{1+t^2}}.$

(3) $\dfrac{dy}{dx} = \dfrac{y'(t)}{x'(t)} = \dfrac{-2\sin 2t}{\cos t} = -4\sin t$; $\dfrac{d^2 y}{dx^2} = \dfrac{d}{dx}\left(\dfrac{dy}{dx}\right) = \dfrac{\left(\dfrac{dy}{dx}\right)'_t}{x'(t)} = \dfrac{-4\cos t}{\cos t} = -4.$

(4) $\dfrac{dy}{dx} = \dfrac{y'(t)}{x'(t)} = \dfrac{-3e^{-t}}{2e^t} = -\dfrac{3}{2}e^{-2t}$; $\dfrac{d^2 y}{dx^2} = \dfrac{d}{dx}\left(\dfrac{dy}{dx}\right) = \dfrac{\left(\dfrac{dy}{dx}\right)'_t}{x'(t)} = \dfrac{-\dfrac{3}{2}(-2)e^{-2t}}{2e^t} = \dfrac{3}{2}e^{-3t}.$

23. 求下列函数的微分.

(1) $y = x^2 + 1 - \sqrt[3]{1+x^2}$； (2) $y = \sqrt{x}(1+\sin^2 x)$

(3) $y = \arctan e^x + \ln(1+x^2)$； (4) $y = \ln \arctan \dfrac{1}{x}$；

(5) $y = x^2 - x$，在 $x=1$ 处； (6) $y = \sqrt{x+1}$，在 $x=0$，$\Delta x = 0.01$ 时.

解：(1) $y' = 2x - \dfrac{1}{3\sqrt[3]{(1+x^2)^2}} \cdot 2x = \dfrac{2x(3\sqrt[3]{(1+x^2)^2}-1)}{3\sqrt[3]{(1+x^2)^2}},$

于是 $dy = y'dx = \dfrac{2x(3\sqrt[3]{(1+x^2)^2}-1)}{3\sqrt[3]{(1+x^2)^2}}dx$

(2) $y' = \dfrac{1}{2\sqrt{x}}(1+\sin^2 x) + 2\sqrt{x}\sin x \cos x = \dfrac{1+\sin^2 x + 2x\sin 2x}{2\sqrt{x}},$

于是 $dy = y'dx = \dfrac{1+\sin^2 x + 2x\sin 2x}{2\sqrt{x}}dx.$

(3) 解法一：$y'=\dfrac{1}{1+e^{2x}}\cdot e^x+\dfrac{1}{1+x^2}\cdot 2x=\dfrac{e^x}{1+e^{2x}}+\dfrac{2x}{1+x^2}$，

于是 $dy=y'dx=\left(\dfrac{e^x}{1+e^{2x}}+\dfrac{2x}{1+x^2}\right)dx$.

解法二：$dy=d\arctan e^x+d\ln(1+x^2)=\dfrac{1}{1+e^{2x}}de^x+\dfrac{1}{1+x^2}d(1+x^2)$

$\qquad =\dfrac{e^x}{1+e^{2x}}dx+\dfrac{2x}{1+x^2}dx=\left(\dfrac{e^x}{1+e^{2x}}+\dfrac{2x}{1+x^2}\right)dx$.

(4) 解法一：$y'=\dfrac{1}{\arctan\dfrac{1}{x}}\cdot\dfrac{1}{1+\left(\dfrac{1}{x}\right)^2}\cdot\left(-\dfrac{1}{x^2}\right)=-\dfrac{1}{(1+x^2)\arctan\dfrac{1}{x}}$，

于是 $dy=y'dx=\dfrac{1}{(1+x^2)\arctan\dfrac{1}{x}}dx$.

解法二：$dy=\dfrac{1}{\arctan\dfrac{1}{x}}d\left(\arctan\dfrac{1}{x}\right)=\dfrac{1}{\arctan\dfrac{1}{x}}\cdot\dfrac{1}{1+\left(\dfrac{1}{x}\right)^2}d\left(\dfrac{1}{x}\right)$

$\qquad =\dfrac{1}{\arctan\dfrac{1}{x}}\cdot\dfrac{1}{1+\left(\dfrac{1}{x}\right)^2}\left(-\dfrac{1}{x^2}\right)dx=-\dfrac{1}{(1+x^2)\arctan\dfrac{1}{x}}dx$.

(5) $y'=2x-1$，得 $y'|_{x=1}=2\times1-1=1$，
于是 $dy=y'|_{x=1}dx=dx$.

(6) $y'=\dfrac{1}{2\sqrt{x+1}}$，$y'|_{x=0}=\dfrac{1}{2\sqrt{0+1}}=\dfrac{1}{2}$，

于是在 $x=0$，$\Delta_x=0.01$ 时的微分 $dy=y'|_{x=0}\Delta x=\dfrac{1}{2}\times0.01=0.005$.

24. 在下列括号中，填入适当的函数.

(1) $d(\ )=\dfrac{1}{2\sqrt{x}}dx$； (2) $d(\ )=\dfrac{1}{x^2}dx$；

(3) $d(\ )=adx$； (4) $d(\ )=e^{ax}dx$；

(5) $d(\ )=\sin(\omega t+\varphi)dt$； (6) $d(\ )=\dfrac{1}{4+x^2}dx$；

(7) $d(\ )=\dfrac{x}{\sqrt{1-x^2}}dx$； (8) $d(\ )=\dfrac{\varphi'(x)}{\varphi(x)}dx$.

解：(1) $\dfrac{1}{2\sqrt{x}}dx=(\sqrt{x})'dx=d\sqrt{x}$，所以应填入 $\sqrt{x}$（或一般地填入 $\sqrt{x}+C$）.

(2) $\dfrac{1}{x^2}dx=\left(-\dfrac{1}{x}\right)'dx=d\left(-\dfrac{1}{x}\right)$，所以应填入 $-\dfrac{1}{x}$（或一般地填入 $-\dfrac{1}{x}+C$）.

(3) $adx=(ax)'dx=d(ax)$，所以应填入 ax（或一般地填入 $ax+C$）.

(4) $e^{ax}dx=\dfrac{1}{a}e^{ax}(ax)'dx=\left(\dfrac{1}{a}e^{ax}\right)'dx=d\left(\dfrac{1}{a}e^{ax}\right)$，所以应填入 $\dfrac{1}{a}e^{ax}$（或一般地

填入 $\dfrac{1}{a}e^{ax}+C$）.

(5) $\sin(\omega t+\varphi)\,\mathrm{d}x=\dfrac{1}{\omega}\sin(\omega t+\varphi)\cdot(\omega t+\varphi)'\,\mathrm{d}t=\dfrac{1}{\omega}\sin(\omega t+\varphi)\,\mathrm{d}(\omega t+\varphi)=$

$\mathrm{d}\left(-\dfrac{1}{\omega}\cos(\omega t+\varphi)\right)$，所以应填入 $-\dfrac{1}{\omega}\cos(\omega t+\varphi)$ （或一般地填入 $-\dfrac{1}{\omega}\cos(\omega t+\varphi)+C$）.

(6) $\dfrac{1}{4+x^2}\,\mathrm{d}x=\dfrac{1}{4}\cdot\dfrac{1}{1+\left(\frac{x}{2}\right)^2}\,\mathrm{d}x=\dfrac{1}{2}\cdot\dfrac{1}{1+\left(\frac{x}{2}\right)^2}\cdot\left(\dfrac{x}{2}\right)'\,\mathrm{d}x=\dfrac{1}{2}\dfrac{1}{1+\left(\frac{x}{2}\right)^2}\,\mathrm{d}\,\dfrac{x}{2}=$

$\mathrm{d}\left(\dfrac{1}{2}\arctan\dfrac{x}{2}\right)$，所以应填入 $\dfrac{1}{2}\arctan\dfrac{x}{2}$，（或一般地填入 $\dfrac{1}{2}\arctan\dfrac{x}{2}+C$）.

（7） $\dfrac{x}{\sqrt{1-x^2}}\,\mathrm{d}x=-\dfrac{1}{2\sqrt{1-x^2}}(1-x^2)'\,\mathrm{d}x=-\dfrac{1}{2\sqrt{1-x^2}}\,\mathrm{d}(1-x^2)=$

$\mathrm{d}(-\sqrt{1-x^2})$，所以应填入 $-\sqrt{1-x^2}$ （或一般地填入 $-\sqrt{1-x^2}+C$）.

(8) $\dfrac{\varphi'(x)}{\varphi(x)}\,\mathrm{d}x=\dfrac{1}{\varphi(x)}\,\mathrm{d}\varphi(x)=\mathrm{d}(\ln|\varphi(x)|)$，所以应填入 $\ln|\varphi(x)|$ （或一般地填入 $\ln|\varphi(x)|+C$.

25. 利用微分求近似值.

(1) $\tan46°$；   (2) $\sqrt[5]{34}$.

解：(1) 设 $f(x)=\tan x$，所以 $f'(x)=\sec^2 x$

令 $x_0=45°=\dfrac{\pi}{4}$；$\Delta x=1°=\dfrac{\pi}{180}$.

因为 $f(x_0+\Delta x)\approx f(x_0)+f'(x_0)\cdot\Delta x$，

所以 $\tan46°=\tan(45°+1°)=\tan\left(\dfrac{\pi}{4}+\dfrac{\pi}{180}\right)\approx\tan\dfrac{\pi}{4}+\sec^2\dfrac{\pi}{4}\cdot\dfrac{\pi}{180}$

$$=1+2\cdot\dfrac{\pi}{180}\approx1.0349.$$

(2) $\sqrt[5]{34}=\sqrt[5]{2^5+2}=\sqrt[5]{2^5\left(1+\dfrac{1}{2^4}\right)}=2\sqrt[5]{1+\dfrac{1}{2^4}}$，因为 $|x|$ 很小，有 $\sqrt[n]{1+x}\approx1+$

$\dfrac{1}{n}x$，所以 $\sqrt[5]{1+\dfrac{1}{2^4}}\approx1+\dfrac{1}{5}\cdot\dfrac{1}{2^4}=1+\dfrac{1}{80}=1.0125$，

故 $\sqrt[5]{34}=2\sqrt[5]{1+\dfrac{1}{2^4}}\approx2.025$.

26. 利用洛必达法则求下列函数极限.

(1) $\lim\limits_{x\to0}\dfrac{\mathrm{e}^x-\mathrm{e}^{-x}-2x}{x-\sin x}$；

(2) $\lim\limits_{x\to\frac{\pi}{2}}\dfrac{\ln\sin x}{(\pi-2x)^2}$；

(3) $\lim\limits_{x\to+\infty}\dfrac{x\mathrm{e}^{\frac{x}{2}}}{x+\mathrm{e}^x}$；

(4) $\lim\limits_{x\to\frac{\pi}{2}}\dfrac{\tan x}{\tan3x}$；

(5) $\lim\limits_{x\to0}x^2\ln x$；

(6) $\lim\limits_{x\to0}\left(\dfrac{1}{x}-\dfrac{1}{\mathrm{e}^x-1}\right)$；

(7) $\lim\limits_{x\to\frac{\pi}{2}}(\tan x)^{2\cos x}$；

(8) $\lim\limits_{x\to0}(\mathrm{e}^x+x)^{\frac{1}{x}}$.

* （9） 设函数 $f(x)$ 存在二阶导数，$f(0)=0$，$f'(0)=1$，$f''(0)=2$，试求

$\lim\limits_{x\to 0}\dfrac{f(x)-x}{x^2}$（提示：用洛必达法则及导数定义）.

* （10）设函数 $f(x)$ 具有二阶连续导数，且 $\lim\limits_{x\to 0}\dfrac{f(x)}{x}=0$，$f''(0)=4$，求

$\lim\limits_{x\to 0}\left(1+\dfrac{f(x)}{x}\right)^{\frac{1}{x}}$（提示：化为指数函数）.

解：（1） $\lim\limits_{x\to 0}\dfrac{\mathrm{e}^x-\mathrm{e}^{-x}-2x}{x-\sin x}\overset{\left(\frac{0}{0}\right)}{=}\lim\limits_{x\to 0}\dfrac{\mathrm{e}^x+\mathrm{e}^{-x}-2}{1-\cos x}\overset{\left(\frac{0}{0}\right)}{=}\lim\limits_{x\to 0}\dfrac{\mathrm{e}^x-\mathrm{e}^{-x}}{\sin x}\overset{\left(\frac{0}{0}\right)}{=}\lim\limits_{x\to 0}\dfrac{\mathrm{e}^x+\mathrm{e}^{-x}}{\cos x}$

$$=\dfrac{2}{1}=2.$$

（2） $\lim\limits_{x\to\frac{\pi}{2}}\dfrac{\ln\sin x}{(\pi-2x)^2}\overset{\left(\frac{0}{0}\right)}{=}\lim\limits_{x\to\frac{\pi}{2}}\dfrac{\dfrac{1}{\sin x}\cdot\cos x}{-4(\pi-2x)}=\lim\limits_{x\to\frac{\pi}{2}}\dfrac{\cot x}{4(2x-\pi)}\overset{\left(\frac{0}{0}\right)}{=}\lim\limits_{x\to\frac{\pi}{2}}\dfrac{-\csc^2 x}{8}=-\dfrac{1}{8}.$

（3） $\lim\limits_{x\to+\infty}\dfrac{x\,\mathrm{e}^{\frac{x}{2}}}{x+\mathrm{e}^x}\overset{\left(\frac{\infty}{\infty}\right)}{=}\lim\limits_{x\to+\infty}\dfrac{\mathrm{e}^{\frac{x}{2}}+\dfrac{1}{2}x\mathrm{e}^{\frac{x}{2}}}{1+\mathrm{e}^x}\overset{\left(\frac{\infty}{\infty}\right)}{=}\lim\limits_{x\to+\infty}\dfrac{\mathrm{e}^{\frac{x}{2}}+\dfrac{1}{4}x\mathrm{e}^{\frac{x}{2}}}{\mathrm{e}^x}=\dfrac{1}{4}\lim\limits_{x\to+\infty}\dfrac{4+x}{\mathrm{e}^{\frac{x}{2}}}$

$$\overset{\left(\frac{\infty}{\infty}\right)}{=}\dfrac{1}{2}\lim\limits_{x\to+\infty}\dfrac{1}{\mathrm{e}^{\frac{x}{2}}}=0$$

（4） $\lim\limits_{x\to\frac{\pi}{2}}\dfrac{\tan x}{\tan 3x}\overset{\left(\frac{\infty}{\infty}\right)}{=}\lim\limits_{x\to\frac{\pi}{2}}\dfrac{\sec^2 x}{3\sec^2 3x}=\dfrac{1}{3}\lim\limits_{x\to\frac{\pi}{2}}\dfrac{\cos^2 3x}{\cos^2 x}\overset{\left(\frac{0}{0}\right)}{=}\dfrac{1}{3}\lim\limits_{x\to\frac{\pi}{2}}\dfrac{-6\cos 3x\sin 3x}{-2\cos x\sin x}$

$$=\lim\limits_{x\to\frac{\pi}{2}}\dfrac{\sin 6x}{\sin 2x}\overset{\left(\frac{0}{0}\right)}{=}\lim\limits_{x\to\frac{\pi}{2}}\dfrac{6\cos 6x}{2\cos 2x}=3.$$

（5） $\lim\limits_{x\to 0}x^2\ln x\overset{(0\cdot\infty)}{=}\lim\limits_{x\to 0}\dfrac{\ln x}{\dfrac{1}{x^2}}\overset{\left(\frac{\infty}{\infty}\right)}{=}\lim\limits_{x\to 0}\dfrac{\dfrac{1}{x}}{-2\cdot\dfrac{1}{x^3}}=-\dfrac{1}{2}\lim\limits_{x\to 0}x^2=0.$

（6） $\lim\limits_{x\to 0}\left(\dfrac{1}{x}-\dfrac{1}{\mathrm{e}^x-1}\right)\overset{(\infty-\infty)}{=}\lim\limits_{x\to 0}\dfrac{\mathrm{e}^x-1-x}{x(\mathrm{e}^x-1)}\overset{\left(\frac{0}{0}\right)}{=}\lim\limits_{x\to 0}\dfrac{\mathrm{e}^x-1}{\mathrm{e}^x-1+x\mathrm{e}^x}\overset{\left(\frac{0}{0}\right)}{=}\lim\limits_{x\to 0}\dfrac{\mathrm{e}^x}{2\mathrm{e}^x+x\mathrm{e}^x}$

$$=\lim\limits_{x\to 0}\dfrac{1}{2+x}=\dfrac{1}{2}.$$

（7） $\lim\limits_{x\to\frac{\pi}{2}}(\tan x)^{2\cos x}\overset{(\infty^0)}{=}\lim\limits_{x\to\frac{\pi}{2}}\mathrm{e}^{2\cos x\ln\tan x}=\mathrm{e}^{2\lim\limits_{x\to\frac{\pi}{2}}\cos x\ln\tan x}.$

其中 $\lim\limits_{x\to\frac{\pi}{2}}\cos x\ln\tan x\overset{(0\cdot\infty)}{=}\lim\limits_{x\to\frac{\pi}{2}}\dfrac{\ln\tan x}{\sec x}\overset{\left(\frac{\infty}{\infty}\right)}{=}\lim\limits_{x\to\frac{\pi}{2}}\dfrac{\dfrac{1}{\tan x}\cdot\sec^2 x}{\sec x\tan x}=\lim\limits_{x\to\frac{\pi}{2}}\dfrac{\cos x}{\sin^2 x}=0.$

于是 $\lim\limits_{x\to\frac{\pi}{2}}(\tan x)^{2\cos x}=\mathrm{e}^{2\times 0}=1.$

（8） $\lim\limits_{x\to 0}(\mathrm{e}^x+x)^{\frac{1}{x}}\overset{(1^\infty)}{=}\lim\limits_{x\to 0}\mathrm{e}^{\frac{\ln(\mathrm{e}^x+x)}{x}}=\mathrm{e}^{\lim\limits_{x\to 0}\frac{\ln(\mathrm{e}^x+x)}{x}},$

其中 $\lim\limits_{x\to 0}\dfrac{\ln(\mathrm{e}^x+x)}{x}\overset{\left(\frac{0}{0}\right)}{=}\lim\limits_{x\to 0}\dfrac{\dfrac{1}{\mathrm{e}^x+x}\cdot(\mathrm{e}^x+1)}{1}=\lim\limits_{x\to 0}\dfrac{\mathrm{e}^x+1}{\mathrm{e}^x+x}=2$

于是　$\lim\limits_{x\to 0}(e^x+x)^{\frac{1}{x}}=e^2$.

* （9）设函数 $f(x)$ 存在二阶导数，$f(0)=0$，$f'(0)=1$，$f''(0)=2$，试求 $\lim\limits_{x\to 0}\dfrac{f(x)-x}{x^2}$（提示：用洛必达法则及导数定义）.

解：函数 $f(x)$ 存在二阶导数，则 $f(x)$、$f'(x)$ 均连续，从而 $f(x)-x$ 也连续. 又 $f(0)=0$，则 $\lim\limits_{x\to 0}[f(x)-x]=f(0)-0=0$. $f'(0)=1$，$f''(0)=2$，于是

$$\lim\limits_{x\to 0}\frac{f(x)-x}{x^2}\overset{(\frac{0}{0})}{=}\lim\limits_{x\to 0}\frac{f'(x)-1}{2x}=\frac{1}{2}\lim\limits_{x\to 0}\frac{f'(x)-f'(0)}{x-0}=\frac{1}{2}f''(0)=\frac{1}{2}\times 2=1.$$

注意：在计算到"$\lim\limits_{x\to 0}\dfrac{f'(x)-1}{2x}$"时，不能再用洛必达法则. 这样做是错误的：

$$\lim\limits_{x\to 0}\frac{f'(x)-1}{2x}=\frac{1}{2}\lim\limits_{x\to 0}f''(x)=\frac{1}{2}f''(0)=1$$

因为 $f''(x)$ 在 $x=0$ 点不知道是否连续，因此无法得到"$\lim\limits_{x\to 0}f''(x)=f''(0)$"这样的结果.

* （10）设函数 $f(x)$ 具有二阶连续导数，且 $\lim\limits_{x\to 0}\dfrac{f(x)}{x}=0$，$f''(0)=4$，求 $\lim\limits_{x\to 0}\left(1+\dfrac{f(x)}{x}\right)^{\frac{1}{x}}$（提示：化为指数函数）.

解：函数 $f(x)$ 具有二阶连续导数，则 $f(x)$、$f'(x)$ 和 $f''(x)$ 均连续，又 $\lim\limits_{x\to 0}\dfrac{f(x)}{x}=0$，于是 $f(0)=\lim\limits_{x\to 0}f(x)=\lim\limits_{x\to 0}\left(\dfrac{f(x)}{x}\cdot x\right)=\lim\limits_{x\to 0}\dfrac{f(x)}{x}\cdot\lim\limits_{x\to 0}x=0$；

$$f'(0)=\lim\limits_{x\to 0}\frac{f(x)-f(0)}{x-0}=\lim\limits_{x\to 0}\frac{f(x)}{x}=0,$$

$$\lim\limits_{x\to\infty}\left(1+\frac{f(x)}{x}\right)^{\frac{1}{x}}\overset{(1^{\infty})}{=}\lim\limits_{x\to 0}e^{\frac{\ln\left(1+\frac{f(x)}{x}\right)}{x}}=e^{\lim\limits_{x\to 0}\frac{\ln\left(1+\frac{f(x)}{x}\right)}{x}},$$

其中，$\lim\limits_{x\to 0}\dfrac{\ln\left(1+\frac{f(x)}{x}\right)}{x}\overset{(\frac{0}{0})}{=}\lim\limits_{x\to 0}\dfrac{\dfrac{1}{1+\frac{f(x)}{x}}\left(1+\frac{f(x)}{x}\right)'}{1}=\lim\limits_{x\to 0}\dfrac{xf'(x)-f(x)}{x^2+xf(x)}$

$\overset{(\frac{0}{0})}{=}\lim\limits_{x\to 0}\dfrac{f'(x)+xf''(x)-f'(x)}{2x+f(x)+xf'(x)}=\lim\limits_{x\to 0}\dfrac{xf''(x)}{2x+f(x)+xf'(x)}$

$=\lim\limits_{x\to 0}\dfrac{f''(x)}{2+\frac{f(x)}{x}+f'(x)}=\dfrac{\lim\limits_{x\to 0}f''(x)}{2+\lim\limits_{x\to 0}\frac{f(x)}{x}+\lim\limits_{x\to 0}f'(x)}=\dfrac{4}{2+0+0}=2,$

所以 $\lim\limits_{x\to 0}\left(1+\dfrac{f(x)}{x}\right)^{\frac{1}{x}}=e^{\lim\limits_{x\to 0}\frac{\ln\left(1+\frac{f(x)}{x}\right)}{x}}=e^2$.

27. 试确定下列函数的单调区间.

（1）$f(x)=2x^2-12x+5$；　　　　（2）$f(x)=2x^2-\ln x$；

（3）$f(x)=xe^{-x}$；　　　　　　　（4）$f(x)=\dfrac{\sqrt{x}}{1+x}$.

解：(1) 函数 $f(x)$ 的定义域为 $(-\infty, +\infty)$，且 $f'(x)=4x-12=4(x-3)$，令 $f'(x)=0$，得 $x=3$，在 $(-\infty, 3)$ 内，$f'(x)<0$，所以，$f(x)$ 的单调递减区间为 $(-\infty, 3)$；

在 $(3, +\infty)$ 内，$f'(x)>0$，所以，$f(x)$ 的单调递增区间为 $(3, +\infty)$.

(2) 函数 $f(x)$ 的定义域为 $(0, +\infty)$，且 $f'(x)=4x-\dfrac{1}{x}=\dfrac{4x^2-1}{x^2}$. 令 $f'(x)=0$，得

$$x=-\frac{1}{2} \text{（舍）}, \quad x=\frac{1}{2},$$

在 $\left(0, \dfrac{1}{2}\right)$ 内，$f'(x)<0$，所以，$f(x)$ 的单调递减区间为 $\left(0, \dfrac{1}{2}\right)$；

在 $\left(\dfrac{1}{2}, +\infty\right)$ 内，$f'(x)>0$，所以，$f(x)$ 的单调递增区间为 $\left(\dfrac{1}{2}, +\infty\right)$.

(3) 函数 $f(x)$ 的定义域为 $(-\infty, +\infty)$，且 $f'(x)=\mathrm{e}^{-x}-x\mathrm{e}^{-x}=(1-x)\mathrm{e}^{-x}$. 令 $f'(x)=0$，得 $x=1$，

在 $(-\infty, 1)$ 内，$f'(x)>0$，所以，$f(x)$ 的单调递增区间为 $(-\infty, 1)$；

在 $(1, +\infty)$ 内，$f'(x)<0$，所以，$f(x)$ 的单调递减区间为 $(1, +\infty)$.

(4) 函数 $f(x)$ 的定义域为 $[0, +\infty)$，且 $f'(x)=\dfrac{1-x}{2\sqrt{x}(1+x)^2}$，令 $f'(x)=0$，得 $x=1$；$x=0$ 时，导数不存在，

在 $(0, 1)$ 内，$f'(x)>0$，所以，$f(x)$ 的单调递增区间为 $(0, 1)$；在 $(1, +\infty)$ 内，$f'(x)<0$，所以，$f(x)$ 的单调递减区间为 $(1, +\infty)$.

28. 求下列函数的极值.

(1) $f(x)=3x-x^3$；

(2) $f(x)=\dfrac{x}{\ln x}$；

(3) $f(x)=\dfrac{6x}{x^2+1}$；

(4) $f(x)=(2x-1)\cdot\sqrt[3]{(x-3)^2}$.

解：(1) 函数 $f(x)$ 的定义域为 $(-\infty, +\infty)$，且 $f'(x)=3-3x^2=3(1-x)(1+x)$. 令 $f'(x)=0$，得 $x=-1$，$x=1$，列表讨论如下：

x	$(-\infty, -1)$	-1	$(-1, 1)$	1	$(1, +\infty)$
$f'(x)$	$-$	0	$+$	0	$-$
$f(x)$	↘	取极小值	↗	取极大值	↘

所以，$f(x)$ 在 $x=-1$ 点取极小值为 $f(-1)=-2$，在 $x=1$ 点取极大值为 $f(1)=2$.

(2) 函数 $f(x)$ 的定义域为 $(0, 1)\cup(1, +\infty)$，且 $f'(x)=\dfrac{\ln x-1}{\ln^2 x}$.

令 $f'(x)=0$，得 $x=\mathrm{e}$，列表讨论如下

x	$(0, 1)$	$(1, e)$	e	$(e, +\infty)$
$f'(x)$	−	−	0	+
$f(x)$	↘	↘	取极小值	↗

所以，$f(x)$ 在 $x=e$ 点取极小值为 $f(e)=e$.

(3) $f(x)$ 的定义域为 $(-\infty, +\infty)$，且 $f'(x)=\dfrac{6(1-x)(1+x)}{(x^2+1)^2}$，

令 $f'(x)=0$，得 $x=-1$，$x=1$，列表讨论如下

x	$(-\infty, -1)$	-1	$(-1, 1)$	1	$(1, +\infty)$
$f'(x)$	−	0	+	0	−
$f(x)$	↘	取极小值	↗	取极大值	↘

所以，$f(x)$ 在 $x=-1$ 点取极小值为 $f(-1)=-3$，在 $x=1$ 点取极大值为 $f(1)=3$.

(4) 函数 $f(x)$ 的定义域为 $(-\infty, +\infty)$，且 $f'(x)=\dfrac{10(x-2)}{3\sqrt[3]{x-3}}$.

令 $f'(x)=0$，得 $x=2$，当 $x=3$ 时，$f'(x)$ 不存在，列表讨论如下

x	$(-\infty, 2)$	2	$(2, 3)$	3	$(3, +\infty)$
$f'(x)$	+	0	−	0	+
$f(x)$	↗	取极小值	↘	取极大值	↗

所以，$f(x)$ 在 $x=2$ 点取极大值为 $f(2)=3$，在 $x=3$ 点取极小值为 $f(3)=0$.

29. 试问 a 为何值时，函数 $f(x)=a\sin x+\dfrac{1}{3}\sin 3x$，在 $x=\dfrac{\pi}{3}$ 处具有极值？它是极大值，还是极小值？并求此极值.

解：$f'(x)=a\cos x+\cos 3x$，故 $f(x)$ 在 $(-\infty, +\infty)$ 上可导.

因为 $f(x)$ 在 $x=\dfrac{\pi}{3}$ 处具有极值，所以 $f'\left(\dfrac{\pi}{3}\right)=\dfrac{a}{2}-1=0$，得 $a=2$.

$f'(x)=-a\sin x-3\sin 3x=-2\sin x-3\sin 3x$，$f''\left(\dfrac{\pi}{3}\right)=-\sqrt{3}<0$，

所以 $f(x)$ 在 $x=\dfrac{\pi}{3}$ 点取极大值为 $f\left(\dfrac{\pi}{3}\right)=\sqrt{3}$.

30. 求下列函数的最大值、最小值.

(1) $y=x^2e^{-x}$，在区间 $[-1, 3]$；　　　(2) $y=x^2-\dfrac{54}{x}$，在区间 $(-\infty, 0)$.

解：(1) $y'=2xe^{-x}-x^2e^{-x}=(2-x)xe^{-x}$. 令 $y'=0$ 得 $x=0$，$x=2$.

$y(-1)=e$，$y(0)=0$，$y(2)=4e^{-2}$，$y(3)=9e^{-3}$. 所以，函数 $y=x^2e^{-x}$，在区

间$[-1, 3]$上的最大值为$y(-1)=$e；最小值为$y(0)=0$.

(2) $y'=2x+\dfrac{54}{x^2}=\dfrac{2(x^3+27)}{x^2}$.

令$y'=0$，得$x=-3$，$y(-3)=27$.

$$\lim_{x \to 0^-} y = \lim_{x \to 0^-}\left(x^2-\frac{54}{x}\right) = \lim_{x \to 0^-}\frac{x^3-54}{x} = +\infty,$$

$$\lim_{x \to +\infty} y = \lim_{x \to +\infty}\left(x^2-\frac{54}{x}\right) = \lim_{x \to +\infty}\frac{x^3-54}{x} = +\infty,$$

所以函数$y=x^2-\dfrac{54}{x}$，在区间$(-\infty, 0)$内最小值为$y(-3)=27$；无最大值.

31. 测量某个量A，由于仪器的精度和测量的技术等原因，对量A进行n次测量，其测量的资料分别为x_1，x_2，$\cdots$，x_n，取数x为量A的近似值，问x取何值时，才能使其与$x_i (i=1, 2, \cdots, n)$之差的平方和最小？

解：设x与$x_i (i=1, 2, \cdots, n)$之差的平方和为$S(x)=\sum\limits_{i=1}^{n}(x-x_i)^2$.

$S'(x)=2\sum\limits_{i=1}^{n}(x-x_i)=2\left(nx-\sum\limits_{i=1}^{n}x_i\right)$,

所以$S(x)$在定义域$(-\infty, +\infty)$内可导，令$S'(x)=0$，得唯一驻点$x=\dfrac{1}{n}\sum\limits_{i=1}^{n}x_i$.

$S''(x)=2n$，则$S''\left(\dfrac{1}{n}\sum\limits_{i=1}^{n}x_i\right)=2n>0$，则$S(x)$在$x=\dfrac{1}{n}\sum\limits_{i=1}^{n}x_i$点取最小值.

所以当$x=\dfrac{1}{n}\sum\limits_{i=1}^{n}x_i$时，能使$x$与$x_i (i=1, 2, \cdots, n)$之差的平方和最小.

32. $1\sim9$个月婴儿体重$W(g)$的增长与月龄t的关系有经验公式
$$\ln W-\ln(341.5-W)=k(t-1.66)$$
问t为何值时，婴儿的体重增长率v最快？

解：对方程两边关于t求导，$\dfrac{1}{W}W'+\dfrac{1}{341.5-W}W'=k$，得

$$v=W'=\frac{k}{341.5}W(341.5-W).$$

$$v'=W''=\frac{k}{341.5}\left[W'(341.5-W)-WW'\right]=\frac{k}{341.5}(341.5-2W)W'$$

$$=\frac{k^2}{341.5^2}W(341.5-W)(341.5-2W).$$

令$v'=0$，则$W=0$（舍），$W=341.5$（舍），$W=\dfrac{341.5}{2}$.

将$W=\dfrac{341.5}{2}$代入经验公式，有$\ln\dfrac{341.5}{2}-\ln\left(341.5-\dfrac{341.5}{2}\right)=k(t-1.66)$，得$t=1.66$为唯一驻点，又因为$v$为可导函数，所以，当$t=1.66$（月）时，婴儿的体重增长率$v$最快.

33. 已知口服一定剂量的某种药物后，其血药浓度c与时间t的关系可表示为
$$c=c(t)=40(e^{-0.2t}-e^{-2.3t})$$

问 t 为何值时，血药浓度最高，并求其最高浓度.

解：$c'(t)=40(-0.2e^{-0.2t}+2.3e^{-2.3t})$，所以 $c(t)$ 在定义域 $[0,+\infty)$ 内可导.

令 $c'(t)=0$，得 $t=\dfrac{1}{2.1}\ln\dfrac{23}{2}\approx1.1630$ 为唯一驻点，

则当 $t\approx1.1630$ 时，血药浓度最高，且最高血药浓度为

$c(1.1630)=40(e^{-0.2\times1.1630}-e^{-2.3\times1.1630})\approx28.9423$.

34. 在磺胺药物动物实验中，按 $1(mg/kg)$ 的比率给小鼠注射磺胺药物后，小鼠血液中磺胺药物的浓度，可由方程 $y=-0.77x^2+2.59x-1.06$ 表示，其中 $y=\log_{10}c$（c 为血中磺胺浓度 $mg/100ml$），$x=\log_{10}t$（t 注射后经历的时间：min），问何时，小鼠血中磺胺浓度最大，并求其最大浓度值.

解：令 $y'=-1.54x+2.59$

令 $y'=0$，得唯一驻点 $x\approx1.682$；

又 $y''=-1.54$，则 $y''(1.682)=-1.54<0$，所以 $x=1.682$ 时，y 取极大值，也是最大值.

$x=1.682$ 时，y 的最大值为 $y(1.682)\approx1.118$，$10^{1.682}\approx48.084$，$10^{1.118}\approx13.122$.

即当 $t=48.084min$ 时，小鼠血中磺胺浓度最高，其最高浓度值为 $c=13.122mg/100ml$.

35. 已知半径为 R 的圆内接矩形，问长和宽为多少时矩形的面积最大？

解：设圆内接矩形的长和宽分别为 $2x$、$2y$，则圆内接矩形的面积为 $S=2x\cdot2y=4xy$，

又有 $x^2+y^2=R^2$，

于是 $S=S(x)=4x\sqrt{R^2-x^2}$.

$S'(x)=4\sqrt{R^2-x^2}+4x\cdot\dfrac{-2x}{2\sqrt{R^2-x^2}}=4\dfrac{R^2-2x^2}{\sqrt{R^2-x^2}}$

所以 $S(x)$ 在定义域 $(0,R)$ 内可导.

令 $S'(x)=0$，得 $x=-\dfrac{\sqrt{2}}{2}R$（舍），$x=\dfrac{\sqrt{2}}{2}R$ 为唯一驻点，又因为 $S(x)$ 为可导函数，则当 $x=\dfrac{\sqrt{2}}{2}R$ 时，圆内接矩形的面积最大，且 $S\left(\dfrac{\sqrt{2}}{2}R\right)=4\cdot\dfrac{\sqrt{2}}{2}R\sqrt{R^2-\left(\dfrac{\sqrt{2}}{2}R\right)^2}=2R^2$.

由 $x=\dfrac{\sqrt{2}}{2}R$，可得 $y=\dfrac{\sqrt{2}}{2}R$，所以圆内接矩形的长和宽均为 $\sqrt{2}R$，圆内接矩形的面积最大，最大面积为 $S\left(\dfrac{\sqrt{2}}{2}R\right)=2R^2$.

36. 在研究阈值水平时电容放电对神经的刺激关系中，Hoorweg 发现引起最小的反应（肌肉的收缩）时，电压 U 与电容器的电容量 c 有关，其经验公式为 $U=aR+\dfrac{b}{c}$，其中 R 是电阻（假设为定值），a、b 为正常数. 若电容的单位为微法（μF），电容器的电压为伏特（V），由物理知识可知，与负荷相对应的电能为 $E=5cU^2$（尔格（erg）），

从而有

$$E=E(c)=5c\left(aR+\frac{b}{c}\right)^2$$

试问，当电容为多少微法时，电能最小，其最小电能为多少？

解：$E'(c)=5\left(aR+\frac{b}{c}\right)^2+5c\times2\left(aR+\frac{b}{c}\right)\times\left(-\frac{b}{c^2}\right)=5\left(aR+\frac{b}{c}\right)\left(aR-\frac{b}{c}\right)$.

令 $E'(c)=0$，得 $c=-\frac{b}{aR}$（舍），$c=\frac{b}{aR}$ 为唯一驻点，又因为 $E(c)$ 为可导函数，

故 $c=\frac{b}{aR}(\mu F)$时，电能最小，其最小电能为 $E\left(\frac{b}{aR}\right)=20abR$（erg）.

37．判别下列曲线的凹凸性.

（1）$y=x\arctan x$；　　　　　　（2）$y=\ln(x^2-1)$.

解：（1）函数的定义域为$(-\infty,+\infty)$，

$y'=\arctan x+\frac{x}{1+x^2}$，$y''=\frac{1}{1+x^2}+\frac{1+x^2-x\cdot2x}{(1+x^2)^2}=\frac{2}{(1+x^2)^2}>0$，

所以曲线 $y=x\arctan x$ 在$(-\infty,+\infty)$是凹的.

（2）函数的定义域为$(-\infty,-1)\cup(1,+\infty)$.

$y'=\frac{2x}{x^2-1}$，$y''=-2\frac{x^2+1}{(x^2-1)^2}<0$，

所以曲线 $y=\ln(x^2-1)$在$(-\infty,-1)\cup(1,+\infty)$是凸的.

38．求下列曲线的凹凸区间与拐点

（1）$y=3x^4-4x^3+1$；　　　　　（2）$y=\ln(1+x^2)$；

（3）$y=\frac{x^3}{x^2+3}$；　　　　　　　（4）$y=(x-5)^{\frac{5}{3}}+2x+1$.

解：（1）函数的定义域为$(-\infty,+\infty)$.

$y'=12x^3-12x^2$，$y''=12(3x^2-2x)=12x(3x-2)$.

令 $y''=0$，得 $x=0$，$x=\frac{2}{3}$，列表讨论如下

x	$(-\infty,0)$	0	$\left(0,\frac{2}{3}\right)$	$\frac{2}{3}$	$\left(\frac{2}{3},+\infty\right)$
y''	$+$	0	$-$	0	$+$
y	凹	取拐点	凸	取拐点	凹

所以该曲线在区间$(-\infty,0)$，$\left(\frac{2}{3},+\infty\right)$内是凹的；在区间内$\left(0,\frac{2}{3}\right)$上是凸的.

$y|_{x=0}=1$，$y|_{x=\frac{2}{3}}=\frac{11}{27}$，则曲线上的拐点为$(0,1)$，$\left(\frac{2}{3},\frac{11}{27}\right)$.

（2）函数的定义域为$(-\infty,+\infty)$.

$y'=\frac{2x}{1+x^2}$，$y''=\frac{2(1+x^2)-2x\cdot2x}{(1+x^2)^2}=\frac{2(1-x)(1+x)}{(1+x^2)^2}$.

令 $y''=0$，得 $x=-1$，$x=1$，列表讨论如下

x	$(-\infty, -1)$	-1	$(1, -1)$	1	$(1, +\infty)$
y''	$-$	0	$+$	0	$-$
y	凸	取拐点	凹	取拐点	凸

所以该曲线在区间$(-\infty, -1)$、$(1, +\infty)$内是凸的，在区间$(-1, 1)$内是凹的；$y|_{x=-1}=y|_{x=1}=\ln2$，则曲线上的拐点为$(-1, \ln2)$，$(1, \ln2)$.

（3）函数的定义域为$(-\infty, +\infty)$.

$$y'=\frac{3x^2(x^2+3)-x^3\cdot 2x}{(x^2+3)^2}=\frac{x^4+9x^2}{(x^2+3)^2}, \quad y''=\frac{6x(9-x^2)}{(x^2+3)^3}.$$

令$y''=0$，得$x=-3$，$x=0$，$x=3$列表讨论如下

x	$(-\infty, -3)$	-3	$(-3, 0)$	0	$(0, 3)$	3	$(3, +\infty)$
y''	$+$	0	$-$	0	$+$	0	$-$
y	凹	取拐点	凸	取拐点	凹	取拐点	凸

所以该曲线在区间$(-3, 0)$、$(3, +\infty)$内是凸的，在区间$(-\infty, -3)$、$(0, 3)$内是凹的；

$y|_{x=-3}=-\frac{9}{4}$，$y|_{x=0}=0$，$y|_{x=3}=\frac{9}{4}$，则曲线上的拐点为$\left(-3, -\frac{9}{4}\right)$、$(0, 0)$、$\left(3, \frac{9}{4}\right)$.

（4）函数的定义域为$(-\infty, +\infty)$.

$$y'=\frac{5}{3}(x-5)^{\frac{2}{3}}+2, \quad y''=\frac{10}{9}(x-5)^{-\frac{1}{3}}=\frac{10}{9\sqrt[3]{x-5}}.$$

$x=5$时，y''不存在，列表讨论如下

x	$(-\infty, 5)$	5	$(5, +\infty)$
y''	$-$	不存在	$+$
y	凸	取拐点	凹

所以该曲线在区间$(-\infty, 5)$内是凸的，在区间$(5, +\infty)$内是凹的；$y|_{x=5}=11$，则$(5, 11)$为曲线上的拐点.

*39. 已知曲线$f(x)=ax^3+bx^2+cx+d$在$x=-2$点处有极值44，$(1, -10)$为曲线$y=f(x)$上的拐点，求常数a、b、c、d之值，并写出此曲线方程（提示：拐点为曲线上的点）.

解：函数的定义域为$(-\infty, +\infty)$.

$y'=3ax^2+2bx+c$，$y''=6ax+2b$.

由于曲线在$x=-2$点处有极值44，则$y'(-2)=12a-4b+c=0$①

$y(-2)=-8a+4b-2c+d=44$②

由于$(1, -10)$为该曲线上的拐点，则$y''(1)=6a+2b=0$③

又$(1, -10)$在曲线上，即$y(1)=a+b+c+d=-10$④

联立方程组①、②、③、④，解得 $a=1$，$b=-3$，$c=-24$，$d=16$，

所求的曲线方程为 $f(x)=x^3-3x^2-24x+16$.

40．求下列曲线渐近线.

(1) $y=\dfrac{1}{x^2-4x-5}$；　　　　　　(2) $y=\dfrac{x^2+2x-1}{x}$；

(3) $y=\dfrac{x^2}{x^2-1}$；　　　　　　　(4) $y=x\mathrm{e}^{\frac{1}{x^2}}$.

解：(1) $\lim\limits_{x\to\infty}y=\lim\limits_{x\to\infty}\dfrac{1}{x^2-4x-5}=0$，则直线 $y=0$ 为曲线的水平渐近线；

$\lim\limits_{x\to 5}y=\lim\limits_{x\to 5}\dfrac{1}{x^2-4x-5}=\infty$，则直线 $x=5$ 为曲线的垂直渐近线；

$\lim\limits_{x\to -1}y=\lim\limits_{x\to -1}\dfrac{1}{x^2-4x-5}=\infty$，则直线 $x=-1$ 为曲线的垂直渐近线.

(2) $\lim\limits_{x\to 0}y=\lim\limits_{x\to 0}\dfrac{x^2+2x-1}{x}=\infty$，则直线 $x=0$ 为曲线的垂直渐近线；

$a=\lim\limits_{x\to\infty}\dfrac{y}{x}=\lim\limits_{x\to\infty}\dfrac{x^2+2x-1}{x^2}=1$，$b=\lim\limits_{x\to\infty}(y-ax)=\lim\limits_{x\to\infty}\left(\dfrac{x^2+2x-1}{x^2}-x\right)=\lim\limits_{x\to\infty}$

$\dfrac{2x-1}{x}=2$，则直线 $y=x+2$ 为曲线的斜渐近线.

(3) $\lim\limits_{x\to\infty}y=\lim\limits_{x\to\infty}\dfrac{x^2}{x^2-1}=1$，则直线 $y=1$ 为曲线的水平渐近线；

$\lim\limits_{x\to -1}y=\lim\limits_{x\to -1}\dfrac{x^2}{x^2-1}=\infty$，所以直线 $x=-1$ 为曲线的垂直渐近线；

$\lim\limits_{x\to 1}y=\lim\limits_{x\to 1}\dfrac{x^2}{x^2-1}=\infty$，所以直线 $x=1$ 为曲线的垂直渐近线.

(4) $\lim\limits_{x\to 0}y=\lim\limits_{x\to 0}\dfrac{\mathrm{e}^{\frac{1}{x^2}}}{x^{-1}}=\lim\limits_{x\to 0}\dfrac{\mathrm{e}^{\frac{1}{x^2}}(-2x^{-3})}{-x^{-2}}=2\lim\limits_{x\to 0}\dfrac{\mathrm{e}^{\frac{1}{x^2}}}{x}=\infty$，则直线 $x=0$ 为曲线的垂直渐近线；

$a=\lim\limits_{x\to\infty}\dfrac{y}{x}=\lim\limits_{x\to\infty}\dfrac{x\mathrm{e}^{\frac{1}{x^2}}}{x}=\lim\limits_{x\to\infty}\mathrm{e}^{\frac{1}{x^2}}=1$，

$b=\lim\limits_{x\to\infty}(y-ax)=\lim\limits_{x\to\infty}\dfrac{\mathrm{e}^{\frac{1}{x^2}}-1}{x^{-1}}=\lim\limits_{x\to\infty}\dfrac{\mathrm{e}^{\frac{1}{x^2}}(-2x^{-3})}{-x^{-2}}=2\lim\limits_{x\to\infty}\dfrac{\mathrm{e}^{\frac{1}{x^2}}}{x}=0$，则直线 $y=x$ 为曲线的斜渐近线.

41．描绘下列函数的图形.

(1) $y(x)=x^3-x^2-x+1$；(2) $y(x)=1+\dfrac{2x}{(x-1)^2}$；

(3) $y(x)=\dfrac{\ln x}{x}$；(4) $y(x)=\dfrac{(x-3)^2}{4(x-1)}$.

解：(1) 函数的定义域为 $(-\infty,+\infty)$.

$y'=3x^2-2x-1=(3x+1)(x-1)$，$y''=6x-2=2(3x-1)$.

令 $y'=0$，得 $x=-\dfrac{1}{3}$，$x=1$；令 $y''=0$，得 $x=\dfrac{1}{3}$；列表讨论如下

x	$\left(-\infty, -\dfrac{1}{3}\right)$	$-\dfrac{1}{3}$	$\left(-\dfrac{1}{3}, \dfrac{1}{3}\right)$	$\dfrac{1}{3}$	$\left(\dfrac{1}{3}, 1\right)$	1	$(1, +\infty)$
y'	+	0	−	−	−	0	+
y''	−	−	−	0	+	+	+
y	↗	取极大值	↘	取拐点	↘	取极小值	↗

函数取极大值为 $y\left(-\dfrac{1}{3}\right)=\dfrac{32}{27}$，极小值为 $y(1)=0$；$y\left(\dfrac{1}{3}\right)=\dfrac{16}{27}$，则曲线上的拐点为 $\left(\dfrac{1}{3}, \dfrac{16}{27}\right)$.

$y=x^3-x^2-x+1=(x-1)^2(x+1)$，则 $y(-1)=0$，$y(1)=0$；另外 $y(0)=1$；于是得曲线上的点 $(-1, 0)$、$\left(-\dfrac{1}{3}, \dfrac{32}{27}\right)$、$(0, 1)$、$\left(\dfrac{1}{3}, \dfrac{16}{27}\right)$、$(1, 0)$.

在直角坐标系下，描出上述这些点，根据表中信息，把这些点连成光滑曲线，即为函数 $y=x^3-x^2-x+1$ 的图形（图 2-3）.

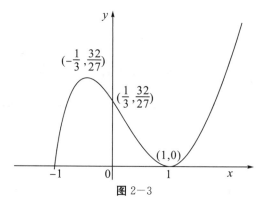

图 2-3

（2）函数的定义域为 $(-\infty, 1)\cup(1, +\infty)$，$x=1$ 为间断点.

因为 $\lim\limits_{x\to 1}y=\lim\limits_{x\to 1}\left[1+\dfrac{2x}{(x-1)^2}\right]=\infty$，所以 $x=1$ 为曲线上垂直渐近线；

因为 $\lim\limits_{x\to\infty}y=\lim\limits_{x\to\infty}\left[1+\dfrac{2x}{(x-1)^2}\right]=1$，所以 $y=1$ 为曲线上水平渐近线；

$$y'=\frac{2(x-1)^2-2x\cdot 2(x-1)}{(x-1)^4}=-\frac{2(x+1)}{(x-1)^3},$$

$$y''=-2\frac{(x-1)^3-3(x+1)(x-1)^2}{(x-1)^6}=\frac{4(x+2)}{(x-1)^4}.$$

令 $y'=0$，得 $x=-1$；令 $y''=0$，得 $x=-2$；列表讨论如下

x	$(-\infty, -2)$	-2	$(-2, -1)$	-1	$(-1, 1)$	$(1, +\infty)$
y'	−	−	−	0	+	−
y''	−	0	+	+	+	+
y	↘	取拐点	↘	取极小值	↗	↘

函数极小值为 $y(-1)=\dfrac{1}{2}$；$y(-2)=\dfrac{5}{9}$，则曲线上的拐点为 $\left(-2,\dfrac{5}{9}\right)$；

$y(-3)=\dfrac{5}{8}$，$y(0)=1$，$y(3)=\dfrac{5}{2}$；于是点 $\left(-3,\dfrac{5}{8}\right)$、$\left(-2,\dfrac{5}{9}\right)$、$\left(-1,\dfrac{1}{2}\right)$、

$(0,1)$、$\left(3,\dfrac{5}{2}\right)$ 为曲线上的点；

在直角坐标系下，绘出渐近线，描出这些点，根据表中信息，把这些点连成光滑曲线，即为函数 $y=1+\dfrac{2x}{(x-1)^2}$ 的图形（图 2-4）.

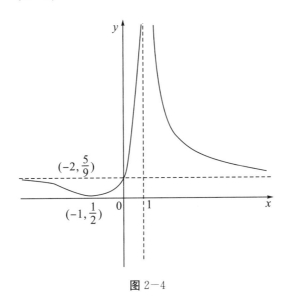

图 2-4

（3）函数的定义域为 $(0,+\infty)$；

$\lim\limits_{x\to 0^+}y=\lim\limits_{x\to 0^+}\dfrac{\ln x}{x}=-\infty$，则 $x=0$ 为曲线上的垂直渐近线；

$\lim\limits_{x\to +\infty}y=\lim\limits_{x\to +\infty}\dfrac{\ln x}{x}=\lim\limits_{x\to +\infty}\dfrac{(\ln x)'}{x'}=\lim\limits_{x\to +\infty}\dfrac{1}{x}=0$，则 $y=0$ 为曲线上的水平渐近线；

$y'=\dfrac{1-\ln x}{x^2}$，$y''=\dfrac{-\dfrac{1}{x}\cdot x^2-2x(1-\ln x)}{x^4}=\dfrac{2\ln x-3}{x^3}$.

令 $y'=0$，得 $x=\mathrm{e}$；令 $y''=0$，得 $x=\mathrm{e}^{\frac{3}{2}}$；列表讨论如下

x	$(0,\mathrm{e})$	e	$(\mathrm{e},\mathrm{e}^{\frac{3}{2}})$	$\mathrm{e}^{\frac{3}{2}}$	$(\mathrm{e}^{\frac{3}{2}},+\infty)$
y'	$+$	0	$-$	$-$	$-$
y''	$-$	$-$	$-$	0	$+$
y	↗	取极大值	↘	取拐点	↘

函数在 $x=e$ 点处取极大值为 $y(e)=e^{-1}$；$y\left(e^{\frac{3}{2}}\right)=\frac{3}{2}e^{-\frac{3}{2}}$，则曲线上的拐点

为 $\left(e^{\frac{3}{2}},\ \frac{3}{2}e^{-\frac{3}{2}}\right)$；

$y(e^2)=2e^{-2}$，点 $(e,\ e^{-1})$、$\left(e^{\frac{3}{2}},\ \frac{3}{2}e^{-\frac{3}{2}}\right)$、$(e^2,\ 2e^{-2})$ 为曲线上的点；

在直线坐标系下，给出渐近线，描绘这些点，根据表中信息，把这些点连成光滑曲线，即为函数的图形（图 2-5）.

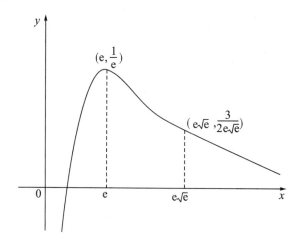

图 2-5

（4）函数的定义域为 $(-\infty,\ 1)\cup(1,\ +\infty)$，$x=1$ 为间断点；$\lim\limits_{x\to1}y=\lim\limits_{x\to1}\dfrac{(x-3)^2}{4(x-1)}=\infty$，则 $x=1$ 为曲线上的垂直渐近线；

$a=\lim\limits_{x\to\infty}\dfrac{y}{x}=\lim\limits_{x\to\infty}\dfrac{(x-3)^2}{4x(x-1)}=\dfrac{1}{4}$，$b=\lim\limits_{x\to\infty}(y-ax)=\lim\limits_{x\to\infty}\left[\dfrac{(x-3)^2}{4(x-1)}-\dfrac{x}{4}\right]=\lim\limits_{x\to\infty}\dfrac{-5x+9}{4(x-1)}=-\dfrac{5}{4}$，

则 $y=\dfrac{1}{4}x-\dfrac{5}{4}$ 为曲线上的斜渐近线；

$$y'=\frac{(x-3)(x+1)}{4(x-1)^2},\quad y''=\frac{2}{(x-1)^3}.$$

令 $y'=0$，得 $x-1$，$x=3$；列表讨论如下

x	$(-\infty,\ -1)$	-1	$(-1,\ 1)$	$1,\ 3$	3	$(3,\ +\infty)$
y'	$+$	0	$-$	$-$	0	$+$
y''	$-$	$-$	$-$	$+$	$+$	$+$
y	↗	取极大值	↘	↘	取极小值	↗

函数的极大值为 $y(-1)=-2$，极小值 $y(3)=0$；

$y(-2)=-\dfrac{25}{12}$，$y(2)=\dfrac{1}{4}$，$y(4)=\dfrac{1}{12}$，点 $\left(-2,\ -\dfrac{25}{12}\right)$、$(-1,\ -2)$、$\left(2,\ \dfrac{1}{4}\right)$、$(3,\ 0)$、$\left(4,\ \dfrac{1}{12}\right)$ 为曲线上的点.

在直角坐标系下，绘出渐近线，描出这些点，根据表中信息，把这些点连接成光滑曲线，即为函数的图形（图 2-6）.

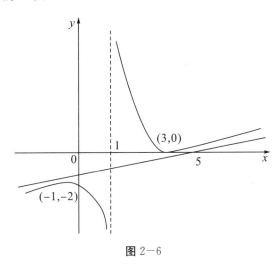

图 2-6

42. 某地沙眼的患病率（y）与年龄（t，岁）的关系可表示为 $y=2.27(e^{-0.050t}-e^{-0.072t})$，试描绘沙眼患病率函数的曲线，并简述沙眼患病率的变化趋势.

解：y 的定义域为 $[0,\ +\infty)$，

$y'=2.27(-0.050e^{-0.050t}+0.072e^{-0.072t})$，

$y''=2.27(-0.050^2e^{-0.050t}-0.072^2e^{-0.072t})$，

令 $y'=0$ 得 $t=16.6$；令 $y''=0$，$t=33.2$；列表讨论如下

t	$[0,\ 16.6)$	16.6	$(16.6,\ 33.2)$	33.2	$(33.2,\ +\infty)$
y'	+	0	—	—	—
y'	—	—	—	0	+
y	↗	取极大值	↘	取拐点	↘

因为 $\lim\limits_{t\to+\infty}y=0$ 所以 $y=0$ 为水平渐近线，函数的极大值为 $y(16.6)=0.308$，$y(33.2)=0.2237$，曲线上的拐点为 $(33.2,\ 0.2237)$.

于是点 $(16.6,\ 0.308)$ 和 $(33.2,\ 0.2237)$ 为曲线上的点.

在直角坐标系中，绘出渐近线，描出这些点，参照上述信息，把这些点连成光滑曲线，得出沙眼患病率的曲线（图 2-7）.

由图形可以看出，某地沙眼患病率开始随着年龄增长而增长，最高患病率的年龄约 16.6 岁，16.6 岁后，随着年龄的增长逐渐降低，拐点处下降的最快.

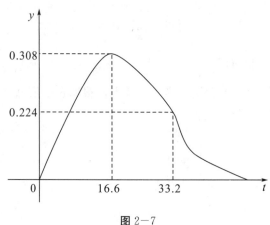

图 2—7

五、自测题

1. 选择题.

(1) 设 $f(x-1)=x^2-1$，则 $f'(x)=($)

A. $2x+2$ B. $2x+1$ C. $2x-1$ D. $2x$

(2) 设 $f(x)$ 在 $x=a$ 处可导，则 $\lim\limits_{h\to0}\dfrac{f(a-h)-f(a+h)}{h}=($)

A. $2f'(a)$ B. $f'(a)$ C. $-2f'(a)$ D. 0

(3) 设 $f(x)$ 是可导函数，且 $\lim\limits_{t\to0}\dfrac{f(x_0+2t)-f(x_0)}{t}=1$，则 $f'(x_0)=($)

A. 0.5 B. 0 C. 1 D. 2

(4) 设 $f'(x)$ 存在，则 $\lim\limits_{\Delta x\to0}\dfrac{f(x-3\Delta x)-f(x+\Delta x)}{\Delta x}=($)

A. $4f'(x)$ B. $-4f'(x)$ C. $f'(x_0)$ D. $2f'(x)$

(5) 设 $f(0)=0$，且极限 $\lim\limits_{\Delta x\to0}\dfrac{f(\Delta x)}{\Delta x}$ 存在，则 $\lim\limits_{\Delta x\to0}\dfrac{f(\Delta x)}{\Delta x}=($)

A. 0 B. $f(0)$ C. $f(\Delta x)$ D. $f'(0)$

(6) 设 $y=e^x+e^{e^x}$，则 $y'=($)

A. $e^x+e^{e^x}$ B. $e^x(1+e^{e^x})$

C. $2e^x$ D. $e^x+e^{e^x}$

(7) 若 $y=\ln[\ln(\ln x)]$，则 $y'=($)

A. $\dfrac{1}{\ln(\ln x)}$ B. $\dfrac{1}{\ln(\ln x)}\cdot\dfrac{1}{\ln x}$

C. $\dfrac{1}{\ln(\ln x)\cdot\ln x\cdot x}$ D. $\dfrac{1}{\ln x}$

(8) 若 $f'(x)$ 存在，$F(x)=f[\sin f(x)]$，则 $F'(x)=($)

A. $f'[\sin f(x)]\sin f(x)f'(x)$ B. $f'[\cos f(x)]\sin f(x)f'(x)$

C. $f'[\sin f(x)]\cos f(x)f'(x)$　　　　D. $f'[\cos f(x)]f'(x)$

(9) 设 $f(x)$ 在 $[a,b]$ 上连续，在 (a,b) 上可导，则至少存在一点 $\xi\in(a,b)$，满足(　　)

A. $f(b)-f(a)=f'(\xi)(b-a)$　　　　B. $f(b)-f(a)=f'(\xi)(a-b)$

C. $f'(\xi)=0$　　　　D. $f''(\xi)=0$

2. 填空题.

(1) 若 $f'(x_0)=1$，则 $\lim\limits_{\Delta x\to 0}\dfrac{f(x_0+\Delta x)-f(x_0-2\Delta x)}{\Delta x}=$ ＿＿＿＿＿＿＿.

(2) 设 $f'(1)=1$，则 $\lim\limits_{x\to 1}\dfrac{f(x)-f(1)}{x^2-1}=$ ＿＿＿＿＿＿.

(3) 若 $f(x)=9$，则 $f(f'(x))=$ ＿＿＿＿＿＿.

(4) 设函数 $y=x^e+e^x+\ln x+e^e$，则 $y'=$ ＿＿＿＿＿＿.

(5) $y=\begin{cases}e^x, & x\leqslant 0\\ a+x, & x>0\end{cases}$，求 $y'|_{x=0}$ ＿＿＿＿＿＿.

(6) 若 $f(x)=\dfrac{\ln x}{x}$，则 $y''=$ ＿＿＿＿＿＿.

(7) 已知 $y=e^{2x+3}$，则 $dy=$ ＿＿＿＿＿＿.

(8) $d(\underline{\hspace{3cm}})=x^3 dx$.

(9) $d(\underline{\hspace{3cm}})=e^{-x}dx$.

(10) $d(\underline{\hspace{3cm}})=\sin(2x+1)dx$.

(11) $d(\underline{\hspace{3cm}})=\dfrac{1}{1+3x}dx\left(x>-\dfrac{1}{3}\right)$.

(12) 设 $y=f(x)$，$x=\ln t$，且二阶导数存在，则复合函数 $y=f(\ln t)$ 对 t 的二阶导数 $y''=$ ＿＿＿＿＿＿.

(13) 曲线 $y=\dfrac{1+e^{-x^2}}{1-e^{-x^2}}$ 的水平渐近线为＿＿＿＿＿＿，垂直渐近线为＿＿＿＿＿＿＿.

3. 判断题.

(1) 函数 $y=f(x)$ 在 x_0 点的导数等于 $[f(x_0)]'$.　　　　　　　　(　　)

(2) 函数 $y=f(x)$ 在 x_0 点处导数存在的充分必要条件是 $f'_-(x_0)=f'_+(x_0)$.

(　　)

(3) 函数 $y=f(x)$ 在 x_0 点连续，则函数 $y=f(x)$ 在 x_0 点一定可导.　(　　)

(4) 函数 $y=f(x)$ 在 x_0 点可导，则函数 $y=f(x)$ 在 x_0 点一定连续.　(　　)

(5) 若函数曲线 $y=f(x)$ 在 $(x_0,f(x_0))$ 点处有切线，函数 $y=f(x)$ 在 x_0 点一定有导数.　　　　　　　　　　　　　　　　　　　　　　　　　(　　)

(6) 若函数 $y=f(x)$ 在 x_0 点处 $f'(x_0)$ 存在，则函数 $y=f(x)$ 在 x_0 点处一定有切线，且切线的斜率为 $f'(x_0)$.　　　　　　　　　　　　　　　(　　)

(7) 设函数 $y=x^x$，则 $y'=(x^x)'=x\cdot x^{x-1}$.　　　　　　　　　(　　)

(8) 设函数 $y=u(x)v(x)$，则 $y'=u'(x)v'(x)$.　　　　　　　　　(　　)

(9) 设函数 $y = \ln(2x - 1)$，则 $y' = \dfrac{1}{2x - 1}$.   (　　)

(10) $\lim\limits_{x \to \infty} \dfrac{x + \sin x}{x} \overset{\frac{\infty}{\infty}}{=\!=\!=} \lim\limits_{x \to \infty} \dfrac{(x + \sin x)'}{(x)'} = \lim\limits_{x \to \infty}(1 + \cos x)$，所以极限不存在.   (　　)

(11) 设 $f(x)$ 在 $[a, b]$ 上连续，在 (a, b) 上可导，则有且只有一点 $\xi \in (a, b)$，满足 $f'(\xi) = \dfrac{f(b) - f(a)}{b - a}$.   (　　)

(12) 若函数 $y = f(x)$ 在 $x = x_0$ 处 $f'(x) = 0$，则 $x = x_0$ 一定是极值点.   (　　)

(13) 函数 $f(x) = \arctan x - x$ 在 $(-\infty, +\infty)$ 内是单调递减的.   (　　)

(14) 函数 $y = x - \ln(1 + x)$ 的驻点是 $x = 0$.   (　　)

(15) 若函数 $y = f(x)$ 在 $[a, b]$ 上 $y'' > 0$，则 $y = f(x)$ 在 $[a, b]$ 上是凸的.
                 (　　)

4. 计算题.

(1) 求下列函数的导数.

① $y = x\sin 2x + \dfrac{\ln 2x}{x}$； ② $y = \dfrac{\sin x}{x^2}\ln\dfrac{1}{x}$，求 $y'|_{x=1}$；

③ $y = \dfrac{\sqrt{x+2}\,(3-x)^4}{(x+1)^5}$； ④求由 $x - y + \dfrac{1}{2}\sin y = 0$ 所确定的函数的导数 $\dfrac{\mathrm{d}y}{\mathrm{d}x}$.

(2) 求下列函数的二阶导数.

① $y = (1 + 4x^2)\arctan 2x$； ② $y = x\mathrm{e}^{x^2}$.

(3) 求下列函数的极限.

① $\lim\limits_{x \to 0} \dfrac{\mathrm{e}^{2x} - \mathrm{e}^{-x}}{\sin x}$；   ② $\lim\limits_{x \to a} \dfrac{\sin 2x - \sin 2a}{x - a}$；

③ $\lim\limits_{x \to 0} \dfrac{\ln(1 - 2x)}{x}$；   ④ $\lim\limits_{x \to 0} \dfrac{1 - \cos^2 x}{x^2}$；

⑤ $\lim\limits_{x \to 0} \dfrac{x - \sin x}{x^3}$；   ⑥ $\lim\limits_{x \to 0} \dfrac{\mathrm{e}^{x^2} - 1}{\cos x - 1}$；

⑦ $\lim\limits_{x \to \infty} x(\mathrm{e}^{\frac{1}{x}} - 1)$；   ⑧ $\lim\limits_{x \to 0} \dfrac{\sin 3x}{\tan 2x}$；

⑨ $\lim\limits_{x \to 0^+} \dfrac{\ln\tan x}{\ln\tan 2x}$；   ⑩ $\lim\limits_{x \to 0^+} x^x$.

(4) 求下列函数的微分.

① $y = \sin\sqrt{x^2 + 1}$，求 $\mathrm{d}y$；

② $y = x\ln(x^3 + 1)$，求 $\mathrm{d}y$；

③ $y = \dfrac{x^3 + 1}{x^3 - 1}$，求 $\mathrm{d}y|_{x=2}$.

5. 综合题.

(1) 设函数 $y = f(x) = \begin{cases} ax + 1, & x \leqslant 2 \\ x^2 + b, & x > 2 \end{cases}$，在点 $x_0 = 2$ 处可导，试确定常数 a 和 b 的值.

(2) 求曲线 $y=\cos x$ 在点 $x_0=\dfrac{\pi}{2}$ 处的切线和法线方程.

(3) 求函数 $y=2-(x-1)^{\frac{2}{3}}$ 的极值.

(4) 咳嗽的速度：当异物进入气管时，人就会咳嗽，咳嗽的速度跟异物的大小有关. 假定某人的气管其半径是 20 毫米，如果异物的半径为 r（毫米），则用咳嗽排除异物所需的速度 V（毫米/秒）可以表示成

$$V(r)=k(20r^2-r^3),\ 0\leqslant r\leqslant 20,$$

其中 k 是某个正常数. 对于多大的异物，需用最大的速度方可排出该异物？

(5) 已知点 $(1,3)$ 是曲线 $y=ax^3+bx^2$ 的拐点，求 a，b 的值？

(6) 描绘下列函数的图形.

①$y=\dfrac{x}{1+x^2}$；②$y=\mathrm{e}^{-(x-1)^2}$；③$y=x^2+\dfrac{1}{x}$；④$y=\ln(x^2+1)$.

参考答案（最终解答或提示）

1. (1) A；(2) C；(3) A；(4) B；(5) D；(6) B；(7) C；(8) C；(9) A.

2. (1) 3；(2) $\dfrac{1}{2}$；(3) 9；(4) $e x^{e-1}+\mathrm{e}^x+\dfrac{1}{x}$；(5) 1；(6) $\dfrac{2\ln x-3}{x^3}$；

(7) $2\mathrm{e}^{2x+3}\mathrm{d}x$；(8) $\dfrac{x^4}{4}+C$；(9) $-\mathrm{e}^{-x}+C$；(10) $-\dfrac{1}{2}\cos(2x+1)+C$；

(11) $\dfrac{1}{3}\ln(1+3x)+C$；(12) $\dfrac{1}{t^2}\left[f''(\ln t)-f'(\ln t)\right]$；(13) $y=1$，$x=0$.

3. (1) ×；(2) $\sqrt{}$；(3) ×；(4) $\sqrt{}$；(5) ×；(6) $\sqrt{}$；(7) ×；(8) ×；
(9) ×；(10) ×；(11) ×；(12) ×；(13) $\sqrt{}$；(14) $\sqrt{}$；(15) ×.

4. (1) ①$\sin 2x+2x\cos 2x+\dfrac{1-\ln 2x}{x^2}$；②$-\sin 1$（提示：$\ln\dfrac{1}{x}=-\ln x$）；

③$\dfrac{\sqrt{x+2}(3-x)^4}{(x+1)^5}\left[\dfrac{1}{2(x+2)}-\dfrac{4}{3-x}-\dfrac{5}{x+1}\right]$；④$\dfrac{2}{2-\cos y}$.

(2) ①$8\arctan x+\dfrac{16x}{1+4x^2}$；②$2x\mathrm{e}^{x^2}(3+x)$.

(3) ①3；②2；③-2；④$\dfrac{1}{2}$；⑤$\dfrac{1}{6}$；⑥-2；⑦1；⑧$\dfrac{3}{2}$；⑨1；⑩1.

(4) ①$\dfrac{x}{\sqrt{x^2+1}}\cos\sqrt{x^2+1}\mathrm{d}x$；②$\left[\ln(x^3+1)+\dfrac{3x^3}{x^3+1}\right]\mathrm{d}x$；③$-\dfrac{24}{49}\mathrm{d}x$.

5、(1) $a=4$，$b=5$；(2) 切线方程：$y=\dfrac{\pi}{2}-x$，法线方程：$y=x-\dfrac{\pi}{2}$；(3) 当 $x=1$ 时函数取得极大值 2；(4) 半径为 $\dfrac{40}{3}$ 毫米时；(5) $a=-\dfrac{3}{2}$，$b=\dfrac{9}{2}$；(6) 略.

（熊菲、刘霖）

第三章　一元函数积分学

一、基本内容、要求及知识概要

（一）基本内容

1. 不定积分的概念与性质：原函数的概念，不定积分的概念、不定积分的几何意义，不定积分的性质，基本积分公式.

2. 换元积分法：第一换元积分法（又称凑微分法），第二换元积分法.

3. 分部积分法：分部积分法.

4. 定积分的概念与性质：定积分的概念、定积分的几何意义，定积分的性质.

5. 微积分学基本定理：积分上限函数（变上限定积分），微积分学基本定理，即牛顿－莱布尼茨公式.

6. 定积分的计算：定积分的换元积分法，定积分的分部积分法.

7. 定积分在几何中的应用：微元法，直角坐标系下平面图形的面积，旋转体的体积.

8. 定积分在其他方面的应用：函数的平均值，定积分在物理学上的应用，定积分在医学上的应用，定积分在经济学上的应用.

9. 反常积分：无穷区间上的反常积分，含有无穷间断点的反常积分.

（二）要求

1. 不定积分的概念与性质：理解原函数与不定积分的概念，了解不定积分的几何意义，掌握不定积分的性质，熟悉应用基本积分公式即应用直接积分法求解不定积分.

2. 换元积分法：理解第一换元积分公式和第二换元积分公式，准确把握两种换元积分法的异同，熟练应用两种积分法求解不定积分.

3. 分部积分法：理解分部积分公式的来源，熟练掌握应用分部积分法的两个原则，灵活应用分部积分公式求解三种基本类型的不定积分.

4. 定积分的概念与性质：掌握定积分的概念，理解定积分的几何意义，掌握定积分的性质.

5. 微积分学基本定理：理解并掌握积分上限函数（变上限定积分）及其性质，理解微积分学基本定理（牛顿－莱布尼茨公式），并熟练应用该定理求解定积分.

6. 定积分的计算：理解定积分的换元积分法与不定积分换元积分法的异同，并熟练应用换元积分法求解定积分；理解定积分的分部积分法，并熟练应用分部积分法求解定积分.

7. 定积分在几何中的应用：理解并掌握微元法的基本思想，熟练应用微元法求解直角坐标系下平面图形的面积和旋转体的体积.

8. 定积分在其他方面应用：了解如何应用微元法求连续函数的平均值，以及微元法在物理学、医学和经济学上的应用.

9. 反常积分：了解如何求解无穷区间上的反常积分和含有无穷间断点的反常积分.

（三）知识概要

知识概要一：不定积分.

1. 直接积分法.

（1）不定积分的概念.

若 $F'(x) = f(x)$（或 $\mathrm{d}F(x) = f(x)\mathrm{d}x$），则有以下三个概念：

一个原函数 $F(x)$ 是 $f(x)$ 的一个原函数；

全体原函数 $F(x) + C$ 是 $f(x)$ 的全体原函数（C 为任意常数）；

不定积分 $f(x)$ 的全体原函数称为 $f(x)$ 的不定积分，记为 $\int f(x)\mathrm{d}x$. 即 $F(x) + C$ 是 $f(x)$ 的不定积分. 记作

$$\int f(x)\mathrm{d}x = F(x) + C(C \text{ 为任意常数})$$

其中 $\int$ 称为积分号，$f(x)$ 称为被积函数，x 称为积分变量，$f(x)\mathrm{d}x$ 称为被积表达式，C 称为积分常数.

由不定积分的定义可得，不定积分和导数（或微分）的运算互为逆运算.

几何意义 $f(x)$ 的原函数的图形称为 $f(x)$ 的积分曲线. 不定积分 $\int f(x)\mathrm{d}x$ 就是 $f(x)$ 的所有积分曲线组成的积分曲线族. 对应于同一个横坐标，所有的积分曲线的切线平行.

（2）**基本积分公式**.

① $\int k\mathrm{d}x = kx + C(k \text{ 为任意常数})$；

② $\int x^{\alpha}\mathrm{d}x = \dfrac{1}{\alpha + 1}x^{\alpha+1} + C(\alpha \text{ 为常数且 } \alpha \neq -1)$；

③ $\int \dfrac{1}{x}\mathrm{d}x = \ln|x| + C$；

④ $\int \sin x\mathrm{d}x = -\cos x + C$；

⑤ $\int \cos x\mathrm{d}x = \sin x + C$；

⑥ $\int a^{x}\mathrm{d}x = \dfrac{a^{x}}{\ln a} + C$；

⑦ $\displaystyle\int e^x \, dx = e^x + C$;

⑧ $\displaystyle\int \sec^2 x \, dx = \tan x + C$;

⑨ $\displaystyle\int \csc^2 x \, dx = -\cot x + C$;

⑩ $\displaystyle\int \frac{1}{\sqrt{1-x^2}} dx = \arcsin x + C$;

⑪ $\displaystyle\int \frac{1}{1+x^2} dx = \arctan x + C$;

⑫ $\displaystyle\int \sec x \tan x \, dx = \sec x + C$;

⑬ $\displaystyle\int \csc x \cot x \, dx = -\csc x + C$.

（3）不定积分的性质.

① $\displaystyle\left(\int f(x) \, dx\right)' = f(x)$;

② $\displaystyle d\left(\int f(x) \, dx\right) = f(x) \, dx$;

③ $\displaystyle\int f'(x) \, dx = f(x) + C$;

④ $\displaystyle\int df(x) = f(x) + C$;

⑤ $\displaystyle\int k f(x) \, dx = k \int f(x) \, dx$（$k$ 为常数且 $k \neq 0$）;

⑥ $\displaystyle\int [f(x) \pm g(x)] \, dx = \int f(x) \, dx \pm \int g(x) \, dx$.

直接积分法　指直接利用不定积分的定义、基本积分公式和性质进行积分的方法.

2. 换元积分法.

换元积分法　把复合函数的求导法则或者说微分形式的不变性反过来用于求不定积分而得到的一种积分方法，它是把某些不定积分通过适当的变量代换化为积分公式中所列的积分形式，进而求出它们的结果. 一般而言，换元积分法分成两类：第一类换元法和第二类换元积分法.

（1）**第一类换元法**（凑微分法）.

由微分形式的不变性可类似有积分形式的不变性，即若

$$\int f(x) \, dx = F(x) + C$$

则

$$\int f(u) \, du = F(u) + C$$

其中 $u = \varphi(x)$ 为 x 的任一可导函数，所以可有下面的结论：

$$\int f[\varphi(x)]\varphi'(x) \, dx = \int f[\varphi(x)] \, d\varphi(x) \stackrel{\varphi(x)=u}{=} \int f(u) \, du$$

$$= F(u) + C \overset{u=\varphi(x)}{=\!=\!=} F[\varphi(x)] + C$$

这样的积分过程,称为**第一类换元积分法**.第一换元积分法的关键是通过引入中间变量 $u = \varphi(x)$,把被积表达式凑成某个函数的微分,然后利用基本积分公式求出结果,故又称为**凑微分法**.

在第一类换元法中,以下的几个凑微分形式是常见的:

① $dx = \dfrac{1}{a} d(ax + b)$;

② $x\,dx = d\left(\dfrac{x^2}{2}\right) = \dfrac{1}{2} d(x^2 + C)$;

③ $x^n dx = d\left(\dfrac{x^{n+1}}{n+1}\right) = \dfrac{1}{n+1} d(x^{n+1}) = \dfrac{1}{n+1} d(x^{n+1} + C)$,

于是有 $\dfrac{1}{\sqrt{x}} dx = x^{-\frac{1}{2}} dx = d\left(\dfrac{x^{\frac{1}{2}}}{\frac{1}{2}}\right) = 2d(x^{\frac{1}{2}}) = 2d(\sqrt{x})$,

$\dfrac{1}{x^2} dx = x^{-2} dx = d\left(\dfrac{x^{-1}}{-1}\right) = -d\left(\dfrac{1}{x}\right)$;

④ $\dfrac{1}{x} dx = d(\ln|x|)$;

⑤ $\cos dx = d\sin x$;

⑥ $\sin x\, dx = d(-\cos x) = -d\cos x$;

⑦ $e^x dx = de^x$;

⑧ $\dfrac{1}{1 + x^2} dx = d\arctan x$;

⑨ $\dfrac{1}{\sqrt{1 - x^2}} dx = d\arcsin x$;

⑩ $\sec^2 x\, dx = d\tan x$.

(2) 第二类换元积分法.

第一类换元积分法是通过 $u = \varphi(x)$ 的变量代换,将积分 $\displaystyle\int f[\varphi(x)]\varphi'(x)\,dx$ 化为积分 $\displaystyle\int f(u)\,du$ 的形式.而第二类换元积分法与第一类换元积分法变量代换的过程恰好相反.其主要的方法是引入变量代换 $x = \varphi(u)$($\varphi(u)$ 单调、可导),将 $\displaystyle\int f(x)\,dx$ 化为积分 $\displaystyle\int f[\varphi(u)]\varphi'(u)\,du$:

$$\int f(x)\,dx \overset{\text{令}x=\varphi(u)}{=\!=\!=} \int f[\varphi(u)]\varphi'(u)\,du = F(u) + C \overset{u=\varphi^{-1}(x)}{=\!=\!=} F[\varphi^{-1}(x)] + C$$

其中 $u = \varphi^{-1}(x)$ 是 $x = \varphi(u)$ 的反函数.

常见的第二换元积分法的类型有:

① **根式代换** 设 $\sqrt{x} = t$ 进行代换,化去根式.

② **三角代换**

若被积函数含有根式 $\sqrt{a^2-x^2}$,则令 $x=a\sin t$;

若被积函数含有根式 $\sqrt{x^2-a^2}$,则令 $x=a\sec t$;

若被积函数含有根式 $\sqrt{x^2+a^2}$,则令 $x=a\tan t$;

进行代换化去根式,这种方法称为三角代换.

③ 倒代换　设 $x=\dfrac{1}{u}$.

3. 分部积分法.

设 $u=u(x)$ 及 $v=v(x)$ 具有连续导数. 由函数乘积的导数公式

$$(uv)'=u'v+uv'$$

可得

$$uv'=(uv)'-u'v$$

对上式两边求不定积分,得

$$\int uv'\mathrm{d}x=uv-\int u'v\mathrm{d}x$$

又 $\because v'\mathrm{d}x=\mathrm{d}v,u'\mathrm{d}x=\mathrm{d}u$,所以得到分部积分公式为

$$\int u\mathrm{d}v=uv-\int v\mathrm{d}u$$

适用的范围:当积分 $\int u\mathrm{d}v$ 不易计算,而积分 $\int v\mathrm{d}u$ 比较容易积分,则选用分部积分法是很合适的. 恰当地选择 u 和 $\mathrm{d}v$ 是分部积分法的关键. 在应用分部积分法时,u 和 $\mathrm{d}v$ 的选取遵循以下的原则:

以下 $p(x)$ 为多项式函数,a、b 为常数且不等于 0.

(1) 形如 $\int p(x)\mathrm{e}^{ax}\mathrm{d}x$,$\int p(x)\sin ax\mathrm{d}x$,$\int p(x)\cos ax\mathrm{d}x$,$\int p(x)a^x\mathrm{d}x$,则取 $u=p(x)$,被积表达式中其他部分为 $\mathrm{d}v$(口诀:幂三凑三;幂指凑指);

(2) 形如 $\int p(x)\ln x\mathrm{d}x$,$\int p(x)\arcsin x\mathrm{d}x$,$\int p(x)\arctan x\mathrm{d}x$ 等,则取 $\mathrm{d}v=p(x)\mathrm{d}x$,被积表达式中其他部分为 u(口诀:幂对凑幂;幂反凑幂);

(3) 形如 $\int\mathrm{e}^{ax}\sin bx\mathrm{d}x$,$\int\mathrm{e}^{ax}\cos bx\mathrm{d}x$,则任意选取 u,被积表达式中其他部分为 $\mathrm{d}v$(口诀:指三任凑).

注意　在使用分部积分法进行积分的同时,有时也要配合直接积分法、换元积分法,这样,效果会更好.

4. 有理函数的积分.

有理函数是两个多项式之商,即

$$\frac{P(x)}{Q(x)}=\frac{a_0x^n+a_1x^{n-1}+\cdots+a_{n-1}x+a_n}{b_0x^m+b_1x^{m-1}+\cdots+b_{m-1}x+b_m}$$

其中 m,n 都是非负整数,且假定 $P(x)$,$Q(x)$ 之间没有公因子. 当 $n<m$ 时,上式称为真分式;当 $n\geqslant m$ 时,上式称为假分式. 假分式可以通过多项式除法,化成多项式和真分式之和. 多项式的积分只要逐项直接积分,所以只要讨论有理函数真分式的积分.

有理函数真分式都可以通过待定系数法,化为部分分式之和.

真分式化为部分分式之和的一般规律:

(1) 分母中若有因式 $(x-a)^k$,可分解为

$$\frac{A_1}{(x-a)^k}+\frac{A_2}{(x-a)^{k-1}}+\cdots+\frac{A_k}{x-a},$$

其中 A_1、A_2、$\cdots$、A_k 为待定常数.

(2) 分母中若有因式 $(x^2+px+q)^k$,其中 $p^2-4q<0$,可分解为

$$\frac{M_1x+N_1}{(x^2+px+q)^k}+\frac{M_2x+N_2}{(x^2+px+q)^{k-1}}+\cdots+\frac{M_kx+N_k}{x^2+px+q},$$

其中 M_i,N_i 为待定常数 $(i=1,2,\cdots,k)$.

最后,特别指出的是:对于初等函数,虽然在其定义域中原函数一定存在,但是一些原函数不一定是初等函数,这类函数称为"积不出"的积分,例如 $\int e^{-x^2}\,dx$,$\int\frac{1}{\ln x}\,dx$、$\int\frac{e^x}{x}\,dx$、$\int\sin x^2\,dx$ 等.

知识概要二:定积分.

1.定积分的概念.

分割:设 $f(x)$ 是定义在 $[a,b]$ 上的有界函数,在区间 (a,b) 内任意插入 $n-1$ 个分点

$$a=x_0<x_1<x_2<\cdots<x_{n-1}<x_n=b$$

将区间 $[a,b]$ 分成 n 个小区间.记 $\Delta x_i=x_i-x_{i-1}(i=1,2,\cdots,n)$,$\lambda=\max\limits_{1\leqslant i\leqslant n}\{\Delta x_i\}$

近似:任意选取 $\xi_i\in[x_{i-1},x_i]$,得 $f(\xi_i)\Delta x_i$.

求和:$\sum\limits_{i=1}^{n}f(\xi_i)\Delta x_i$.

取极限:记 $\lambda=\max\limits_{1\leqslant i\leqslant n}\{\Delta x_i\}$,取极限 $\lim\limits_{\lambda\to 0}\sum\limits_{i=1}^{n}f(\xi_i)\Delta x_i$.

若极限值存在,则称此极限为 $f(x)$ 在 $[a,b]$ 上的定积分,记为 $\int_a^b f(x)\,dx$,即

$$\int_a^b f(x)\,dx=\lim\limits_{\lambda\to 0}\sum\limits_{i=1}^{n}f(\xi_i)\Delta x_i$$

并称 $f(x)$ 在 $[a,b]$ 上可积.其中函数 $f(x)$ 称为被积函数,x 称为积分变量,$f(x)\,dx$ 称为被积表达式,区间 $[a,b]$ 称为积分区间,a 和 b 分别称为积分下限和积分上限,$\sum\limits_{i=1}^{n}f(\xi_i)\Delta x_i$ 称为黎曼和或积分和.

补充定义:上述定义中要求积分上限 b 大于积分下限 a,并对定积分补充如下定义:

(1) 当 $a=b$ 时,$\int_a^b f(x)\,dx=0$;

(2) 当 $a>b$ 时,$\int_a^b f(x)\,dx=-\int_b^a f(x)\,dx$.

说明:定积分 $\int_a^b f(x)\,dx$ 的值仅与被积函数和积分区间有关,而与积分变量的记号无关,即有

$$\int_a^b f(x)\mathrm{d}x = \int_a^b f(t)\mathrm{d}t = \int_a^b f(u)\mathrm{d}u$$

几何意义 当 $[a,b]$ $(b>a)$ 上的连续函数 $f(x) \geqslant 0$ 时,定积分 $I = \int_a^b f(x)\mathrm{d}x$ 表示由曲线 $y = f(x)$,直线 $x = a, x = b$ 及 x 轴所围成的曲边梯形的面积;$f(x) \leqslant 0$ 时,定积分 $I = \int_a^b f(x)\mathrm{d}x$ 表示由曲线 $y = f(x)$,直线 $x = a, x = b$ 及 x 轴所围成的曲边梯形的面积的相反数.

2.定积分的性质.

性质 1 $\int_a^b kf(x)\mathrm{d}x = k\int_a^b f(x)\mathrm{d}x$ (k 为常数).

即常数因子可以提到积分号外.

性质 2 $\int_a^b [f(x) \pm g(x)]\mathrm{d}x = \int_a^b f(x)\mathrm{d}x \pm \int_a^b g(x)\mathrm{d}x$.

即函数代数和的定积分等于各函数积分的代数和.

性质 3(定积分区间的可加性) 对任意三个实数 a,b,c,恒有

$$\int_a^b f(x)\mathrm{d}x = \int_a^c f(x)\mathrm{d}x + \int_c^b f(x)\mathrm{d}x$$

无论 a,b,c 的相对位置如何都成立.

性质 4 如果在区间 $[a,b]$ 上,被积函数 $f(x) \equiv 1$,则

$$\int_a^b f(x)\mathrm{d}x = \int_a^b \mathrm{d}x = b - a.$$

性质 5 如果在区间 $[a,b]$ 上恒有 $f(x) \leqslant g(x)$,则

$$\int_a^b f(x)\mathrm{d}x \leqslant \int_a^b g(x)\mathrm{d}x.$$

性质 6 如果函数 $f(x)$ 在闭区间 $[a,b]$ 上的最大值和最小值分别为 M 和 m,则

$$m(b-a) \leqslant \int_a^b f(x)\mathrm{d}x \leqslant M(b-a).$$

性质 7(积分中值定理) 如果函数 $f(x)$ 在闭区间 $[a,b]$ 上连续,则在区间 $[a,b]$ 上至少存在一点 ξ,使

$$\int_a^b f(x)\mathrm{d}x = f(\xi)(b-a) \quad (a \leqslant \xi \leqslant b).$$

积分中值定理的几何意义 在区间 $[a,b]$ 上至少存在一点 ξ,使得以区间 $[a,b]$ 为底边,曲线 $f(x)$ 为曲边的曲边梯形的面积等于同底高为 $f(\xi)$ 的矩形面积.

3.积分上限函数及其导数.

设函数 $f(x)$ 在 $[a,b]$ 上连续,则它在 $[a,b]$ 的任意一个子区间 $[a,x]$ 上是可积的,且

$$G(x) = \int_a^x f(t)\mathrm{d}t \ (a \leqslant x \leqslant b)$$

就是它的积分变量 x 的函数,称此函数为积分上限函数或变上限定积分.

定理(积分上限函数的导数公式) 设函数 $f(x)$ 在 $[a,b]$ 上连续,则积分上限函数

$G(x) = \int_a^x f(t)\mathrm{d}t$ 在区间$[a,b]$上可导,且

$$G'(x) = \left[\int_a^x f(t)\mathrm{d}t\right]' = f(x)(a \leqslant x \leqslant b)$$

定理(原函数存在定理)　若函数$f(x)$在$[a,b]$上连续,则

$$G(x) = \int_a^x f(t)\mathrm{d}t$$

是函数$f(x)$在$[a,b]$上的一个原函数. 由此定理可知,一切连续函数都存在原函数.

推论(变上下限定积分的导数公式)　如果$f(t)$连续,$a(x)$、$b(x)$可导,则

$$\left[\int_{a(x)}^{b(x)} f(t)\mathrm{d}t\right]' = f[b(x)]b'(x) - f[a(x)]a'(x).$$

4.微积分基本定理(牛顿－莱布尼兹公式).

定理(微积分基本定理)　设函数$f(x)$在$[a,b]$上连续,$F(x)$是$f(x)$的一个原函数,则

$$\int_a^b f(x)\mathrm{d}x = F(x)\Big|_a^b = F(b) - F(a).$$

此公式又称为**牛顿－莱布尼兹公式**. 它揭示了微分和积分的联系,并将定积分的计算归结为求被积函数的原函数的问题,即定积分的计算转化为求不定积分的问题. 定积分值是被积函数原函数在积分区间的增量.

5.定积分的计算.

(1)**直接公式法**.

利用不定积分公式求出原函数,再利用牛顿－莱布尼兹公式得出定积分值.

(2)**换元积分法**.

① 可利用第一换元积分法(即凑微分法)求出原函数的积分,无需设出新变量,只需利用凑微分法求出被积函数的原函数,再利用牛顿－莱布尼兹公式得出定积分值.

② 利用第二换元积分法求出原函数的积分,必须设出新变量,注意换元必换限,得出新变量的原函数,再利用牛顿－莱布尼兹公式对新变量原函数带入新变量的积分区间的增量即可.

定积分的换元积分公式　如果函数$f(x)$在区间$[a,b]$上连续,而$x = \varphi(t)$在$[\alpha,\beta]$上是单值的且有连续的导数,当自变量t在$[\alpha,\beta]$上变化时,由函数$\varphi(t)$所确定的x值在$[a,b]$上变化,且$\varphi(\alpha) = a$、$\varphi(\beta) = b$,则

$$\int_a^b f(x)\mathrm{d}x = \int_\alpha^\beta f[\varphi(t)]\varphi'(t)\mathrm{d}t.$$

注意:① 换元必换限;② 不必换回原来变量.

(3)**分部积分法**.

定积分的分部积分公式 $\int_a^b u\mathrm{d}v = uv\Big|_a^b - \int_a^b v\mathrm{d}u$

适用条件 当$\int_a^b u\mathrm{d}v$不易求得,而$\int_a^b v\mathrm{d}u$易求时. 恰当地选择u和$\mathrm{d}v$是分部积分法的关键. 在应用分部积分法时,u和$\mathrm{d}v$的选取遵循与不定积分分部积分法一样的原则.

（4）**有理函数的积分.**

有理函数真分式都可以通过待定系数法,化为部分分式之和.方法与有理函数的不定积分相同,求出原函数后再利用牛顿－莱布尼兹公式得出定积分值.

7.定积分的微元法.

微元法 （1）根据问题的实际情况,选取恰当的积分变量(如 x),并确定它的变化区间 $[a,b]$.

（2）在 $[a,b]$ 内任取一典型区间 $[x,x+dx]$,找出该区间上相应增量 ΔA 的近似表达式

$$\Delta A \approx f(x)dx$$

建立微元关系式

$$dA = f(x)dx$$

称 dA 为量 A 的微元或元素.

（3）对微元关系式

$$dA = f(x)dx$$

在区间 $[a,b]$ 上作定积分,即得所求量 A 的积分表达式

$$A = \int_a^b f(x)dx$$

这种通过微元解决问题的方法称为微元法.

微元法的适用条件 （1）所要求的量 A 与某个变量 x 及其变化区间 $[a,b]$,以及定义在该区间上某一连续函数 $f(x)$ 有关；

（2）A 在 $[a,b]$ 上具有可加性,即若把区间 $[a,b]$ 分成许多小区间,则相应把所求量 A 分成许多部分量,而 A 等于所有部分量之和.

满足上述两条件的量 A 可借助定积分微元法来计算.

8.平面图形的面积.

（1）设平面图形由连续函数 $y=f(x)$,$y=g(x)(f(x)\geqslant g(x))$ 及直线 $x=a$,$x=b(a<b)$ 围成,则该图形的面积为

$$A = \int_a^b [f(x)-g(x)]dx$$

（2）设平面图形由连续函数 $x=\varphi(y)$,$x=\psi(y)(\varphi(y)\geqslant\psi(x))$ 及直线 $y=c$,$y=d(c<d)$ 围成,则该图形的面积为

$$A = \int_c^d [\varphi(y)-\psi(y)]dy$$

9.旋转体的体积.

旋转体 指平面图形绕平面内一条直线旋转一周而成的立体.

若旋转体是由连续曲线 $y=f(x)$(假设它与 x 轴不相交),直线 $x=a$,$x=b(a<b)$ 及 x 轴所围成的曲边梯形绕 x 轴旋转一周而成,则由微元关系式可知任一典型区间 $[x,x+dx]$ 上的体积元素 $dV_x = \pi f^2(x)dx$,即可得其体积公式

$$V_x = \pi \int_a^b f^2(x)dx \text{ 或 } V_x = \pi \int_a^b y^2 dx.$$

10.定积分在医学上的应用.

定积分可用于燃料稀释法确定心排血量、脉管稳定流动时的血流量的测定等.

11.广义积分.

(1)无穷区间的广义积分.

设函数 $f(x)$ 在区间 $[a,+\infty)$ 上连续,如果极限 $\lim\limits_{b\to+\infty}\int_a^b f(x)\mathrm{d}x(a<b)$ 存在,则称此极限为 $f(x)$ 在 $[a,+\infty)$ 上的广义积分,记为

$$\int_a^{+\infty} f(x)\mathrm{d}x = \lim_{b\to+\infty}\int_a^b f(x)\mathrm{d}x$$

这时也称无穷限广义积分 $\int_a^{+\infty} f(x)\mathrm{d}x$ 存在或收敛;若极限不存在,则称广义积分 $\int_a^{+\infty} f(x)\mathrm{d}x$ 不存在或发散.

(2)无界函数的广义积分.

设函数 $f(x)$ 在区间 $(a,+\infty)$ 上连续,且 $\lim\limits_{x\to a^+} f(x)=\infty$,如果 $\lim\limits_{\varepsilon\to 0^+}\int_{a+}^b \varepsilon f(x)\mathrm{d}x(\varepsilon>0)$ 存在,则称这个极限为函数 $f(x)$ 在区间 $(a,+\infty)$ 上的广义积分,记为 $\int_a^b f(x)\mathrm{d}x$,即

$$\int_a^b f(x)\mathrm{d}x = \lim_{\varepsilon\to 0^+}\int_{a+\varepsilon}^b f(x)\mathrm{d}x$$

这时称无界函数广义积分 $\int_a^b f(x)\mathrm{d}x$ 收敛;否则称广义积分发散.

注意 如果误把有无穷间断点的反常积分作为定积分来看待,那么经常会产生错误的结论.

二、典型例题

(一) 不定积分

例 1 求 $\displaystyle\int \frac{1+x}{\sqrt[3]{x}}\mathrm{d}x$.

解: $\displaystyle\int \frac{1+x}{\sqrt[3]{x}}\mathrm{d}x = \int (x^{-\frac{1}{3}}+x^{\frac{2}{3}})\mathrm{d}x = \frac{3}{2}x^{\frac{2}{3}}+\frac{3}{5}x^{\frac{5}{3}}+C.$

小结:此题运用直接公式法,通过对被积函数的等价变换后可以直接利用积分公式可得.

例 2 求 $\displaystyle\int \sin^8 x\cos x\mathrm{d}x$.

解: $\displaystyle\int \sin^8 x\cos x\mathrm{d}x = \int \sin^8 x\mathrm{d}\sin x = \frac{1}{9}\sin^9 x + C.$

例 3 求 $\displaystyle\int \frac{\cos x}{\sin x[1+(\ln\sin x)^2]}\mathrm{d}x$.

解：$\int \dfrac{\cos x}{\sin x\left[1+(\ln \sin x)^2\right]}\mathrm{d}x = \int \dfrac{1}{\sin x\left[1+(\ln \sin x)^2\right]}\mathrm{d}\sin x$

$$= \int \dfrac{1}{1+(\ln \sin x)^2}\mathrm{d}\ln \sin x = \arctan(\ln \sin x)+C.$$

小结：例 2、例 3 运用了凑微分法，运用凑微分法的关键是正确理解基本不定积分公式. 例如例 2 运用的公式是

$$\int \Box^{\alpha}\mathrm{d}\Box = \dfrac{1}{\alpha+1}\Box^{\alpha+1}+C(\alpha \neq -1)$$

式中的"$\Box$"可以为自变量 x，也可以是 x 的任意连续可导函数 $u(x)$. 例如：

$$\int \dfrac{\sqrt[3]{\ln x}}{x}\mathrm{d}x = \int \sqrt[3]{\ln x}\,\mathrm{d}\ln x = \int \boxed{\ln x}^{\frac{1}{3}}\mathrm{d}\boxed{\ln x} = \dfrac{3}{4}\boxed{\ln x}^{\frac{4}{3}}+C$$

例 3 运用的公式是

$$\int \dfrac{1}{1+\Box^2}\mathrm{d}\Box = \arctan \Box + C$$

方框内可以是自变量 x，也可以是 x 的任意连续可导函数 $u(x)$，公式均成立.

例 4 求 $\int \dfrac{\arctan \sqrt{x}}{\sqrt{x}}\mathrm{d}x$.

解：设 $\sqrt{x}=t,\mathrm{d}x = \mathrm{d}t^2 = 2t\,\mathrm{d}t$,

$$\int \dfrac{\arctan \sqrt{x}}{\sqrt{x}}\mathrm{d}x = 2\int \arctan t\,\mathrm{d}t = 2\left(t\arctan t - \int t\,\mathrm{d}\arctan t\right)$$

$$= 2\left(t\arctan t - \int \dfrac{t}{1+t^2}\mathrm{d}t\right) = 2\left[t\arctan t - \dfrac{1}{2}\int \dfrac{1}{1+t^2}\mathrm{d}(1+t^2)\right]$$

$$= 2\left[t\arctan t - \dfrac{1}{2}\ln(1+t^2)\right]+C$$

$$= 2\left[\sqrt{x}\arctan \sqrt{x} - \ln(1+x)\right]+C.$$

小结：先利用了第二换元法中的根式替换，再运用分部积分法，同时运算中也运用了凑微分法. 运用分部积分法的关键是记住公式及根据不同的类型选择合适的 $u,\mathrm{d}v$. 多种积分方法并不矛盾，在同一题中都有出现.

例 5 求 $\int \dfrac{-3x-4}{2x^2-3x-2}\mathrm{d}x$.

解：$\because \dfrac{-3x-4}{2x^2-3x-2} = \dfrac{-3x-4}{(2x+1)(x-2)} = \dfrac{A}{2x+1}+\dfrac{B}{x-2}$,

去分母可得：$A(x-2)+B(2x+1) = -3x-4$,

令 $x=-\dfrac{1}{2}$，得 $A=1$;

令 $x=2$，得 $B=-2$;

$\therefore \int \dfrac{-3x-4}{2x^2-3x-2}\mathrm{d}x = \int\left(\dfrac{1}{2x+1}+\dfrac{-2}{x-2}\right)\mathrm{d}x = \int \dfrac{1}{2x+1}\mathrm{d}x - 2\int \dfrac{1}{x-2}\mathrm{d}x$

$$= \frac{1}{2} \int \frac{1}{2x+1} \mathrm{d}(2x+1) - 2 \int \frac{1}{x-2} \mathrm{d}(x-2)$$

$$= \frac{1}{2} \ln|2x+1| - 2\ln|x-2| + C.$$

小结:此题题型为有理函数的不定积分,关键是将被积函数拆项. 若被积函数为分母无法因式分解的二次质因式则需用凑微分法求解,例如 $\int \frac{x-2}{x^2+2x+3} \mathrm{d}x$.

例 6 求 $\int \frac{1}{1+\mathrm{e}^x} \mathrm{d}x$.

解法一:分子加减 e^x,

$$\int \frac{1}{1+\mathrm{e}^x} \mathrm{d}x = \int \frac{1+\mathrm{e}^x-\mathrm{e}^x}{1+\mathrm{e}^x} \mathrm{d}x = \int \mathrm{d}x - \int \frac{\mathrm{e}^x}{1+\mathrm{e}^x} \mathrm{d}x = x - \int \frac{1}{1+\mathrm{e}^x} \mathrm{d}(1+\mathrm{e}^x)$$

$$= x - \ln(1+\mathrm{e}^x) + C.$$

解法二:分子分母同乘 e^{-x},

$$\int \frac{1}{1+\mathrm{e}^x} \mathrm{d}x = \int \frac{\mathrm{e}^{-x}}{1+\mathrm{e}^{-x}} \mathrm{d}x = -\int \frac{1}{1+\mathrm{e}^{-x}} \mathrm{d}(1+\mathrm{e}^{-x}) = -\ln(1+\mathrm{e}^{-x}) + C$$

$$= -\ln \frac{1+\mathrm{e}^x}{\mathrm{e}^x} + C = x - \ln(1+\mathrm{e}^x) + C.$$

解法三:分子分母同乘 e^x,

$$\int \frac{1}{1+\mathrm{e}^x} \mathrm{d}x = \int \frac{1}{\mathrm{e}^x(1+\mathrm{e}^x)} \mathrm{d}\mathrm{e}^x = \int \left(\frac{1}{\mathrm{e}^x} - \frac{1}{1+\mathrm{e}^x}\right) \mathrm{d}\mathrm{e}^x = \int \frac{1}{\mathrm{e}^x} \mathrm{d}\mathrm{e}^x - \int \frac{1}{1+\mathrm{e}^x} \mathrm{d}(1+\mathrm{e}^x)$$

$$= \ln\mathrm{e}^x - \ln(1+\mathrm{e}^x) + C = x - \ln(1+\mathrm{e}^x) + C.$$

解法四:设 $\mathrm{e}^x = t$,则 $x = \ln t$, $\mathrm{d}x = \frac{1}{t} \mathrm{d}t$,

$$\int \frac{1}{1+\mathrm{e}^x} \mathrm{d}x = \int \frac{1}{1+t} \cdot \frac{1}{t} \mathrm{d}t = \int \left(\frac{1}{t} - \frac{1}{1+t}\right) \mathrm{d}t = \ln t - \ln(1+t) + C$$

$$= \ln\mathrm{e}^x - \ln(1+\mathrm{e}^x) + C = x - \ln(1+\mathrm{e}^x) + C.$$

解法五:设 $1+\mathrm{e}^x = t$,则 $x = \ln(t-1)$, $\mathrm{d}x = \frac{1}{t-1} \mathrm{d}t$,

$$\int \frac{1}{1+\mathrm{e}^x} \mathrm{d}x = \int \frac{1}{t(t-1)} \mathrm{d}t = \int \left(\frac{1}{t-1} - \frac{1}{t}\right) \mathrm{d}t$$

$$= \ln(t-1) - \ln t + C = x - \ln(1+\mathrm{e}^x) + C.$$

小结:这类被积函数必须经过适当的化简与变形,化成常见的不定积分类型,然后才能积分. 化简的方式多种多样,前三种方法的思路是,使分子出现 e^x 或 e^{-x},在利用凑微分法把积分化成基本积分公式中 $\int \frac{1}{u} \mathrm{d}u$ 的形式,后两种方法是通过第二换元积分法,通过换元将积分化为 $\int \frac{1}{u} \mathrm{d}u$ 的形式. 一题多解可以开拓思维从中体会不同方法的异同.

例 7 设 $\frac{\sin x}{x}$ 是函数 $f(x)$ 的一个原函数,求 $\int x^3 f'(x) \mathrm{d}x$.

解:$\because F(x) = \frac{\sin x}{x}$ 是 $f(x)$ 的一个原函数,故 $f(x) = F'(x) = \left(\frac{\sin x}{x}\right)'$,由分部积

分法,得

$$\int x^3 f'(x)\,dx = \int x^3 d[f(x)] = x^3 f(x) - \int f(x)\,dx^3 = x^3 f(x) - \int f(x)3x^2\,dx$$

$$= x^3 f(x) - 3\int x^2 \left(\frac{\sin x}{x}\right)'\,dx = x^3 f(x) - 3\int x^2 d\left(\frac{\sin x}{x}\right)$$

$$= x^3 f(x) - 3\int x^2 d\left(\frac{\sin x}{x}\right) = x^3 f(x) - 3\left[x^2 \frac{\sin x}{x} - \int \frac{\sin x}{x} 2x\,dx\right]$$

$$= x^3 f(x) - 3(x\sin x - 2\cos x) + C$$

$$= x^3 \left(\frac{\sin x}{x}\right)' - 3(x\sin x - 2\cos x) + C$$

$$= x^3 \frac{x\cos x - \sin x}{x^2} - 3x\sin x - 6\cos x + C$$

$$= x^2\cos x - 4x\sin x - 6\cos x + C.$$

例 8 计算下列极限:$\lim\limits_{x\to 0} \dfrac{\displaystyle\int_0^x e^{t^2}\,dt - \sin x}{x^3}$.

解:$\lim\limits_{x\to 0} \dfrac{\displaystyle\int_0^x e^{t^2}\,dt - \sin x}{x^3} \overset{(\frac{0}{0})}{=} \lim\limits_{x\to 0} \dfrac{e^{x^2} - \cos x}{3x^2} \overset{(\frac{0}{0})}{=} \lim\limits_{x\to 0} \dfrac{2x e^{x^2} + \sin x}{6x}$

$$= \lim\limits_{x\to 0} \frac{e^{x^2}}{3} + \frac{1}{6}\lim\limits_{x\to 0}\frac{\sin x}{x} = \frac{1}{3} + \frac{1}{6} = \frac{1}{2}.$$

小结:此题为运用洛必达法则求极限的题型,其中在运用洛必达法则的同时还运用了积分上限函数的导数公式.

例 9 求 $\displaystyle\int_1^{e^3} \dfrac{dx}{x\sqrt{1+\ln x}}$.

解法一:设 $\ln x = t$,则 $x = e^t$,$dx = e^t\,dt$,当 $x = 1$ 时,$t = 0$;当 $x = e^3$ 时,$t = 3$;

$$\int_1^{e^3} \frac{dx}{x\sqrt{1+\ln x}} = \int_0^3 \frac{dt}{\sqrt{1+t}}$$

对此积分继续作变量替换,设 $\sqrt{1+t} = u$,则 $t = u^2 - 1$,$dt = 2u\,du$,当 $t = 0$ 时,$u = 1$;当 $t = 3$ 时,$u = 2$,因此

$$\int_0^3 \frac{dt}{\sqrt{1+t}} = \int_1^2 \frac{2u\,du}{u} = 2\int_1^2 du = 2$$

即 $\displaystyle\int_1^{e^3} \dfrac{dx}{x\sqrt{1+\ln x}} = 2$.

解法二:利用凑微分法,不设新变量,不改变积分变量,

$$\int_1^{e^3} \frac{dx}{x\sqrt{1+\ln x}} = \int_1^{e^3} \frac{1}{\sqrt{1+\ln x}} \cdot \frac{1}{x}\,dx = \int_1^{e^3} \frac{1}{\sqrt{1+\ln x}}\,d(1+\ln x)$$

$$= \int_1^{e^3} (1+\ln x)^{-\frac{1}{2}}\,d(1+\ln x) = 2(1+\ln x)^{\frac{1}{2}}\Big|_1^{e^3} = 4 - 2 = 2.$$

小结:利用换元积分法计算定积分时,若只凑微分而不换元则不改变积分上下限,若换元则须改变积分上下限,且积分限的变换须与原积分上下对应.即用凑微分法解题不需

换限,用第二换元积分法解题需换限.

例 10　求 $\int_0^1 x\mathrm{e}^{-x}\mathrm{d}x$.

解:$\int_0^1 x\mathrm{e}^{-x}\mathrm{d}x = \int_0^1 x\mathrm{d}(-\mathrm{e}^{-x}) = -x\mathrm{e}^{-x}\big|_0^1 + \int_0^1 \mathrm{e}^{-x}\mathrm{d}x = -x\mathrm{e}^{-x}\big|_0^1 - \mathrm{e}^{-x}\big|_0^1$

$$= -\mathrm{e}^{-1} + 1 - \mathrm{e}^{-1} = 1 - \frac{2}{\mathrm{e}}.$$

例 11　设 $f(3) = 5, \int_0^3 f(x)\mathrm{d}x = 1$,求 $\int_0^3 xf'(x)\mathrm{d}x$.

解:$\int_0^3 xf'(x)\mathrm{d}x = \int_0^3 x\mathrm{d}f(x) = xf(x)\big|_0^3 - \int_0^3 f(x)\mathrm{d}x$.

小结:例 10、例 11 都运用了定积分的分部积分法.与不定积分的分部积分法类似,运用分部积分法的关键是根据不同的类型选择合适的函数凑微分成 $\mathrm{d}v$,再运用分部积分公式 $\int_a^b u\mathrm{d}v = uv\big|_a^b - \int_a^b v\mathrm{d}u$ 进行计算.

例 12　若函数 $f(x)$ 在 $[a,b]$ 上连续,证明 $\int_{-a}^a f(x)\mathrm{d}x = \int_0^a [f(x) + f(x-a)]\mathrm{d}x$.

证明:$\int_0^a [f(x) + f(x-a)]\mathrm{d}x = \int_0^a f(x)\mathrm{d}x + \int_0^a f(x-a)\mathrm{d}x$

设 $x - a = t$,则 $x = a + t, \mathrm{d}x = \mathrm{d}t$ 当 $x = 0$ 时,$t = -a$;当 $x = a$ 时,$t = 0$;

$\int_0^a [f(x) + f(x-a)]\mathrm{d}x = \int_0^a f(x)\mathrm{d}x + \int_0^a f(x-a)\mathrm{d}x$

$$= \int_0^a f(x)\mathrm{d}x + \int_{-a}^0 f(t)\mathrm{d}t$$

$$= \int_0^a f(x)\mathrm{d}x + \int_{-a}^0 f(x)\mathrm{d}x = \int_{-a}^a f(x)\mathrm{d}x.$$

例 13　求曲线 $y = \mathrm{e}^x$ 及该曲线的过原点的切线和 y 轴所围成的平面图形的面积(图 3−1).

解:设曲线在点 (x_0, e^{x_0}) 处斜率为 $k = y' = \mathrm{e}^x$

$y - \mathrm{e}^{x_0} = \mathrm{e}^{x_0}(x - x_0)$

又已知该切线经过原点,即当 $x = 0$ 时,

$y = 0$,所以切线方程为 $y = \mathrm{e}x$

所以面积 $A = \int_0^1 (\mathrm{e}^x - \mathrm{e}x)\mathrm{d}x = \left(\mathrm{e}^x - \frac{1}{2}\mathrm{e}x^2\right)\bigg|_0^1 = \frac{\mathrm{e}}{2} - 1.$

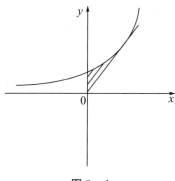

图 3−1

例 14　求曲线 $y^2 = -x$ 和 $y = -\dfrac{1}{3}x + \dfrac{2}{3}$ 所围成图形的面积(图 $3-2$).

解:由 $\begin{cases} y^2 = -x \\ y = -\dfrac{1}{3}x + \dfrac{2}{3} \end{cases}$ 得交点坐标为 $(-1,1)$ 和 $(-4,2)$,由所围成图形可知以 y 为

积分变量计算较简单,积分区间为 $y \in [1,2]$,

由 $y^2 = -x$ 得 $x = -y^2$;由 $y = -\dfrac{1}{3}x + \dfrac{2}{3}$ 得 $x = 2 - 3y$

微元为 $\mathrm{d}A = [-y^2 - (2-3y)]\mathrm{d}y = (-y^2 - 2 + 3y)\mathrm{d}y$

所以面积为 $A = \displaystyle\int_1^2 (-y^2 - 2 + 3y)\mathrm{d}y = \left(-\dfrac{y^3}{3} - 2y + \dfrac{3}{2}y^2\right)\Big|_1^2 = \dfrac{1}{6}$.

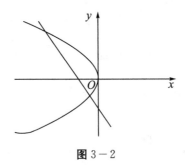

图 $3-2$

小结:例13、例14为利用定积分求平面图形的面积的题型.应用定积分计算平面图形的面积解题步骤如下:

(1) 画图,确定已知曲线所围成的区域的形状,求出边界曲线的交点;

(2) 再根据区域的形状,以计算简单方便为目的选择合适的积分变量(x 或 y)(如例13选择 x 为积分变量,例14、例15(2)选择 y 为积分变量),确定积分区间;

(3) 利用"以直代曲"的思想近似表示部分量,写出微元 $\mathrm{d}A$;

(4) 对微元在积分区间上求定积分.

例 15　已知曲线 $y = a\sqrt{x}\ (a > 0)$ 与曲线 $y = \ln\sqrt{x}$ 在点 (x_0, y_0) 处有公共切线,求

(1) 常数 a 及切点 (x_0, y_0);

(2) 两曲线与 x 轴所围平面图形的面积 A;

(3) 两曲线与 x 轴所围平面图形绕 x 轴旋转所得旋转体的体积.

分析:先利用两曲线有共同切线,确定 a 和切点坐标,然后利用微元法求出平面图形的面积(根据图形特点选择 y 为积分变量),在利用微元法求出旋转体的体积.

解:(1) 由已知可得 $(a\sqrt{x})'\big|_{x=x_0} = (\ln\sqrt{x})'\big|_{x=x_0}$

即　　　$\dfrac{a}{2\sqrt{x_0}} = \dfrac{1}{2x_0}$

解得,$x_0 = \dfrac{1}{a^2}$,将之分别带入两曲线方程,有

$$y_0 = a\sqrt{\frac{1}{a^2}} = \ln\sqrt{\frac{1}{a^2}}$$

因为 $a > 0$,所以 $y_0 = 1, a = \dfrac{1}{e}, x_0 = \dfrac{1}{e^2}$,故切点坐标为 $(e^2, 1)$.

(2) 两曲线分别为 $y = \dfrac{\sqrt{x}}{e}, y = \ln\sqrt{x}$ 所围成图形如图 3 - 3

交点坐标为 $(e^2, 1)$,选取 y 为积分变量,积分区间为

由 $y = \dfrac{\sqrt{x}}{e}$ 得 $x = e^2 y^2$;由 $y = \ln\sqrt{x}$ 得 $x = e^{2y}$;

微元为 $dA = (e^{2y} - e^2 y^2)dy$,

面积 $A = \displaystyle\int_0^1 (e^{2y} - e^2 y^2)dy = \left(\dfrac{1}{2}e^{2y} - \dfrac{1}{3}e^2 y^3\right)\Big|_0^1 = \dfrac{1}{6}e^2 - \dfrac{1}{2}$.

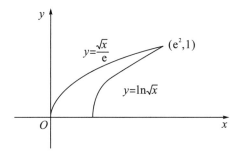

图 3 - 3

(3) 旋转体体积为

$$V_x = \int_0^{e^2} \pi\left(\dfrac{1}{e}\sqrt{x}\right)^2 dx - \int_0^{e^2} \pi(\ln\sqrt{x})^2 dx = \dfrac{\pi}{2e^2}x^2\Big|_0^{e^2} - \int_0^{e^2} \pi\left(\dfrac{1}{2}\ln x\right)^2 dx$$

$$= \dfrac{\pi e^2}{2} - \dfrac{\pi}{4}x\ln^2 x\Big|_1^{e^2} + \dfrac{\pi}{2}\int_1^{e^2} \ln x\, dx = \dfrac{\pi e^2}{2} - \pi e^2 + \dfrac{\pi}{2}\left(x\ln x\Big|_1^{e^2} - \int_1^{e^2} dx\right)$$

$$= \dfrac{\pi e^2}{2} - \pi e^2 + \dfrac{\pi}{2}\left[2e^2 - (e^2 - 1)\right] = \dfrac{\pi}{2}.$$

三、配套教材思考与练习解答

(一) 不定积分

1.在区间 $(-\infty, +\infty)$ 上,下列命题是否正确?为什么?

(1) $\dfrac{x^3}{3}$ 是 x^2 的原函数;

解:对.因为在 $-\infty < x < +\infty$ 时均有 $\left(\dfrac{x^3}{3}\right)' = x^2$.

(2) $\ln|x|$ 是 $\dfrac{1}{x}$ 的原函数;

解:不对. $\frac{1}{x}$ 和 $\ln|x|$ 的定义域均为 $R-\{0\}$,因此在 $(-\infty,+\infty)$ 上 $\ln|x|$ 不是 $\frac{1}{x}$ 的原函数;只有在 $R-\{0\}$ 上,$\ln|x|$ 才是 $\frac{1}{x}$ 的原函数.

(3)$\arcsin x$ 是 $\dfrac{1}{\sqrt{1-x^2}}$ 的原函数.

解:不对. 因为 $\arcsin x$ 的定义域为 $[-1,1]$,只有在 $x \in (-1,1)$ 时才有 $(\arcsin x)'$

$= \dfrac{1}{\sqrt{1-x^2}}$

2.证明函数 $\ln x$、$\ln ax$(常数 $a>0$) 和 $\ln x + b$(b 为常数) 是同一个函数的原函数. 说明这三个函数相互之间均只差一个常数.

证:因为 $(\ln x)' = \dfrac{1}{x}$,$(\ln ax)' = \dfrac{1}{ax} \cdot a = \dfrac{1}{x}(a>0)$,$(\ln x + b)' = \dfrac{1}{x} + 0 = \dfrac{1}{x}$.

所以 $\ln x$、$\ln(ax)$ 和 $\ln x + b$ 都是同一函数 $\dfrac{1}{x}$ 的原函数.

并且 $\ln x$、$\ln ax$ 和 $\ln x + b$ 相互之间均只差一个常数.

3.下列式子是否正确?为什么?

(1) $\dfrac{\mathrm{d}}{\mathrm{d}x}\left[\int f(x)\mathrm{d}x\right] = f(x)$; 　　　　(2)$\int f'(x)\mathrm{d}x = f(x)$;

(3)$\mathrm{d}\left[\int f(x)\mathrm{d}x\right] = f(x)$.

解:(1) 对. 因为 $\dfrac{\mathrm{d}}{\mathrm{d}x}\left[\int f(x)\mathrm{d}x\right] = \dfrac{\mathrm{d}}{\mathrm{d}x}[F(x)+C] = f(x)+0 = f(x)$.

(2) 错. 因为 $\int f'(x)\mathrm{d}x = f(x)+C$.

(3) 错. 因为 $\mathrm{d}\left[\int f(x)\mathrm{d}x\right] = \mathrm{d}[F(x)+C] = [F(x)+C]'\mathrm{d}x = [f(x)+0]\mathrm{d}x = f(x)\mathrm{d}x$.

(二) 定积分

1.说明定积分 $\displaystyle\int_0^3 (x^2+1)\mathrm{d}x$ 与不定积分 $\displaystyle\int (x^2+1)\mathrm{d}x$ 的联系及区别,进一步说明 $\displaystyle\int_a^b f(x)\mathrm{d}x$ 与 $\displaystyle\int f(x)\mathrm{d}x$ 的区别.

解:(1) $\displaystyle\int_0^3 (x^2+1)\mathrm{d}x$ 与 $\displaystyle\int (x^2+1)\mathrm{d}x$

联系:他们有相同的被积函数和原函数.

区别:$\displaystyle\int_0^3 (x^2+1)\mathrm{d}x$ 从几何意义上看,表示了由曲线 $y=x^2+1$、直线 $x=0$、$x=3$ 及 x 轴所围成曲边梯形的面积,它是一个确定的数值;而 $\displaystyle\int (x^2+1)\mathrm{d}x$ 从几何意义上看,表示了互相平行的曲线簇,它们在横坐标为 x 的点处切线的斜率均等于 x^2+1,$y = \dfrac{1}{3}x^3+x$

是这些曲线中的一条，将其沿着 y 轴作上、下平行移动，就可得到一簇积分曲线 $y = \frac{1}{3}x^3 + x + C$.

(2) $\int_a^b f(x)\mathrm{d}x$ 与 $\int f(x)\mathrm{d}x$ 的区别.

$\int_a^b f(x)\mathrm{d}x = F(x)\mid_a^b = F(b) - F(a)$，它是由曲线 $y = f(x)$，直线 $x = a$、$x = b$ 及 x 轴所围成的曲边梯形面积，是一个确定的数值；从定义知 $\int_a^b f(x)\mathrm{d}x$ 是特定的和极限，是一个确定的数.

$\int f(x)\mathrm{d}x = F(x) + C$，它是曲线簇，这些曲线在横坐标为 x 的点处切线的斜率均等于 $f(x)$，如果 $y = F(x)$ 是这些曲线中的一条，将其沿着 y 轴作上、下平行移动，就可得到一簇积分曲线 $y = F(x) + C$；从定义知 $\int f(x)\mathrm{d}x$ 是函数簇.

2. 若 $f(x)$ 是 $[a,b]$ 上的连续函数，则 $\int_a^x f(t)\mathrm{d}t$ 是其在该区间的原函数，对不对？$\int_x^b f(t)\mathrm{d}t$ 是否为 $f(x)$ 的原函数？为什么？

解：(1) 若 $f(x)$ 是 $[a,b]$ 上的连续函数，则 $\int_a^x f(t)\mathrm{d}t$ 是其在该区间的原函数.

因为若 $f(x)$ 是 $[a,b]$ 上的连续函数，则变上限积分 $G(x) = \int_a^x f(t)\mathrm{d}t$ 在 $[a,b]$ 上可导，且 $G'(x) = \left[\int_a^x f(t)\mathrm{d}t\right]' = f(x)$.

(2) $\int_x^b f(t)\mathrm{d}t$ 不一定是 $f(x)$ 的原函数.

令 $P(x) = \int_x^b f(t)\mathrm{d}t = -\int_b^x f(t)\mathrm{d}t$，则 $P'(x) = -f(x)$.

只有在 $[a,b]$ 上有 $f(x) = -f(x)$，即 $f(x) = 0$ 时，$\int_x^b f(t)\mathrm{d}t$ 才是 $f(x)$ 的原函数.

3. 一个函数若有原函数，则有无穷多个原函数. 那么利用牛顿－莱布尼茨公式计算定积分 $\int_a^b f(x)\mathrm{d}x = F(b) - F(a)$ 时，是否会由于选取不同的原函数而得到不同的积分值？为什么？

解：不会. 因为 $f(x)$ 的所有原函数之间只相差一个常数，可表示为 $F(x) + C$，当用牛顿－莱布尼茨公式时，

$$\int_a^b f(x)\mathrm{d}x = \left[F(x) + C\right]\bigg|_a^b = \left[F(b) + C\right] - \left[F(a) + C\right] = F(b) - F(a).$$

所以公式 $\int_a^b f(x)\mathrm{d}x = F(x)\mid_a^b = F(b) - F(a)$ 对 $f(x)$ 的任何一个原函数都成立，且积分值相同.

（三）定积分的应用

1.什么叫微元法?该法的关键是哪个步骤?用微元法解决实际问题应注意什么?

解:将实际问题转换成定积分定义中的"分割、近似、求和、取极限"的方法称为微元法.用微元法解决实际问题归纳为下面两个步骤:

(1) 在 $[a,b]$ 中的任一小区间 $[x, x + dx]$ 上以均匀变化近似代替非均匀变化,列出所求量的微元 $dA = f(x)dx$.

(2) 对上式积分,即得所求量 A 的定积分表达式: $A = \int_a^b f(x)dx$.

以上两步,关键是第一步,即要正确地写出所求量 A 的微元.

遇到一个实际问题时,首先选择变量 x 作为积分变量,并确定其变化区间 $[a,b]$,再判断所求的量 A 具有"可加性";这时不必按定积分的定义去做,只要将 $[a,b]$ 分为任意个小区间,任取具有代表性的一个 $[x, x + dx]$,找到函数 $f(x)$,求出相应在此小区间上 A 的部分量 ΔA 的近似值 $\Delta A \approx f(x)dx$,记作 $dA = f(x)dx$,称 dA 为 A 的微元,再判断 dA 与 ΔA 只差是比 Δx 高阶的无穷小量,那么以微元 dA 作为被积表达式,在 $[a,b]$ 上作定积分即得

$$A = \int_a^b f(x)dx.$$

2.求由曲线 $y = \sin x$ 与 x 轴及直线 $x = 0$、$x = 2\pi$ 所围平面图形的面积,某人的解法为面积 $S = \int_0^{2\pi} \sin x dx = 0$,指出其错误的原因,并更正.

解:被积函数 $y = \sin x$ 在 $(0,\pi)$ 上的函数值为正,而在 $(\pi, 2\pi)$ 上的函数值为负,其在 $[\pi, 2\pi]$ 上所围面积应是 $\int_\pi^{2\pi} \sin x dx$ 的绝对值. 于是

$$S = \int_0^{2\pi} |\sin x| \, dx = \int_0^\pi \sin x dx + \int_\pi^{2\pi} (-\sin x)dx = -\cos x \Big|_0^\pi + \cos x \Big|_\pi^{2\pi} = 4.$$

（四）广义积分

指出下列运算中的错误,并给出正确地解答:

1. $\int_{-1}^1 \dfrac{dx}{x} = [\ln|x|]\big|_{-1}^1 = 0.$

解:被积函数 $y = \dfrac{1}{x}$ 在区间 $[-1,1]$ 上并不连续 $(x \neq 0)$,因此不能用牛顿－莱布尼茨公式. 而 $x = 0$ 是被积函数的无穷间断点,于是

$$\int_{-1}^1 \frac{dx}{x} = \int_{-1}^0 \frac{dx}{x} + \int_0^1 \frac{dx}{x} = \lim_{\varepsilon_1 \to 0^+} \int_{-1}^{0-\varepsilon_1} \frac{dx}{x} + \lim_{\varepsilon_2 \to 0^+} \int_{0+\varepsilon_2}^1 \frac{dx}{x}.$$

由于 $\lim\limits_{\varepsilon_1 \to 0^+} \int_{-1}^{0-\varepsilon_1} \dfrac{dx}{x} = \lim\limits_{\varepsilon_1 \to 0^+} [\ln|x|]\big|_{-1}^{-\varepsilon_1} = \lim\limits_{\varepsilon_1 \to 0^+} (\ln\varepsilon_1 - \ln 1) = \lim\limits_{\varepsilon_1 \to 0^+} \ln\varepsilon_1 = -\infty$,极

限不存在,即 $\int_{-1}^0 \dfrac{dx}{x}$ 发散.

因此广义积分 $\displaystyle\int_{-1}^{1}\frac{dx}{x}$ 发散.

2. $\displaystyle\int_{-\infty}^{\infty}x\,dx = 0$(见教材例 $3-38$).

解:被积函数 $y = x$ 在$(-\infty, +\infty)$内连续,且为奇函数,但$(-\infty, +\infty)$不是有限区间,不满足例 $3-38$ 中的条件.

注:定积分是在有限区间$[a, b]$上定义的,例 $3-38$ 是常义积分(普通积分)的性质,不能随意推广到广义积分.

$$\int_{-\infty}^{\infty}x\,dx = \int_{-\infty}^{0}x\,dx + \int_{0}^{+\infty}x\,dx = \lim_{a\to-\infty}\int_{a}^{0}x\,dx + \lim_{b\to+\infty}\int_{0}^{b}x\,dx.$$

由于 $\displaystyle\lim_{a\to-\infty}\int_{a}^{0}x\,dx = \lim_{a\to-\infty}\left(\frac{1}{2}x^2\right)\bigg|_{a}^{0} = \lim_{a\to-\infty}\left(-\frac{1}{2}a^2\right) = -\infty$,极限不存在,即$\displaystyle\int_{-\infty}^{0}x\,dx$ 发散.因此广义积分 $\displaystyle\int_{-\infty}^{\infty}x\,dx$ 发散.

四、配套教材习题三详解

1.用直接积分法求下列不定积分:

$(1)\displaystyle\int(x^3 + 1)dx$;

解:$\displaystyle\int(x^3 + 1)dx = \int x^3 dx + \int 1dx = \frac{1}{4}x^4 + x + C$.

$(2)\displaystyle\int\sqrt[3]{x}\,dx$;

解:$\displaystyle\int\sqrt[3]{x}\,dx = \int x^{\frac{1}{3}}dx = \frac{3}{4}x^{\frac{4}{3}} + C$.

$(3)\displaystyle\int(e^x - 2)dx$;

解:$\displaystyle\int(e^x - 2)dx = \int e^x dx - \int 2dx = e^x - 2x + C$.

$(4)\displaystyle\int 3\sin x\,dx$;

解:$\displaystyle\int 3\sin x\,dx = 3\int\sin x\,dx = -3\cos x + C$.

$(5)\displaystyle\int x\sqrt{x}\,dx$;

解:$\displaystyle\int x\sqrt{x}\,dx = \int x^{\frac{3}{2}}dx = \frac{2}{5}x^{\frac{5}{2}} + C$.

$(6)\displaystyle\int(\sqrt{x} + 1)(x - \sqrt{x} + 1)dx$;

解:$\displaystyle\int(\sqrt{x} + 1)(x - \sqrt{x} + 1)dx = \int(x^{\frac{3}{2}} + 1)dx = \int x^{\frac{3}{2}}dx + \int 1dx = \frac{2}{5}x^{\frac{5}{2}} + x + C$.

$(7)\displaystyle\int\cot^2 x\,dx$;

解：$\int \cot^2 x \mathrm{d}x = \int [(1+\cot^2 x)-1]\mathrm{d}x = \int \csc^2 x \mathrm{d}x - \int 1\mathrm{d}x = -\cot x - x + C.$

(8) $\int (1+\sin x + \cos x)\mathrm{d}x$；

解：$\int (1+\sin x + \cos x)\mathrm{d}x = \int 1\mathrm{d}x + \int \sin x \mathrm{d}x + \int \cos x \mathrm{d}x = x - \cos x + \sin x + C.$

(9) $\int \dfrac{1}{\sqrt{x}}\mathrm{d}x$；

解：$\int \dfrac{1}{\sqrt{x}}\mathrm{d}x = \int x^{-\frac{1}{2}}\mathrm{d}x = 2x^{\frac{1}{2}} + C = 2\sqrt{x} + C.$

(10) $\int \dfrac{4x-3\sqrt{x}-5}{x}\mathrm{d}x$；

解：$\int \dfrac{4x-3\sqrt{x}-5}{x}\mathrm{d}x = \int (4-3x^{-\frac{1}{2}}-\dfrac{5}{x})\mathrm{d}x = 4\int 1\mathrm{d}x - 3\int x^{-\frac{1}{2}}\mathrm{d}x - 5\int \dfrac{1}{x}\mathrm{d}x$

$$= 4x - 6x^{\frac{1}{2}} - 5\ln|x| + C = 4x - 6\sqrt{x} - 5\ln|x| + C.$$

(11) $\int \dfrac{x^3-27}{x-3}\mathrm{d}x$；

解：$\int \dfrac{x^3-27}{x-3}\mathrm{d}x = \int (x^2+3x+9)\mathrm{d}x = \int x^2\mathrm{d}x + 3\int x\mathrm{d}x + 9\int 1\mathrm{d}x$

$$= \dfrac{1}{3}x^3 + \dfrac{3}{2}x^2 + 9x + C.$$

(12) $\int \dfrac{\sqrt{1+x^2}}{\sqrt{1-x^4}}\mathrm{d}x$；

解：$\int \dfrac{\sqrt{1+x^2}}{\sqrt{1-x^4}}\mathrm{d}x = \int \dfrac{\sqrt{1+x^2}}{\sqrt{(1-x^2)(1+x^2)}}\mathrm{d}x = \int \dfrac{1}{\sqrt{(1-x^2)}}\mathrm{d}x = \arcsin x + C.$

(13) $\int \dfrac{\cos 2x}{\cos x - \sin x}\mathrm{d}x$；

解：$\int \dfrac{\cos 2x}{\cos x - \sin x}\mathrm{d}x = \int \dfrac{\cos^2 x - \sin^2 x}{\cos x - \sin x}\mathrm{d}x$

$$= \int (\cos x + \sin x)\mathrm{d}x = \int \sin x \mathrm{d}x + \int \cos x \mathrm{d}x$$

$$= \sin x - \cos x + C.$$

(14) $\int \dfrac{1}{\sin^2 x \cos^2 x}\mathrm{d}x.$

解：$\int \dfrac{1}{\sin^2 x \cos^2 x}\mathrm{d}x = \int \dfrac{\cos^2 x + \sin^2 x}{\sin^2 x \cos^2 x}\mathrm{d}x = \int \dfrac{1}{\cos^2 x}\mathrm{d}x + \int \dfrac{1}{\sin^2 x}\mathrm{d}x$

$$= \tan x - \cot x + C.$$

2. 用换元积分法求下列不定积分：

(1) $\int \sin^3 x \cos x \mathrm{d}x$；

解：$\int \sin^3 x \cos x \mathrm{d}x = \int \sin^3 x \mathrm{d}\sin x = \dfrac{1}{4}\sin^4 x + C.$

$(2)\displaystyle\int \sin 2x\,\cos^3 x\,\mathrm{d}x$;

解：$\displaystyle\int \sin 2x\,\cos^3 x\,\mathrm{d}x = \int 2\sin x\,\cos^4 x\,\mathrm{d}x = -2\int \cos^4 x\,\mathrm{d}\cos x = -\frac{2}{5}\cos^5 x + C.$

$(3)\displaystyle\int \frac{3}{(1-2x)^2}\mathrm{d}x$;

解：$\displaystyle\int \frac{3}{(1-2x)^2}\mathrm{d}x = -\frac{3}{2}\int \frac{\mathrm{d}(1-2x)}{(1-2x)^2} = \frac{3}{2(1-2x)} + C.$

$(4)\displaystyle\int \frac{\sqrt{\ln x}}{x}\mathrm{d}x$;

解：$\displaystyle\int \frac{\sqrt{\ln x}}{x}\mathrm{d}x = \int \sqrt{\ln x}\,\mathrm{d}\ln x = \frac{2}{3}(\ln x)^{\frac{3}{2}} + C.$

$(5)\displaystyle\int \frac{1}{1-x^2}\ln \frac{1+x}{1-x}\mathrm{d}x$;

解：$\because (\ln \frac{1+x}{1-x})' = \frac{1-x}{1+x}\cdot \frac{(1+x)'(1-x)-(1+x)(1-x)'}{(1-x)^2} = \frac{2}{1-x^2},$

$\therefore \displaystyle\int \frac{1}{1-x^2}\ln \frac{1+x}{1-x}\mathrm{d}x = \frac{1}{2}\int \ln \frac{1+x}{1-x}\mathrm{d}\ln \frac{1+x}{1-x} = \frac{1}{4}\ln^2(\frac{1+x}{1-x}) + C.$

$(6)\displaystyle\int \frac{2x-3}{x^2-3x+8}\mathrm{d}x$;

解：$\displaystyle\int \frac{2x-3}{x^2-3x+8}\mathrm{d}x = \int \frac{\mathrm{d}(x^2-3x)}{x^2-3x+8} = \int \frac{\mathrm{d}(x^2-3x+8)}{x^2-3x+8} = \ln|x^2-3x+8| + C.$

$(7)\displaystyle\int 2x\sqrt{1+x^2}\,\mathrm{d}x$;

解：$\displaystyle\int 2x\sqrt{1+x^2}\,\mathrm{d}x = \int \sqrt{1+x^2}\,\mathrm{d}x^2 = \int \sqrt{1+x^2}\,\mathrm{d}(x^2+1) = \frac{2}{3}(x^2+1)^{\frac{3}{2}} + C.$

$(8)\displaystyle\int (3-2x)^8\mathrm{d}x$;

解：$\displaystyle\int (3-2x)^8\mathrm{d}x = -\frac{1}{2}\int (3-2x)^8\mathrm{d}(3-2x) = -\frac{1}{18}(3-2x)^9 + C.$

$(9)\displaystyle\int \frac{\mathrm{d}x}{1+9x^2}$;

解：$\displaystyle\int \frac{\mathrm{d}x}{1+9x^2} = \frac{1}{3}\int \frac{\mathrm{d}(3x)}{1+(3x)^2} = \frac{1}{3}\arctan 3x + C.$

$(10)\displaystyle\int \frac{1}{\sqrt{(4-9x^2)}}\mathrm{d}x$;

解：$\displaystyle\int \frac{1}{\sqrt{(4-9x^2)}}\mathrm{d}x = \frac{1}{2}\int \frac{1}{\sqrt{1-(\frac{3}{2}x)^2}}\mathrm{d}x = \frac{1}{3}\int \frac{\mathrm{d}(\frac{3}{2}x)}{\sqrt{1-(\frac{3}{2}x)^2}}$

$\qquad\qquad = \frac{1}{3}\arcsin \frac{3}{2}x + C.$

$(11)\displaystyle\int \frac{\mathrm{d}x}{\sqrt{1+\mathrm{e}^{2x}}}$;

解：$\displaystyle\int \frac{\mathrm{d}x}{\sqrt{1+\mathrm{e}^{2x}}} = \int \frac{\mathrm{e}^{-x}\,\mathrm{d}x}{\sqrt{1+\mathrm{e}^{-2x}}} = \int \frac{-\,\mathrm{d}\mathrm{e}^{-x}}{\sqrt{1+\mathrm{e}^{-2x}}}$

$$\xlongequal{\mathrm{e}^{-x}=t} \int \frac{-\,\mathrm{d}t}{\sqrt{1+t^2}} \xlongequal{t=\tan u} \int \frac{-\sec^2 u\,\mathrm{d}u}{\sec u}$$

$$=-\int \sec u\,\mathrm{d}u = -\ln|\sec u + \tan u| + C$$

$$=-\ln\left|\sqrt{1+t^2}+t\right| + C = -\ln\left(\sqrt{1+\mathrm{e}^{-2x}}+\mathrm{e}^{-x}\right) + C.$$

见图 3 − 4.

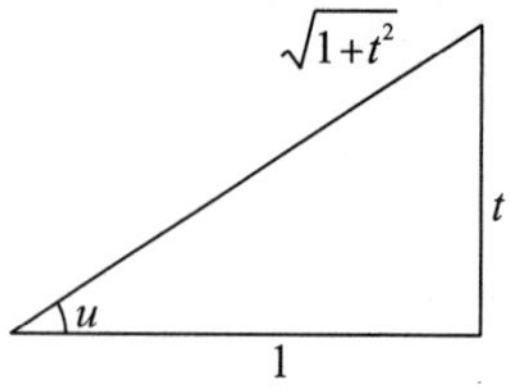

图 3 − 4

$(12)\displaystyle\int \frac{\sec x \cdot \tan x}{\sqrt{1+\sec^2 x}}\mathrm{d}x$；

解：$\because (\sec x)' = \sec x \cdot \tan x$，

$$\therefore \int \frac{\sec x \cdot \tan x}{\sqrt{1+\sec^2 x}}\mathrm{d}x = \int \frac{\mathrm{d}\sec x}{\sqrt{1+\sec^2 x}} \xlongequal{\sec x = t} \int \frac{\mathrm{d}t}{\sqrt{1+t^2}}$$

而 $\displaystyle\int \frac{\mathrm{d}t}{\sqrt{1+t^2}} \xlongequal{t=\tan u} \int \frac{\sec^2 u\,\mathrm{d}u}{\sec u} = \int \sec u\,\mathrm{d}u = \ln|\sec u + \tan u| + C$

$$= \ln\left|\sqrt{1+t^2}+t\right| + C,$$

所以 $\displaystyle\int \frac{\sec x \cdot \tan x}{\sqrt{1+\sec^2 x}}\mathrm{d}x = \ln\left|\sqrt{1+t^2}+t\right| + C = \ln\left|\sqrt{1+\sec^2 x}+\sec x\right| + C.$

见图 3 − 5.

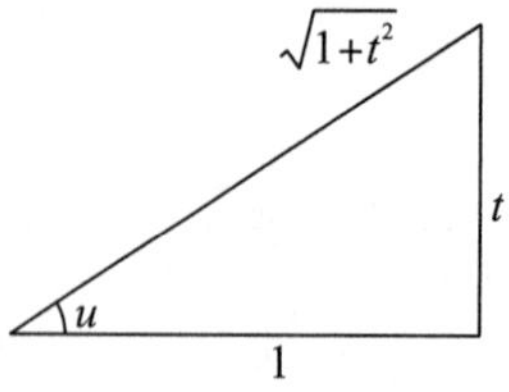

图 3 − 5

$(13)\displaystyle\int \sin^4 x\,\mathrm{d}x$；

解:$\int \sin^4 x \, dx = \int \left(\frac{1-\cos 2x}{2}\right)^2 dx = \frac{1}{4}\int (1 - 2\cos 2x + \cos^2 2x) \, dx$

$$= \frac{1}{4}\left[x - \int \cos 2x \, d2x + \int \frac{1+\cos 4x}{2} dx\right]$$

$$= \frac{1}{4}\left[x - \sin 2x + \frac{1}{2}x + \frac{1}{8}\int \cos 4x \, d4x\right]$$

$$= \frac{3x}{8} - \frac{\sin 2x}{4} + \frac{\sin 4x}{32} + C.$$

(14)$\int (\tan x - \cot x) \, dx$;

解:$\int (\tan x - \cot x) \, dx = \int \frac{\sin x}{\cos x} dx - \int \frac{\cos x}{\sin x} dx = \int \frac{-d\cos x}{\cos x} - \int \frac{d\sin x}{\sin x}$

$$= -\ln|\cos x| - \ln|\sin x| + C = -\ln|\sin x \cos x| + C.$$

(15)$\int \frac{x}{\sqrt{(4-x^4)}} dx$;

解:$\int \frac{x}{\sqrt{(4-x^4)}} dx = \frac{1}{2}\int \frac{dx^2}{\sqrt{4-(x^2)^2}} \overset{x^2=t}{=\!=\!=} \frac{1}{2}\int \frac{dt}{\sqrt{4-t^2}}$,

设 $t = 2\sin u$,则 $dt = 2\cos u \, du$. 于是

$$\int \frac{dt}{\sqrt{4-t^2}} = \int \frac{2\cos u \, du}{2\cos u} = \int du = u + C_1 = \arcsin \frac{t}{2} + C_1,$$

所以 $\int \frac{x}{\sqrt{(4-x^4)}} dx = \frac{1}{2}\arcsin \frac{t}{2} + \frac{1}{2}C_1 = \frac{1}{2}\arcsin \frac{x^2}{2} + C.$

(16)$\int \frac{1}{\sin^4 x} dx$;

解:$\int \frac{1}{\sin^4 x} dx = \int \frac{\csc^2 x \, dx}{\sin^2 x} = -\int \frac{d\cot x}{\sin^2 x} = -\int \csc^2 x \, d\cot x = -\int (1+\cot^2 x) \, d\cot x$

$$= -\int d\cot x - \int \cot^2 x \, d\cot x = -\cot x - \frac{1}{3}\cot^3 x + C.$$

(17)$\int \frac{dx}{(1-x^2)^{\frac{3}{2}}}$;

解:设 $x = \sin t$,则 $dx = \cos t \, dt$. 于是

$$\int \frac{dx}{(1-x^2)^{\frac{3}{2}}} = \int \frac{\cos t}{\cos^3 t} dt = \int \frac{dt}{\cos^2 t} = \int \sec^2 t \, dt = \tan t + C$$

$$= \frac{x}{\sqrt{1-x^2}} + C.$$

见图 3 − 6.

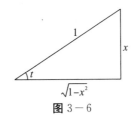

图 3 − 6

(18) $\int \dfrac{\mathrm{d}x}{\sqrt{x^2-3}}$;

解:设 $x = \sqrt{3}\sec t$,则 $\mathrm{d}x = \sqrt{3}\sec t\tan t\,\mathrm{d}t$. 于是

$$\int \frac{\mathrm{d}x}{\sqrt{x^2-3}} = \int \frac{\sqrt{3}\sec t\tan t}{\sqrt{3}\tan t}\mathrm{d}t = \int \sec t\,\mathrm{d}t = \ln|\sec t + \tan t| + C_1$$

$$= \ln\left|\frac{x}{\sqrt{3}} + \frac{\sqrt{x^2-3}}{\sqrt{3}}\right| + C_1 = \ln\left|x + \sqrt{x^2-3}\right| + C$$

见图 $3-7$.

(19) $\int \dfrac{\mathrm{d}x}{x^2\sqrt{1-x^2}}$;

解法一:设 $x = \sin t$,则 $\mathrm{d}x = \cos t\,\mathrm{d}t$. 于是

$$\int \frac{\mathrm{d}x}{x^2\sqrt{1-x^2}} = \int \frac{\cos t}{\sin^2 t\cos t}\mathrm{d}t = \int \csc^2 t\,\mathrm{d}t = -\cot t + C = -\frac{\sqrt{1-x^2}}{x} + C.$$

解法二:设 $x = \dfrac{1}{u}$,则 $\mathrm{d}x = -\dfrac{1}{u^2}\mathrm{d}u$;于是

$$\int \frac{\mathrm{d}x}{x^2\sqrt{1-x^2}} = \int \frac{-\dfrac{1}{u^2}\mathrm{d}u}{\dfrac{1}{u^2}\sqrt{1-\dfrac{1}{u^2}}} = -\int \frac{u\,\mathrm{d}u}{\sqrt{u^2-1}} = -\frac{1}{2}\int \frac{\mathrm{d}(u^2-1)}{\sqrt{u^2-1}}$$

$$= -\sqrt{u^2-1} + C = -\sqrt{\frac{1}{x^2}-1} + C = -\frac{\sqrt{1-x^2}}{x} + C.$$

见图 $3-8$.

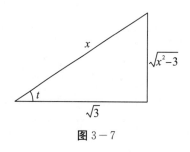

图 $3-7$

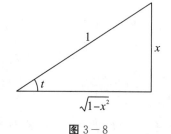

图 $3-8$

(20) $\int \dfrac{\mathrm{d}x}{x^2\sqrt{x^2+3}}$;

解法一:设 $x = \sqrt{3}\tan t$,则 $\mathrm{d}x = \sqrt{3}\sec^2 t\,\mathrm{d}t$. 于是

$$\int \frac{\mathrm{d}x}{x^2\sqrt{x^2+3}} = \int \frac{\sqrt{3}\sec^2 t\,\mathrm{d}t}{3\tan^2 t\sqrt{3}\sec t} = \frac{1}{3}\int \frac{\cos t}{\sin^2 t}\mathrm{d}t = \frac{1}{3}\int \frac{\mathrm{d}\sin t}{\sin^2 t} = -\frac{1}{3}\frac{1}{\sin t} + C$$

$$= -\frac{1}{3}\csc t + C = -\frac{\sqrt{x^2+3}}{3x} + C.$$

解法二:设 $x = \dfrac{1}{u}$,则 $\mathrm{d}x = -\dfrac{1}{u^2}\mathrm{d}u$. 于是

$$\int \frac{dx}{x^2\sqrt{x^2+3}} = \int \frac{-\dfrac{1}{u^2}du}{\dfrac{1}{u^2}\sqrt{\dfrac{1}{u^2}+3}} = -\int \frac{u\,du}{\sqrt{1+3u^2}} = -\frac{1}{6}\int \frac{d(1+3u^2)}{\sqrt{1+3u^2}}$$

$$= -\frac{1}{3}\sqrt{1+3u^2}+C = -\frac{1}{3}\sqrt{1+\frac{3}{x^2}}+C$$

$$= -\frac{\sqrt{x^2+3}}{3x}+C.$$

见图 3 − 9.

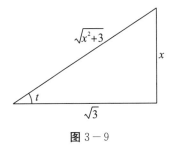

图 3 − 9

(21) $\displaystyle\int \frac{\sqrt{x^2-4}}{x}dx$;

解:设 $x=2\sec t$,则 $dx=2\sec t\tan t\,dt$. 于是

$$\int \frac{\sqrt{x^2-4}}{x}dx = \int \frac{2\tan t\cdot 2\sec t\tan t}{2\sec t}dt = 2\int \tan^2 t\,dt = 2\int (\sec^2 t-1)dt$$

$$= 2\tan t-2t+C = \sqrt{x^2-4}-2\arctan\frac{\sqrt{x^2-4}}{2}+C.$$

见图 3 − 10.

(22) $\displaystyle\int \frac{dx}{(1+x^2)^{\frac{3}{2}}}$.

解:设 $x=\tan t$,则 $dx=\sec^2 t\,dt$. 于是

$$\int \frac{dx}{(1+x^2)^{\frac{3}{2}}} = \int \frac{\sec^2 t\,dt}{(1+\tan^2 t)^{\frac{3}{2}}} = \int \frac{\sec^2 t\,dt}{\sec^3 t} = \int \frac{dt}{\sec t} = \int \cos t\,dt = \sin t+C$$

$$= \frac{x}{\sqrt{1+x^2}}+C.$$

见图 3 − 11.

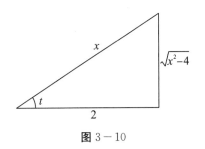

图 3 − 10

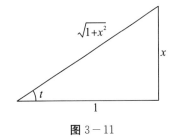

图 3 − 11

3. 用分部积分法求下列不定积分：

(1) $\int x\mathrm{e}^{-x}\mathrm{d}x$；

解：$\int x\mathrm{e}^{-x}\mathrm{d}x = -\int x\mathrm{d}\mathrm{e}^{-x} = -\left(x\mathrm{e}^{-x} - \int \mathrm{e}^{-x}\mathrm{d}x\right) = -\left[x\mathrm{e}^{-x} + \int \mathrm{e}^{-x}\mathrm{d}(-x)\right]$

$\qquad = -\mathrm{e}^{-x}(x+1) + C.$

(2) $\int x\sin 2x\,\mathrm{d}x$；

解：$\int x\sin 2x\,\mathrm{d}x = \dfrac{1}{2}\int x\sin 2x\,\mathrm{d}2x = -\dfrac{1}{2}\int x\mathrm{d}\cos 2x = -\dfrac{1}{2}\left(x\cos 2x - \int \cos 2x\,\mathrm{d}x\right)$

$\qquad = -\dfrac{1}{2}\left(x\cos 2x - \dfrac{1}{2}\int \cos 2x\,\mathrm{d}2x\right) = -\dfrac{1}{2}\left(x\cos 2x - \dfrac{1}{2}\sin 2x\right) + C$

$\qquad = -\dfrac{x\cos 2x}{2} + \dfrac{\sin 2x}{4} + C.$

(3) $\int x^2\cos^2 x\,\mathrm{d}x$；

解：$\int x^2\cos^2 x\,\mathrm{d}x = \int \dfrac{x^2(1+\cos 2x)}{2}\mathrm{d}x = \dfrac{1}{2}\left(\int x^2\mathrm{d}x + \int x^2\cos 2x\,\mathrm{d}x\right)$

$\qquad = \dfrac{x^3}{6} + \dfrac{1}{2}\int x^2\cos 2x\,\mathrm{d}x = \dfrac{x^3}{6} + \dfrac{1}{4}\int x^2\mathrm{d}\sin 2x$

$\qquad = \dfrac{x^3}{6} + \dfrac{x^2\sin 2x}{4} - \dfrac{1}{4}\int \sin 2x\,\mathrm{d}x^2 = \dfrac{x^3}{6} + \dfrac{x^2\sin 2x}{4} - \dfrac{1}{4}\int 2x\sin 2x\,\mathrm{d}x$

$\qquad = \dfrac{x^3}{6} + \dfrac{x^2\sin 2x}{4} + \dfrac{1}{4}\int x\mathrm{d}\cos 2x$

$\qquad = \dfrac{x^3}{6} + \dfrac{x^2\sin 2x}{4} + \dfrac{1}{4}\left(x\cos 2x - \int \cos 2x\,\mathrm{d}x\right)$

$\qquad = \dfrac{x^3}{6} + \dfrac{x^2\sin 2x}{4} + \dfrac{x\cos 2x}{4} - \dfrac{1}{8}\int \cos 2x\,\mathrm{d}2x$

$\qquad = \dfrac{x^3}{6} + \dfrac{x^2\sin 2x}{4} + \dfrac{x\cos 2x}{4} - \dfrac{\sin 2x}{8} + C.$

(4) $\int \ln(x^2+1)\mathrm{d}x$；

解：$\int \ln(x^2+1)\mathrm{d}x = x\ln(x^2+1) - \int x\mathrm{d}\ln(x^2+1) = x\ln(x^2+1) - \int \dfrac{2x^2\mathrm{d}x}{x^2+1}$

$\qquad = x\ln(x^2+1) - 2\int \left(1 - \dfrac{1}{x^2+1}\right)\mathrm{d}x$

$\qquad = x\ln(x^2+1) - 2x + 2\arctan x + C.$

(5) $\int (\arcsin x)^2\mathrm{d}x$；

解：$\int (\arcsin x)^2\mathrm{d}x = x(\arcsin x)^2 - \int x\mathrm{d}(\arcsin x)^2$

$\qquad = x(\arcsin x)^2 - \int \dfrac{2x\arcsin x}{\sqrt{1-x^2}}\mathrm{d}x$

$$= x\,(\arcsin x)^2 + \int \frac{\arcsin x}{\sqrt{1-x^2}}\mathrm{d}(1-x^2)$$

$$= x\,(\arcsin x)^2 + 2\int \arcsin x\,\mathrm{d}(\sqrt{1-x^2})$$

$$= x\,(\arcsin x)^2 + 2\arcsin x \cdot \sqrt{1-x^2} - 2\int \sqrt{1-x^2}\,\mathrm{d}\arcsin x$$

$$= x\,(\arcsin x)^2 + 2\arcsin x \cdot \sqrt{1-x^2} - 2\int 1\mathrm{d}x$$

$$= x\,(\arcsin x)^2 + 2\arcsin x \cdot \sqrt{1-x^2} - 2x + C.$$

$(6)\displaystyle\int \cos(\ln x)\mathrm{d}x;$

解：$\because \displaystyle\int \cos(\ln x)\mathrm{d}x = x\cos(\ln x) - \int x\,\mathrm{d}\cos(\ln x) = x\cos(\ln x) + \int x\sin(\ln x)\frac{1}{x}\mathrm{d}x$

$$= x\cos(\ln x) + x\sin(\ln x) - \int x\,\mathrm{d}\sin(\ln x)$$

$$= x\cos(\ln x) + x\sin(\ln x) - \int x\cos(\ln x)\frac{1}{x}\mathrm{d}x$$

$$= x\cos(\ln x) + x\sin(\ln x) - \int \cos(\ln x)\mathrm{d}x,$$

$\therefore \displaystyle\int \cos(\ln x)\mathrm{d}x = \frac{x}{2}\big[\cos(\ln x) + \sin(\ln x)\big] + C.$

$(7)\displaystyle\int \frac{(\ln x)^3}{x^2}\mathrm{d}x;$

解：$\displaystyle\int \frac{(\ln x)^3}{x^2}\mathrm{d}x = -\int (\ln x)^3\,\mathrm{d}\frac{1}{x} = -\frac{(\ln x)^3}{x} + \int \frac{1}{x}\mathrm{d}(\ln x)^3$

$$= -\frac{(\ln x)^3}{x} + \int \frac{3\,(\ln x)^2}{x^2}\mathrm{d}x = -\frac{(\ln x)^3}{x} + \int 3\,(\ln x)^2\,\mathrm{d}\frac{1}{x}$$

$$= -\frac{(\ln x)^3}{x} - \frac{3\,(\ln x)^2}{x} + \int \frac{3}{x}\mathrm{d}\,(\ln x)^2$$

$$= -\frac{(\ln x)^3}{x} - \frac{3\,(\ln x)^2}{x} + \int \frac{6\ln x}{x^2}\mathrm{d}x$$

$$= -\frac{(\ln x)^3}{x} - \frac{3\,(\ln x)^2}{x} - 6\int \ln x\,\mathrm{d}\frac{1}{x}$$

$$= -\frac{(\ln x)^3}{x} - \frac{3\,(\ln x)^2}{x} - \frac{6\ln x}{x} + 6\int \frac{1}{x}\mathrm{d}\ln x$$

$$= -\frac{(\ln x)^3}{x} - \frac{3\,(\ln x)^2}{x} - \frac{6\ln x}{x} + 6\int \frac{1}{x^2}\mathrm{d}x$$

$$= -\frac{(\ln x)^3}{x} - \frac{3\,(\ln x)^2}{x} - \frac{6\ln x}{x} - 6\,\frac{1}{x} + C$$

$$= -\frac{1}{x}\big[(\ln x)^3 + 3\,(\ln x)^2 + 6\ln x + 6\big] + C.$$

$(8)\displaystyle\int \frac{\ln\cos x}{\cos^2 x}\mathrm{d}x;$

解：$\displaystyle\int \frac{\ln\cos x}{\cos^2 x}\mathrm{d}x = \int \ln\cos x\,\mathrm{d}\tan x = \tan x \cdot \ln\cos x - \int \tan x\,\mathrm{d}\ln\cos x$

$\qquad\qquad = \tan x \cdot \ln\cos x - \int \tan x\,\dfrac{1}{\cos x}(-\sin x)\mathrm{d}x$

$\qquad\qquad = \tan x \cdot \ln\cos x + \int \tan^2 x\,\mathrm{d}x = \tan x \cdot \ln\cos x + \int(\sec^2 x - 1)\mathrm{d}x$

$\qquad\qquad = \tan x \cdot \ln\cos x + \tan x - x + C.$

$(9)\displaystyle\int \sqrt{3^2 - x^2}\,\mathrm{d}x\,;$

解：$\because \displaystyle\int \sqrt{3^2 - x^2}\,\mathrm{d}x = x\sqrt{3^2 - x^2} - \int x\,\mathrm{d}\sqrt{3^2 - x^2} = x\sqrt{3^2 - x^2} - \int \frac{-2x^2\,\mathrm{d}x}{2\sqrt{3^2 - x^2}}$

$\qquad\qquad = x\sqrt{3^2 - x^2} - \displaystyle\int \frac{[(3^2 - x^2) - 3^2]\mathrm{d}x}{\sqrt{3^2 - x^2}}$

$\qquad\qquad = x\sqrt{3^2 - x^2} - \displaystyle\int \sqrt{3^2 - x^2}\,\mathrm{d}x + 9\int \frac{\mathrm{d}x}{\sqrt{3^2 - x^2}}\,,$

$\therefore \displaystyle\int \sqrt{3^2 - x^2}\,\mathrm{d}x = \frac{1}{2}\left[x\sqrt{3^2 - x^2} + 9\int \frac{\mathrm{d}\left(\frac{x}{3}\right)}{\sqrt{1 - \dfrac{x^2}{3^2}}}\right]$

$\qquad\qquad = \dfrac{1}{2}\left(x\sqrt{3^2 - x^2} + 9\arcsin\dfrac{x}{3}\right) + C.$

注：由主教材例 $3-15\displaystyle\int \sqrt{a^2 - x^2}\,\mathrm{d}x = \frac{a^2}{2}\arcsin\frac{x}{a} + \frac{1}{2}x\sqrt{a^2 - x^2} + C,$

令 $a = 3$ 同样可得上述结果.

$(10)\displaystyle\int x^2\sin x\,\mathrm{d}x\,;$

解：$\displaystyle\int x^2\sin x\,\mathrm{d}x = -\int x^2\,\mathrm{d}\cos x = -x^2\cos x + \int \cos x\,\mathrm{d}x^2 = -x^2\cos x + 2\int x\cos x\,\mathrm{d}x$

$\qquad\qquad = -x^2\cos x + 2\displaystyle\int x\,\mathrm{d}\sin x = -x^2\cos x + 2x\sin x - 2\int \sin x\,\mathrm{d}x$

$\qquad\qquad = -x^2\cos x + 2x\sin x + 2\cos x + C.$

$(11)\displaystyle\int \ln^2 x\,\mathrm{d}x\,;$

解：$\displaystyle\int \ln^2 x\,\mathrm{d}x = x\ln^2 x - \int x\,\mathrm{d}\ln^2 x = x\ln^2 x - 2\int \frac{x\ln x}{x}\mathrm{d}x = x\ln^2 x - 2\int \ln x\,\mathrm{d}x$

$\qquad\qquad = x\ln^2 x - 2x\ln x + 2\displaystyle\int x\,\mathrm{d}\ln x = x\ln^2 x - 2x\ln x + 2\int \mathrm{d}x$

$\qquad\qquad = x\ln^2 x - 2x\ln x + 2x + C.$

$(12)\displaystyle\int \mathrm{e}^{ax}\sin bx\,\mathrm{d}x\,;$

解：$\because \displaystyle\int \mathrm{e}^{ax}\sin bx\,\mathrm{d}x = \frac{1}{a}\int \sin bx\,\mathrm{d}\mathrm{e}^{ax} = \frac{1}{a}\left(\mathrm{e}^{ax}\sin bx - \int \mathrm{e}^{ax}\,\mathrm{d}\sin bx\right)$

$\qquad\qquad = \dfrac{1}{a}\left(\mathrm{e}^{ax}\sin bx - b\displaystyle\int \mathrm{e}^{ax}\cos bx\,\mathrm{d}x\right) = \frac{1}{a}\left(\mathrm{e}^{ax}\sin bx - \frac{b}{a}\int \cos bx\,\mathrm{d}\mathrm{e}^{ax}\right)$

$$= \frac{1}{a}\left(\mathrm{e}^{ax}\sin bx - \frac{b}{a}\mathrm{e}^{ax}\cos bx + \frac{b}{a}\int \mathrm{e}^{ax}\mathrm{d}\cos bx\right)$$

$$= \frac{1}{a}\left(\mathrm{e}^{ax}\sin bx - \frac{b}{a}\mathrm{e}^{ax}\cos bx - \frac{b^2}{a}\int \mathrm{e}^{ax}\sin bx\,\mathrm{d}x\right),$$

则$(1+\frac{b^2}{a^2})\int \mathrm{e}^{ax}\sin bx\,\mathrm{d}x = \frac{\mathrm{e}^{ax}}{a}\left(\sin bx - \frac{b}{a}\cos bx\right),$

$\therefore \int \mathrm{e}^{ax}\sin bx\,\mathrm{d}x = \dfrac{\mathrm{e}^{ax}(a\sin bx - b\cos bx)}{a^2+b^2}+C.$

4.求下列不定积分：

$(1)\displaystyle\int \frac{x+3}{x^2-5x+6}\mathrm{d}x;$

解：设$\dfrac{x+3}{x^2-5x+6} = \dfrac{A}{x-3}+\dfrac{B}{x-2},$

则$x+3 = A(x-2)+B(x-3) = (A+B)x-(2A+3B),$

得$\begin{cases}A+B=1\\2A+3B=-3\end{cases}$,解方程组得$\begin{cases}A=6\\B=-5\end{cases}$;于是

$$\int \frac{x+3}{x^2-5x+6}\mathrm{d}x = \int \frac{6}{x-3}\mathrm{d}x + \int \frac{-5}{x-2}\mathrm{d}x = 6\int \frac{\mathrm{d}(x-3)}{x-3} - 5\int \frac{\mathrm{d}(x-2)}{x-2}$$

$$= 6\ln|x-3| - 5\ln|x-2| + C.$$

$(2)\displaystyle\int \frac{x+1}{x^2+4x+5}\mathrm{d}x;$

解：$\displaystyle\int \frac{x+1}{x^2+4x+5}\mathrm{d}x = \frac{1}{2}\int \frac{2x+4-2}{x^2+4x+5}\mathrm{d}x = \frac{1}{2}\left(\int \frac{2x+4}{x^2+4x+5}\mathrm{d}x - \int \frac{2}{x^2+4x+5}\mathrm{d}x\right)$

$$= \frac{1}{2}\left[\int \frac{\mathrm{d}(x^2+4x+5)}{x^2+4x+5} - \int \frac{2\mathrm{d}(x+2)}{(x+2)^2+1}\right]$$

$$= \frac{1}{2}\ln(x^2+4x+5) - \arctan(x+2) + C.$$

$(3)\displaystyle\int \frac{x^3}{x+3}\mathrm{d}x;$

解：$\displaystyle\int \frac{x^3}{x+3}\mathrm{d}x = \int \frac{x^3+3^3-3^3}{x+3}\mathrm{d}x = \int \left(x^2-3x+9-\frac{27}{x+3}\right)\mathrm{d}x$

$$= \frac{x^3}{3} - \frac{3x^2}{2} + 9x - 27\int \frac{\mathrm{d}(x+3)}{x+3}$$

$$= \frac{x^3}{3} - \frac{3x^2}{2} + 9x - 27\ln|x+3| + C.$$

$(4)\displaystyle\int \frac{\mathrm{d}x}{x(x^2+1)};$

解：$\displaystyle\int \frac{\mathrm{d}x}{x(x^2+1)} = \int \left(\frac{1}{x}-\frac{x}{x^2+1}\right)\mathrm{d}x = \int \frac{\mathrm{d}x}{x} - \frac{1}{2}\int \frac{\mathrm{d}x^2}{x^2+1} = \ln|x| - \frac{1}{2}\int \frac{\mathrm{d}(x^2+1)}{x^2+1}$

$$= \ln|x| - \frac{1}{2}\ln(x^2+1) + C = \ln\left|\frac{x}{\sqrt{x^2+1}}\right| + C.$$

$(5)\displaystyle\int \frac{\sin\sqrt{x}}{\sqrt{x}}\mathrm{d}x;$

解：$\int \dfrac{\sin\sqrt{x}}{\sqrt{x}}\mathrm{d}x = 2\int \sin\sqrt{x}\,\mathrm{d}\sqrt{x} = -2\cos\sqrt{x} + C.$

$(6)\int \dfrac{\mathrm{e}^{\frac{1}{x}}}{x^2}\mathrm{d}x$；

解：$\int \dfrac{\mathrm{e}^{\frac{1}{x}}}{x^2}\mathrm{d}x = -\int \mathrm{e}^{\frac{1}{x}}\,\mathrm{d}\dfrac{1}{x} = -\mathrm{e}^{\frac{1}{x}} + C.$

$(7)\int \dfrac{(\arcsin x)^3}{\sqrt{1-x^2}}\mathrm{d}x$；

解：$\int \dfrac{(\arcsin x)^3}{\sqrt{1-x^2}}\mathrm{d}x = \int (\arcsin x)^3\,\mathrm{d}\arcsin x = \dfrac{1}{4}(\arcsin x)^4 + C.$

$(8)\int \dfrac{\arctan x}{x^2+1}\mathrm{d}x$；

解：$\int \dfrac{\arctan x}{x^2+1}\mathrm{d}x = \int \arctan x\,\mathrm{d}\arctan x = \dfrac{1}{2}(\arctan x)^2 + C.$

$(9)\int \dfrac{1}{\sqrt{25+3x}}\mathrm{d}x$；

解：$\int \dfrac{1}{\sqrt{25+3x}}\mathrm{d}x = \dfrac{1}{3}\int \dfrac{\mathrm{d}(25+3x)}{\sqrt{25+3x}} = \dfrac{2\sqrt{25+3x}}{3} + C.$

$(10)\int \dfrac{x}{\sqrt{25+3x}}\mathrm{d}x$；

解：$\int \dfrac{x}{\sqrt{25+3x}}\mathrm{d}x = \dfrac{1}{3}\int \dfrac{25+3x-25}{\sqrt{25+3x}}\mathrm{d}x = \dfrac{1}{3}\left(\int \sqrt{25+3x}\,\mathrm{d}x - \int \dfrac{25\mathrm{d}x}{\sqrt{25+3x}}\right)$

$\qquad = \dfrac{1}{9}\left[\int \sqrt{25+3x}\,\mathrm{d}(25+3x) - 25\int \dfrac{\mathrm{d}(25+3x)}{\sqrt{25+3x}}\right]$

$\qquad = \dfrac{2}{9}\left(\dfrac{\sqrt{(25+3x)^3}}{3} - 25\sqrt{25+3x}\right) + C.$

$(11)\int x^2\arctan x\,\mathrm{d}x$；

解：$\int x^2\arctan x\,\mathrm{d}x = \dfrac{1}{3}\int \arctan x\,\mathrm{d}x^3 = \dfrac{1}{3}\left(x^3\arctan x - \int x^3\,\mathrm{d}\arctan x\right)$

$\qquad = \dfrac{1}{3}\left(x^3\arctan x - \int \dfrac{x^3}{x^2+1}\mathrm{d}x\right) = \dfrac{1}{3}\left(x^3\arctan x - \dfrac{1}{2}\int \dfrac{x^2\mathrm{d}x^2}{x^2+1}\right)$

$\qquad = \dfrac{1}{3}\left(x^3\arctan x - \dfrac{1}{2}\int \dfrac{1+x^2-1}{x^2+1}\mathrm{d}x^2\right)$

$\qquad = \dfrac{1}{3}\left[x^3\arctan x - \dfrac{1}{2}\int \mathrm{d}x^2 + \dfrac{1}{2}\int \dfrac{\mathrm{d}(1+x^2)}{x^2+1}\right]$

$\qquad = \dfrac{1}{3}\left[x^3\arctan x - \dfrac{1}{2}x^2 + \dfrac{1}{2}\ln(1+x^2)\right] + C.$

$(12)\int x^2\ln x\,\mathrm{d}x$；

解：$\int x^2\ln x\,\mathrm{d}x = \dfrac{1}{3}\int \ln x\,\mathrm{d}x^3 = \dfrac{1}{3}\left(x^3\ln x - \int x^3\cdot\mathrm{d}\ln x\right) = \dfrac{1}{3}\left(x^3\ln x - \int x^3\cdot\dfrac{1}{x}\mathrm{d}x\right)$

$$= \frac{1}{3}\left(x^3\ln x - \int x^2\,dx\right) = \frac{1}{3}\left(x^3\ln x - \frac{1}{3}x^3\right) + C = \frac{1}{3}x^3\ln x - \frac{1}{9}x^3 + C.$$

(13) $\int x^2 e^x\,dx$；

解：$\int x^2 e^x\,dx = \int x^2\,de^x = x^2 e^x - \int e^x\,dx^2 = x^2 e^x - 2\int x e^x\,dx = x^2 e^x - 2\int x\,de^x$

$$= x^2 e^x - 2\left(x e^x - \int e^x\,dx\right) = x^2 e^x - 2x e^x + 2e^x + C.$$

(14) $\int e^{\sqrt{x}}\,dx$；

解：设 $\sqrt{x} = t$，则 $x = t^2$，$dx = 2t\,dt$；于是

$\int e^{\sqrt{x}}\,dx = \int e^t 2t\,dt = 2\int e^t t\,dt = 2\int t\,de^t = 2\left(e^t t - \int e^t\,dt\right) = 2(e^t t - e^t) + C$

$$= 2e^t(t - 1) + C = 2e^{\sqrt{x}}(\sqrt{x} - 1) + C.$$

(15) $\int x f'(x)\,dx$，其中 $f(x)$ 的原函数为 $\frac{\cos x}{x}$；

解：已知 $f(x)$ 的原函数为 $\frac{\cos x}{x}$，即有 $\int f(x)\,dx = \frac{\cos x}{x} + C_1$，两端同时对 x 求导得

$$f(x) = \frac{(\cos x)'x - \cos x \cdot x'}{x^2} = \frac{-x\sin x - \cos x}{x^2},$$

则 $\int x f'(x)\,dx = \int x\,df(x) = x f(x) - \int f(x)\,dx = \frac{-x\sin x - \cos x}{x} - \frac{\cos x}{x} + C$

$$= -\sin x - \frac{2\cos x}{x} + C.$$

(16) $\int x f'(2x)\,dx$，其中 $f(x)$ 的原函数为 $\frac{\sin x}{x}$。

解：已知 $f(x)$ 的原函数为 $\frac{\sin x}{x}$，即有 $\int f(x)\,dx = \frac{\sin x}{x} + C_1$，两端同时对 x 求导得

$$f(x) = \frac{(\sin x)'x - \sin x \cdot x'}{x^2} = \frac{x\cos x - \sin x}{x^2},$$

则 $\int x f'(2x)\,dx = \frac{1}{2}\int x f'(2x)\,d2x = \frac{1}{2}\int x\,df(2x) = \frac{1}{2}\left[x f(2x) - \int f(2x)\,dx\right]$

$$= \frac{1}{2}\left[x f(2x) - \frac{1}{2}\int f(2x)\,d2x\right] = \frac{1}{2}x f(2x) - \frac{1}{4}\int f(2x)\,d2x$$

$$= \frac{1}{2}x \cdot \frac{2x\cos 2x - \sin 2x}{(2x)^2} - \frac{1}{4}\frac{\sin 2x}{2x} + C$$

$$= \frac{\cos 2x}{4} - \frac{\sin 2x}{8x} - \frac{\sin 2x}{8x} + C$$

$$= \frac{\cos 2x}{4} - \frac{\sin 2x}{4x} + C.$$

5. 由定积分的定义计算 $\int_a^b x\,dx$ $(a < b)$.

解:由于被积函数 $y = x$ 在积分区间 $[a,b]$ 上连续,因此 $\int_a^b x\,\mathrm{d}x$ 一定存在.

在区间 $[a,b]$ 上插入 $n-1$ 个分点,将 $[a,b]n$ 等分,每个小区间长度均为 $h = \dfrac{b-a}{n}$,

分点为:$a = x_0 < a + h < a + 2h < \cdots < a + ih < \cdots < x_n = b$;区间 $[a+(i-1)h, a+ih]$ 上第 $i(i=1,2,\cdots,n)$,个小曲边梯形的面积 ΔA_i 可近似地用底 h 乘以区间右端点处的函数值.

$f(x_i) = a + ih$ 来代替,即 $\Delta A_i \approx f(\xi_i)\Delta x_i = (a+ih)h$;

$$
\begin{aligned}
\int_a^b x\,\mathrm{d}x &\approx \sum_{i=1}^n \Delta A_i \approx \sum_{i=1}^n (a+ih)h = h\left[na + h\sum_{i=1}^n i\right] = h\left[na + h \cdot \frac{n(n+1)}{2}\right] \\
&= \frac{b-a}{n}\left[na + \frac{b-a}{n} \cdot \frac{n(n+1)}{2}\right] \\
&= (b-a)\left[a + \frac{b-a}{2}\left(1 + \frac{1}{n}\right)\right],
\end{aligned}
$$

则
$$
\begin{aligned}
\int_a^b x\,\mathrm{d}x &= \lim_{n\to\infty}\sum_{i=1}^n f(\xi_i)\Delta x_i = \lim_{n\to\infty}(b-a)\left[a + \frac{b-a}{2}\left(1 + \frac{1}{n}\right)\right] \\
&= (b-a)\left(a + \frac{b-a}{2}\right) = \frac{b^2 - a^2}{2}.
\end{aligned}
$$

6.计算下列函数:

(1) $\dfrac{\mathrm{d}}{\mathrm{d}x}\displaystyle\int_0^{x^2}\sqrt{1+t^2}\,\mathrm{d}t$;

解:$\dfrac{\mathrm{d}}{\mathrm{d}x}\displaystyle\int_0^{x^2}\sqrt{1+t^2}\,\mathrm{d}t = 2x\sqrt{1+x^4}$.

(2) $\dfrac{\mathrm{d}}{\mathrm{d}x}\displaystyle\int_{x^4}^{x^5}\cos t^2\,\mathrm{d}t$;

解:$\dfrac{\mathrm{d}}{\mathrm{d}x}\displaystyle\int_{x^4}^{x^5}\cos t^2\,\mathrm{d}t = (\cos x^{10})5x^4 - (\cos x^8)4x^3 = 5x^4\cos x^{10} - 4x^3\cos x^8$.

(3) $\displaystyle\lim_{x\to 0}\dfrac{\displaystyle\int_{\cos x}^1 \mathrm{e}^{-t^2}\,\mathrm{d}t}{x^2}$;

解:$\displaystyle\lim_{x\to 0}\dfrac{\displaystyle\int_{\cos x}^1 \mathrm{e}^{-t^2}\,\mathrm{d}t}{x^2} \xlongequal{\left(\frac{0}{0}\right)} \lim_{x\to 0}\dfrac{\left(\displaystyle\int_{\cos x}^1 \mathrm{e}^{-t^2}\,\mathrm{d}t\right)'}{(x^2)'} = \lim_{x\to 0}\dfrac{\mathrm{e}^{-\cos^2 x}\sin x}{2x} = \lim_{x\to 0}\dfrac{\sin x}{2x}\mathrm{e}^{-\cos^2 x} = \dfrac{1}{2\mathrm{e}}$.

(4) $\displaystyle\lim_{x\to +\infty}\dfrac{\displaystyle\int_0^x (\arctan t)^2\,\mathrm{d}t}{\sqrt{x^2+1}}$;

解:$\displaystyle\lim_{x\to +\infty}\dfrac{\displaystyle\int_0^x (\arctan t)^2\,\mathrm{d}t}{\sqrt{x^2+1}} \xlongequal{\left(\frac{\infty}{\infty}\right)} \lim_{x\to +\infty}\dfrac{\left(\displaystyle\int_0^x (\arctan t)^2\,\mathrm{d}t\right)'}{(\sqrt{x^2+1})'} = \lim_{x\to +\infty}\dfrac{(\arctan x)^2}{\dfrac{2x}{2\sqrt{x^2+1}}}$

$$
= \lim_{x\to +\infty}(\arctan x)^2\sqrt{\frac{1}{x^2}+1} = \frac{\pi^2}{4}.
$$

(5) $\dfrac{\mathrm{d}}{\mathrm{d}x}\displaystyle\int_a^b \sin x^2\,\mathrm{d}x$;$\dfrac{\mathrm{d}}{\mathrm{d}a}\displaystyle\int_a^b \sin x^2\,\mathrm{d}x$;$\dfrac{\mathrm{d}}{\mathrm{d}b}\displaystyle\int_a^b \sin x^2\,\mathrm{d}x$.

解:$\dfrac{\mathrm{d}}{\mathrm{d}x}\displaystyle\int_a^b \sin x^2\,\mathrm{d}x = 0 (\displaystyle\int_a^b \sin x^2\,\mathrm{d}x$ 是一个与变量 x 无关的定值);

$\dfrac{\mathrm{d}}{\mathrm{d}a}\displaystyle\int_a^b \sin x^2\,\mathrm{d}x = \sin b^2 \cdot (b)'_a - \sin a^2 \cdot (a)'_a = 0 - \sin a^2 = -\sin a^2$;

$\dfrac{\mathrm{d}}{\mathrm{d}b}\displaystyle\int_a^b \sin x^2\,\mathrm{d}x = \sin b^2 \cdot (b)'_b - \sin a^2 \cdot (b)'_a = \sin b^2 - 0 = \sin b^2$.

注:在本大题的解答过程中用到定理 $3-2$ 的推论:如果 $f(t)$ 连续,$a(x)$、$b(x)$ 可导,则
$$\left[\int_{a(x)}^{b(x)} f(t)\,\mathrm{d}t\right]' = f(b(x))b'(x) - f(a(x))a'(x).$$

7.计算下列定积分:

(1) $\displaystyle\int_{-1}^{8} \sqrt[3]{x}\,\mathrm{d}x$;

解:$\displaystyle\int_{-1}^{8} \sqrt[3]{x}\,\mathrm{d}x = \left(\dfrac{3}{4}x^{\frac{4}{3}}\right)\Big|_{-1}^{8} = \dfrac{3}{4}\left[8^{\frac{4}{3}} - (-1)^{\frac{4}{3}}\right] = \dfrac{3}{4}(16-1) = \dfrac{45}{4}$.

(2) $\displaystyle\int_{0}^{\pi} \sin x\,\mathrm{d}x$;

解:$\displaystyle\int_{0}^{\pi} \sin x\,\mathrm{d}x = (-\cos x)\Big|_0^{\pi} = -\cos \pi + \cos 0 = 1 + 1 = 2$.

(3) $\displaystyle\int_{\frac{1}{\sqrt 3}}^{\sqrt 3} \dfrac{1}{1+x^2}\,\mathrm{d}x$;

解:$\displaystyle\int_{\frac{1}{\sqrt 3}}^{\sqrt 3} \dfrac{1}{1+x^2}\,\mathrm{d}x = \arctan x\Big|_{\frac{1}{\sqrt 3}}^{\sqrt 3} = \arctan \sqrt 3 - \arctan \dfrac{1}{\sqrt 3} = \dfrac{\pi}{3} - \dfrac{\pi}{6} = \dfrac{\pi}{6}$.

(4) $\displaystyle\int_{-\frac{1}{2}}^{\frac{1}{2}} \dfrac{1}{\sqrt{1-x^2}}\,\mathrm{d}x$;

解:$\displaystyle\int_{-\frac{1}{2}}^{\frac{1}{2}} \dfrac{1}{\sqrt{1-x^2}}\,\mathrm{d}x = 2\displaystyle\int_{0}^{\frac{1}{2}} \dfrac{1}{\sqrt{1-x^2}}\,\mathrm{d}x = 2\arcsin x\Big|_{0}^{\frac{1}{2}} = 2\arcsin \dfrac{1}{2} = \dfrac{\pi}{3}$.

(5) $\displaystyle\int_{0}^{2\pi} x^2\cos x\,\mathrm{d}x$;

解:$\displaystyle\int_{0}^{2\pi} x^2\cos x\,\mathrm{d}x = \displaystyle\int_{0}^{2\pi} x^2\,\mathrm{d}\sin x = x^2\sin x\,|_0^{2\pi} - \displaystyle\int_{0}^{2\pi} \sin x\,\mathrm{d}x^2 = -\displaystyle\int_{0}^{2\pi} 2x\sin x\,\mathrm{d}x$

$\qquad = 2\displaystyle\int_{0}^{2\pi} x\,\mathrm{d}\cos x = 2\left(x\cos x\,|_0^{2\pi} - \displaystyle\int_{0}^{2\pi}\cos x\,\mathrm{d}x\right)$

$\qquad = 2(2\pi - \sin x\,|_0^{2\pi}) = 4\pi$.

(6) $\displaystyle\int_{\frac{1}{e}}^{e} |\ln x|\,\mathrm{d}x$;

解:$\displaystyle\int_{\frac{1}{e}}^{e} |\ln x|\,\mathrm{d}x = \displaystyle\int_{\frac{1}{e}}^{1} (-\ln x)\,\mathrm{d}x + \displaystyle\int_{1}^{e} \ln x\,\mathrm{d}x$

$\qquad = -x\ln x\Big|_{\frac{1}{e}}^{1} + \displaystyle\int_{\frac{1}{e}}^{1} x\,\mathrm{d}\ln x + x\ln x\,|_1^{e} - \displaystyle\int_{1}^{e} x\,\mathrm{d}\ln x$

$\qquad = \dfrac{1}{e}\ln\dfrac{1}{e} + \displaystyle\int_{\frac{1}{e}}^{1} x\cdot\dfrac{1}{x}\,\mathrm{d}x + e\ln e - \displaystyle\int_{1}^{e} x\cdot\dfrac{1}{x}\,\mathrm{d}x$

$$=-\frac{1}{e}+x\bigg|_{\frac{1}{e}}^{1}+e-x\bigg|_{1}^{e}$$

$$=-\frac{1}{e}+1-\frac{1}{e}+e-e+1=2\left(1-\frac{1}{e}\right).$$

(7) $\int_{a}^{b}\frac{\mathrm{d}x}{x^{2}}(b>a>0)$;

解:$\int_{a}^{b}\frac{\mathrm{d}x}{x^{2}}=\left(-\frac{1}{x}\right)\bigg|_{a}^{b}=-\frac{1}{b}+\frac{1}{a}=\frac{1}{a}-\frac{1}{b}.$

(8) $\int_{-1}^{1}\frac{x}{\sqrt{5-4x}}\mathrm{d}x$;

解:设 $\sqrt{5-4x}=t,x=\frac{1}{4}(5-t^{2}),\mathrm{d}x=-\frac{1}{2}t\mathrm{d}t$;

且当 $x=-1$ 时,$t=3$;当 $x=1$ 时,$t=1$;于是

$$\int_{-1}^{1}\frac{x}{\sqrt{5-4x}}\mathrm{d}x=\int_{3}^{1}\frac{1}{t}\cdot\frac{1}{4}(5-t^{2})\left(-\frac{1}{2}\right)t\mathrm{d}t=-\frac{1}{8}\int_{3}^{1}(5-t^{2})\mathrm{d}t$$

$$=-\frac{1}{8}\left(5t-\frac{1}{3}t^{3}\right)\bigg|_{3}^{1}=-\frac{1}{8}\cdot\left(-\frac{4}{3}\right)=\frac{1}{6}.$$

(9) $\int_{0}^{a}x^{2}\sqrt{a^{2}-x^{2}}\mathrm{d}x$;

解:设 $x=a\sin t,\mathrm{d}x=a\cos t\mathrm{d}t$;

且当 $x=0$ 时,$t=0$;当 $x=a$ 时,$t=\frac{\pi}{2}$;于是

$$\int_{0}^{a}x^{2}\sqrt{a^{2}-x^{2}}\mathrm{d}x=\int_{0}^{\frac{\pi}{2}}a^{4}\sin^{2}t\cos^{2}t\mathrm{d}t=\frac{a^{4}}{4}\int_{0}^{\frac{\pi}{2}}(\sin 2t)^{2}\mathrm{d}t=\frac{a^{4}}{4}\int_{0}^{\frac{\pi}{2}}\frac{1-\cos 4t}{2}\mathrm{d}t$$

$$=\frac{a^{4}}{8}\left(\int_{0}^{\frac{\pi}{2}}\mathrm{d}t-\frac{1}{4}\int_{0}^{\frac{\pi}{2}}\cos 4t\mathrm{d}4t\right)=\frac{a^{4}}{8}\left[t\bigg|_{0}^{\frac{\pi}{2}}-\frac{1}{4}(\sin 4x)\bigg|_{0}^{\frac{\pi}{2}}\right]$$

$$=\frac{a^{4}}{8}\cdot\frac{\pi}{2}=\frac{\pi a^{4}}{16}.$$

(10) $\int_{0}^{\ln 2}\sqrt{e^{x}-1}\mathrm{d}x$;

解:设 $\sqrt{e^{x}-1}=t,x=\ln(1+t^{2}),\mathrm{d}x=\frac{2t}{t^{2}+1}\mathrm{d}t$;

且当 $x=0$ 时,$t=0$;当 $x=\ln 2$ 时,$t=1$;于是

$$\int_{0}^{\ln 2}\sqrt{e^{x}-1}\mathrm{d}x=\int_{0}^{1}\frac{2t^{2}}{t^{2}+1}\mathrm{d}t=2\int_{0}^{1}\frac{t^{2}+1-1}{t^{2}+1}\mathrm{d}t=2\int_{0}^{1}\left(1-\frac{1}{t^{2}+1}\right)\mathrm{d}t$$

$$=2(t-\arctan t)\bigg|_{0}^{1}=2\left(1-\frac{\pi}{4}\right)=2-\frac{\pi}{2}.$$

(11) $\int_{0}^{\pi}\sqrt{\sin^{3}x-\sin^{5}x}\mathrm{d}x$;

解:$\int_{0}^{\pi}\sqrt{\sin^{3}x-\sin^{5}x}\mathrm{d}x=\int_{0}^{\pi}\sqrt{\sin^{3}x(1-\sin^{2}x)}\mathrm{d}x=\int_{0}^{\pi}(\sin x)^{\frac{3}{2}}|\cos x|\mathrm{d}x$

$$= \int_0^{\frac{\pi}{2}} (\sin x)^{\frac{3}{2}} \cos x \, \mathrm{d}x - \int_{\frac{\pi}{2}}^{\pi} (\sin x)^{\frac{3}{2}} \cos x \, \mathrm{d}x$$

$$= \int_0^{\frac{\pi}{2}} (\sin x)^{\frac{3}{2}} \mathrm{d}\sin x - \int_{\frac{\pi}{2}}^{\pi} (\sin x)^{\frac{3}{2}} \mathrm{d}\sin x$$

$$= \frac{2}{5} (\sin x)^{\frac{5}{2}} \Big|_0^{\frac{\pi}{2}} - \frac{2}{5} (\sin x)^{\frac{5}{2}} \Big|_{\frac{\pi}{2}}^{\pi} = \frac{2}{5} + \frac{2}{5} = \frac{4}{5}.$$

(12) $\int_{-1}^1 f(x) \mathrm{d}x$,其中 $f(x) = \begin{cases} x, & x \geqslant 0 \\ \sin x, & x < 0 \end{cases}$.

解:$\int_{-1}^1 f(x) \mathrm{d}x = \int_{-1}^0 f(x) \mathrm{d}x + \int_0^1 f(x) \mathrm{d}x = \int_{-1}^0 \sin x \, \mathrm{d}x + \int_0^1 x \, \mathrm{d}x$

$$= (-\cos x) \Big|_{-1}^0 + \left(\frac{1}{2} x^2\right) \Big|_0^1 = -1 + \cos(-1) + \frac{1}{2} = \cos 1 - \frac{1}{2}.$$

8. 证明:

(1) $\int_0^{\frac{\pi}{2}} f(\sin x) \mathrm{d}x = \int_0^{\frac{\pi}{2}} f(\cos x) \mathrm{d}x$;   (2) $\int_0^1 x^m (1-x)^n \mathrm{d}x = \int_0^1 x^n (1-x)^m \mathrm{d}x$.

证:(1) $\int_0^{\frac{\pi}{2}} f(\sin x) \mathrm{d}x \xrightarrow{\quad x = \frac{\pi}{2} - t \quad} \int_{\frac{\pi}{2}}^0 f\left[\sin\left(\frac{\pi}{2} - t\right)\right] (-\mathrm{d}t)$

$$= \int_0^{\frac{\pi}{2}} f(\cos t) \mathrm{d}t = \int_0^{\frac{\pi}{2}} f(\cos x) \mathrm{d}x.$$

注:最后一个等式是根据定积分的性质,即定积分的值与积分变量的选取无关.

(2) 设 $1 - x = t, x = 1 - t, \mathrm{d}x = -\mathrm{d}t$,

且当 $x = 0$ 时,$t = 1$;当 $x = 1$ 时,$t = 0$;于是

$$\int_0^1 x^m (1-x)^n \mathrm{d}x = \int_1^0 (1-t)^m t^n (-\mathrm{d}t) = \int_0^1 (1-t)^m t^n \mathrm{d}t = \int_0^1 x^n (1-x)^m \mathrm{d}x.$$

9. 设 $f(x)$ 是在 $(-\infty, +\infty)$ 定义的以 T 为周期的连续函数,即对任意的 x,总成立 $f(x) = f(x + T)$,证明 $\int_a^{a+T} f(x) \mathrm{d}x = \int_0^T f(x) \mathrm{d}x$($a$ 为任意实数).

证:由定积分对区间的可加性,有

$$\int_a^{a+T} f(x) \mathrm{d}x = \int_a^0 f(x) \mathrm{d}x + \int_0^T f(x) \mathrm{d}x + \int_T^{a+T} f(x) \mathrm{d}x.$$

先讨论 $\int_T^{a+T} f(x) \mathrm{d}x$;设 $x = t + T$,则 $t = x - T, \mathrm{d}x = \mathrm{d}t$;

且当 $x = T$ 时,$t = 0$;当 $x = a + T$ 时,$t = a$. 于是

$$\int_T^{a+T} f(x) \mathrm{d}x = \int_0^a f(t+T) \mathrm{d}t = \int_0^a f(t) \mathrm{d}t = \int_0^a f(x) \mathrm{d}x = -\int_a^0 f(x) \mathrm{d}x,$$

故 $\int_a^{a+T} f(x) \mathrm{d}x = \int_a^0 f(x) \mathrm{d}x + \int_0^T f(x) \mathrm{d}x + \int_T^{a+T} f(x) \mathrm{d}x$

$$= \int_a^0 f(x) \mathrm{d}x + \int_0^T f(x) \mathrm{d}x - \int_a^0 f(x) \mathrm{d}x = \int_0^T f(x) \mathrm{d}x.$$

10. 大多数植物的生长率是以若干天为周期的连续函数. 假定一种谷物以 $g(t) = \sin^2(\pi t)$ 的速率生长,其中 t 的单位是天. 求在前 10 天内谷物生长的量.

解:$W = \int_0^{10} g(t)\mathrm{d}t = \int_0^{10} \sin^2(\pi t)\mathrm{d}t = \int_0^{10} \dfrac{1-\cos 2\pi t}{2}\mathrm{d}t$

$\qquad = \dfrac{1}{2}\left[\int_0^{10}\mathrm{d}t - \dfrac{1}{2\pi}\int_0^{10}\cos 2\pi t\,\mathrm{d}(2\pi t)\right]$

$\qquad = \dfrac{1}{2}\left[t\,\Big|_0^{10} - \dfrac{1}{2\pi}\sin 2\pi t\,\Big|_0^{10}\right] = \dfrac{1}{2}\left(10 - \dfrac{1}{2\pi}\sin 20\pi\right) = 5.$

11. 口服药物必须先被吸收进入血液循环,然后才能在机体的不同部位发挥作用. 一种典型的吸收率函数具有以下形式:$f(t) = kt(t-b)^2 (0 \leqslant t \leqslant b)$,其中 k 和 b 是常数. 求药物吸收的总量.

解:$W = \int_0^b f(t)\mathrm{d}t = \int_0^b kt(t-b)^2\mathrm{d}t = \int_0^b(kt^3 - 2kbt^2 + kb^2t)\mathrm{d}t$

$\qquad = \left(\dfrac{k}{4}t^4 - \dfrac{2kb}{3}t^3 + \dfrac{kb^2t^2}{2}\right)\Big|_0^b = \dfrac{k}{4}b^4 - \dfrac{2kb}{3}b^3 + \dfrac{kb^2b^2}{2}$

$\qquad = kb^4\left(\dfrac{1}{4} - \dfrac{2}{3} + \dfrac{1}{2}\right) = \dfrac{k}{12}b^4.$

12. 计算下列广义积分:

(1) $\int_1^{+\infty} \dfrac{\mathrm{d}x}{x^3}$;

解:$\int_1^{+\infty}\dfrac{\mathrm{d}x}{x^3} = \lim\limits_{b\to+\infty}\int_1^b\dfrac{\mathrm{d}x}{x^3} = \lim\limits_{b\to+\infty}\left(-\dfrac{1}{2}x^{-2}\right)\Big|_1^b = \lim\limits_{b\to+\infty}\left(-\dfrac{1}{2b^2}+\dfrac{1}{2}\right) = 0 + \dfrac{1}{2} = \dfrac{1}{2}.$

(2) $\int_0^{+\infty} \mathrm{e}^{-3x}\mathrm{d}x$;

解:$\int_0^{+\infty}\mathrm{e}^{-3x}\mathrm{d}x = -\dfrac{1}{3}(\mathrm{e}^{-3x})\Big|_0^{+\infty} = -\dfrac{1}{3}(0-1) = \dfrac{1}{3}.$

(3) $\int_{-\infty}^{+\infty} \dfrac{2x\,\mathrm{d}x}{1+x^2}$;

解:$\int_{-\infty}^{+\infty}\dfrac{2x\,\mathrm{d}x}{1+x^2} = \int_{-\infty}^0\dfrac{2x\,\mathrm{d}x}{1+x^2} + \int_0^{+\infty}\dfrac{2x\,\mathrm{d}x}{1+x^2}.$

由于 $\int_0^{+\infty}\dfrac{2x\,\mathrm{d}x}{1+x^2} = \int_0^{+\infty}\dfrac{\mathrm{d}x^2}{1+x^2} = \int_0^{+\infty}\dfrac{\mathrm{d}(1+x^2)}{1+x^2} = \ln(1+x^2)\,\Big|_0^{+\infty} = +\infty,$

即广义积分 $\int_0^{+\infty}\dfrac{2x\,\mathrm{d}x}{1+x^2}$ 发散;所以 $\int_{-\infty}^{+\infty}\dfrac{2x\,\mathrm{d}x}{1+x^2}$ 发散.

(4) $\int_0^{\pi}\tan x\,\mathrm{d}x$;

解:$x = \dfrac{\pi}{2}$ 是被积函数的无穷间断点,则

$\int_0^{\pi}\tan x\,\mathrm{d}x = \int_0^{\frac{\pi}{2}}\tan x\,\mathrm{d}x + \int_{\frac{\pi}{2}}^{\pi}\tan x\,\mathrm{d}x.$

由于 $\int_0^{\frac{\pi}{2}}\tan x\,\mathrm{d}x = \lim\limits_{\varepsilon\to 0^+}\int_0^{\frac{\pi}{2}-\varepsilon}\tan x\,\mathrm{d}x = \lim\limits_{\varepsilon\to 0^+}(-\ln|\cos x|)\,\Big|_0^{\frac{\pi}{2}-\varepsilon}$

$\qquad = \lim\limits_{\varepsilon\to 0^+}\left[-\ln\cos\left(\dfrac{\pi}{2}-\varepsilon\right) + \ln\cos 0\right] = +\infty,$

即广义积分 $\int_0^{\frac{\pi}{2}}\tan x\,\mathrm{d}x$ 发散;所以 $\int_0^{\pi}\tan x\,\mathrm{d}x$ 发散.

(5) $\displaystyle\int_0^2 \dfrac{\mathrm{d}x}{(1-x)^2}$;

解：$x=1$ 是被积函数的无穷间断点，则

$$\int_0^2 \frac{\mathrm{d}x}{(1-x)^2} = \int_0^1 \frac{\mathrm{d}x}{(1-x)^2} + \int_1^2 \frac{\mathrm{d}x}{(1-x)^2}.$$

由于 $\displaystyle\int_0^1 \frac{\mathrm{d}x}{(1-x)^2} = \lim_{\varepsilon\to 0^+}\int_0^{1-\varepsilon} \frac{\mathrm{d}x}{(1-x)^2} = -\lim_{\varepsilon\to 0^+}\int_0^{1-\varepsilon} \frac{\mathrm{d}(1-x)}{(1-x)^2} = -\lim_{\varepsilon\to 0^+}\left(-\frac{1}{1-x}\right)\Big|_0^{1-\varepsilon}$

$$= \lim_{\varepsilon\to 0^+}\left(\frac{1}{\varepsilon}-1\right) = +\infty,$$

即广义积分 $\displaystyle\int_0^1 \frac{\mathrm{d}x}{(1-x)^2}$ 发散；所以 $\displaystyle\int_0^2 \frac{\mathrm{d}x}{(1-x)^2}$ 发散.

(6) $\displaystyle\int_0^1 \dfrac{x\,\mathrm{d}x}{\sqrt{1-x^2}}$.

解：$x=1$ 是被积函数的无穷间断点，则

$$\int_0^1 \frac{x\,\mathrm{d}x}{\sqrt{1-x^2}} = \lim_{\varepsilon\to 0^+}\int_0^{1-\varepsilon} \frac{x\,\mathrm{d}x}{\sqrt{1-x^2}} = -\frac{1}{2}\lim_{\varepsilon\to 0^+}\int_0^{1-\varepsilon} \frac{\mathrm{d}(1-x^2)}{\sqrt{1-x^2}}$$

$$= -\lim_{\varepsilon\to 0^+}\sqrt{1-x^2}\,\Big|_0^{1-\varepsilon} = -\lim_{\varepsilon\to 0^+}\left[\sqrt{2\varepsilon-\varepsilon^2}-1\right] = 1.$$

13. 求由抛物线 $y=x^2-4x+5$、x 轴及直线 $x=3$，$x=5$ 所围成的图形的面积，见图 3-12.

解：$\displaystyle S=\int_3^5 (x^2-4x+5)\mathrm{d}x = \left(\frac{1}{3}x^3-2x^2+5x\right)\Big|_3^5 = \frac{125}{3}-50+25-9+18-15$

$$= \frac{32}{3} = 10\frac{2}{3}.$$

14. 求由抛物线 $y^2=4(x+1)$ 与 $y^2=4(1-x)$ 所围成的图形的面积，见图 3-13.

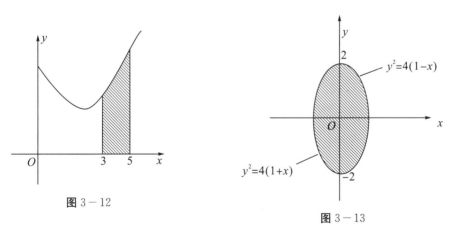

图 3-12

图 3-13

解：联立方程组 $\begin{cases} y^2=4(x+1) \\ y^2=4(1-x) \end{cases}$，解得 $\begin{cases} x=0 \\ y=\pm 2 \end{cases}$，所求面积为

$$S=\int_{-2}^2 \left[(1-\frac{y^2}{4})-(\frac{y^2}{4}-1)\right]\mathrm{d}y = \int_{-2}^2 (2-\frac{y^2}{2})\mathrm{d}y$$

$$= \left(2y - \frac{y^3}{6}\right) \Big|_{-2}^{2} = 4 - \frac{4}{3} + 4 - \frac{4}{3} = \frac{16}{3} = 5\frac{1}{3}.$$

15. 求由曲线 $y = \ln x$、纵轴与直线 $y = \ln b$，$y = \ln a \, (b > a > 0)$ 所围成的图形的面积，见图 $3-14$.

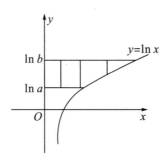

图 $3-14$

解：以 y 为积分变量，$y = \ln x$ 的反函数为 $x = e^y$，所求面积为

$$S = \int_{\ln a}^{\ln b} e^y \mathrm{d}y = e^y \Big|_{\ln a}^{\ln b} = e^{\ln b} - e^{\ln a} = b - a.$$

16. 求椭圆 $\dfrac{x^2}{a^2} + \dfrac{y^2}{b^2} = 1$ 绕 y 轴旋转所产生的旋转体的体积.

解：由 $\dfrac{x^2}{a^2} + \dfrac{y^2}{b^2} = 1$ 得：$x^2 = a^2\left(1 - \dfrac{y^2}{b^2}\right)$，所求旋转体的体积为

$$V = \int_{-b}^{b} \pi x^2 \mathrm{d}y = \int_{-b}^{b} \pi a^2 (1 - \frac{y^2}{b^2}) \mathrm{d}y$$

$$= \pi a^2 (y - \frac{y^3}{3b^2}) \Big|_{-b}^{b} = \pi a^2 \left(b - \frac{b}{3} + b - \frac{b}{3}\right) = \frac{4}{3}\pi a^2 b.$$

17. 求双曲线 $\dfrac{x^2}{a^2} - \dfrac{y^2}{b^2} = 1$ 与 $y = \pm b$，$x = 0$ 所围成的平面图形绕 y 轴旋转所产生的旋转体的体积.

解：由 $\dfrac{x^2}{a^2} - \dfrac{y^2}{b^2} = 1$，得 $x^2 = a^2\left(1 + \dfrac{y^2}{b^2}\right)$，所求旋转体的体积为

$$V = \int_{-b}^{b} \pi x^2 \mathrm{d}y = \int_{-b}^{b} \pi a^2 (1 + \frac{y^2}{b^2}) \mathrm{d}y = \pi a^2 (y + \frac{y^3}{3b^2}) \Big|_{-b}^{b}$$

$$= \pi a^2 \left(b + \frac{b}{3} + b + \frac{b}{3}\right) = \frac{8}{3}\pi a^2 b.$$

18. 求由抛物线 $y = x^2$ 与 $x = y^2$ 所围图形绕 x 轴旋转所产生的旋转体的体积，见图 $3-15$.

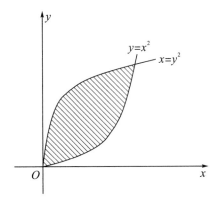

图 3-15

解:联立方程组 $\begin{cases} y = x^2 \\ x = y^2 \end{cases}$，解得 $\begin{cases} x = 0 \\ y = 0 \end{cases}$ 或 $\begin{cases} x = 1 \\ y = 1 \end{cases}$；

所求旋转体的体积为

$$V = \int_0^1 (\pi x - \pi x^4) \mathrm{d}x = \pi(\frac{x^2}{2} - \frac{x^5}{5}) \Big|_0^1 = \pi(\frac{1}{2} - \frac{1}{5}) = \frac{3\pi}{10}.$$

19.设火箭的质量为 m，问将火箭送到离地面高 H 处，克服地球引力需做多少功?若将火箭送到无穷远处，需要做多少功?

(相关链接:已知两质点的质量分别是 m_1 与 m_2，它们之间的距离是 r，根据万有引力定律，两者之间的引力为 $F = k\dfrac{m_1 m_2}{r^2}$，其中 k 是引力常数)

解:设地球的质量为 M，地球的半径为 R；火箭的质量为 m，将火箭送到离地面高 x 处，则火箭受到地球的引力为 $F = k\dfrac{Mm}{(R+x)^2}$.

下面来确定引力常数 k:已知当火箭在地面上时，即 $x = 0$ 时，$F = mg$，其中 g 是重力加速度，即有 $mg = k\dfrac{Mm}{R^2}$，则 $k = \dfrac{R^2 g}{M}$.

于是火箭受到地球的引力为 $F = k\dfrac{Mm}{(R+x)^2} = \dfrac{R^2 g}{M} \cdot \dfrac{Mm}{(R+x)^2} = \dfrac{R^2 gm}{(R+x)^2}$.

在 x 处火箭升高 $\mathrm{d}x$，则在 x 处火箭克服地球引力所做功的微元为

$$\mathrm{d}W = F\mathrm{d}x = \frac{R^2 gm}{(R+x)^2}\mathrm{d}x.$$

于是，当火箭距地面为 H 时，火箭克服地球引力所做功为

$$W_H = \int_0^H \frac{R^2 gm}{(R+x)^2}\mathrm{d}x = R^2 mg \int_0^H \frac{\mathrm{d}(R+x)}{(R+x)^2} = R^2 mg(-\frac{1}{R+x}) \Big|_0^H$$

$$= R^2 mg(\frac{1}{R} - \frac{1}{R+H}).$$

若将火箭送到无穷远处，火箭克服地球引力所做功为

$$W_{+\infty} = \int_0^{+\infty} \frac{R^2 gm}{(R+x)^2}\mathrm{d}x = \lim_{H \to +\infty} R^2 mg \int_0^H \frac{\mathrm{d}(R+x)}{(R+x)^2} = R^2 mg \lim_{H \to +\infty}(\frac{1}{R} - \frac{1}{R+H}) = Rmg.$$

20. 把一个带 $+q_0$ 电量的点电荷放在 r 轴上坐标原点 O 处,它产生一个电场. 这个电场对周围的电荷有作用力. 由物理学知道,如果另一个点电荷 $+q$ 放在这个电场中距离原点 O 为 r 的地方,那么电场对它的作用力的大小为 $F = k\dfrac{q_0 q}{r^2}$(k 是常数). 当这个点电荷 $+q$ 在电场中从 $r = a$ 处沿 r 轴移动到 $r = b(a < b)$ 处时,计算电场力 F 对它所做的功.

解:点电荷 $+q$ 从任意点 r 处沿 r 轴移动到 $r + dr$ 处,电场力 F 对它所做的功的微元为

$$dW = F dr = k\frac{q_0 q}{r^2} dr.$$

当点电荷 $+q$ 在电场中从 $r = a$ 处沿 r 轴移动到 $r = b$ 处时,电场力 F 对它所做的功为

$$W = \int_a^b k\frac{q_0 q}{r^2} dr = k\frac{q_0 q}{r}\bigg|_a^b = kq_0 q\left(\frac{1}{a} - \frac{1}{b}\right).$$

21. 在底面积为 S 的圆柱形容器中盛有一定量的气体. 在等温条件下,由于气体的膨胀,在容器中一个面积为 S 的活塞从点 a 处推移到 b 处,计算在移动过程中,气体压力所做的功.

解:由物理知识得知气体体积 V 与压强 P 之间的关系为 $P = \dfrac{k}{V}$(k 是常数).

在 r 处的压强与压力为 $P_r = \dfrac{k}{V} = \dfrac{k}{Sr}, F_r = P_r \cdot S = \dfrac{k}{r}.$

活塞从点 a 处推移到 b 处气体压力所做功为

$$W = \int_a^b \frac{k}{r} dr = k(\ln|r|)\bigg|_a^b = k\ln\left|\frac{b}{a}\right|.$$

22. 一定量的理想气体,在恒温下,当体积膨胀时,压强随之减小,体积 V 与压强 P 之间的关系为 $P = \dfrac{C}{V}$(C 是常数),求体积从 V_1 到 V_2 时的平均压强.

解:由函数平均值公式,得体积从 V_1 到 V_2 时的平均压强为

$$\bar{P} = \frac{1}{V_2 - V_1}\int_{V_1}^{V_2} P dV = \frac{1}{V_2 - V_1}\int_{V_1}^{V_2}\frac{C}{V} dV = \frac{C}{V_2 - V_1}(\ln|V|)\bigg|_{V_1}^{V_2} = \frac{C}{V_2 - V_1}\ln\left|\frac{V_2}{V_2}\right|.$$

23. 某种类型的阿司匹林药物进入血液系统的量称为有效药量,其进入速率可表示为函数 $f(t) = 0.15t(t-3)^2 (0 \leq t \leq 3)$ 试求:(1) 何时速率最大?这时的速率是多少?(2) 有效药量是多少?

解:(1) $f'(t) = 0.15[(t-3)^2 + 2t(t-3)]$
$= 0.45(t^2 - 4t + 3) = 0.45(t-3)(t-1),$
$f''(t) = 0.45(2t - 4) = 0.9(t-2).$
令 $f'(t) = 0$,得驻点 $t_1 = 1, t_2 = 3$;
且 $f''(1) = -0.9 < 0, f''(3) = 0.9 > 0,$
可知在 $t = 1$ 时,药物进入速率为最大,
其最大值为 $f(1) = 0.15 \times 1 \times (1-3)^2 = 0.6.$

(2) 有效药量为 $W = \int_0^3 0.15t\,(t-3)^2\mathrm{d}t = 0.15\int_0^3 (t^3 - 6t^2 + 9t)\,\mathrm{d}t$

$$= 0.15(\frac{t^4}{4} - 2t^3 + \frac{9t^2}{2})\Big|_0^3 = 0.15 \times \frac{27}{4} = \frac{81}{80} = 1.0125.$$

24. 求函数 $f(x) = \int_0^x t(t-4)\mathrm{d}t$ 在区间 $[-1,5]$ 上的最大值和最小值.

解:函数 $f(x)$ 在闭区间 $[-1,5]$ 上连续,一定有最大值与最小值.

$f'(x) = \frac{\mathrm{d}}{\mathrm{d}x}\left[\int_0^x t(t-4)\mathrm{d}t\right] = x(x-4)$,令 $f'(x) = 0$ 得驻点 $x = 0, x = 4$.

$f(x) = \frac{x^3}{3} - 2x^2, -1 \leqslant x \leqslant 5.$ 于是有 $f(0) = 0, f(4) = \frac{4^3}{3} - 2\times 4^2 = -\frac{32}{3},$

$f(-1) = \frac{(-1)^3}{3} - 2\times(-1)^2 = -\frac{7}{3}, f(5) = \frac{5^3}{3} - 2\times 5^2 = -\frac{25}{3}.$

则函数 $f(x)$ 在闭区间 $[-1,5]$ 上最大值是 $f(0) = 0$,最小值是 $f(4) = -\frac{32}{3}.$

25. 求函数 $f(x) = \int_0^x \frac{1}{t^2 + 4t + 4}\mathrm{d}t$ 在区间 $[0,1]$ 上的最大值和最小值.

解:$f(x) = \int_0^x \frac{1}{t^2 + 4t + 4}\mathrm{d}t = \int_0^x \frac{1}{(t+2)^2}\mathrm{d}t.$

函数 $f(x)$ 在闭区间 $[0,1]$ 上连续,一定有最大值与最小值.

$f'(x) = \frac{\mathrm{d}}{\mathrm{d}x}\left[\int_0^x \frac{1}{(t+2)^2}\mathrm{d}t\right] = \frac{1}{(x+2)^2} > 0$,函数 $f(x)$ 在其定义域($x \neq -2$)内为

增函数,$f(x) = -\frac{1}{x+2} + \frac{1}{2}, 0 \leqslant x \leqslant 1.$ 于是有

$$f(0) = -\frac{1}{0+2} + \frac{1}{2} = 0, f(1) = -\frac{1}{1+2} + \frac{1}{2} = \frac{1}{6}.$$

则函数 $f(x)$ 在闭区间 $[0,1]$ 上的最大值是 $f(1) = \frac{1}{6}$,最小值是 $f(0) = 0.$

26. 设函数 $f(x) = \begin{cases} x\mathrm{e}^{-x^2}, x \geqslant 0 \\ \frac{1}{1+\cos x}, x < 0 \end{cases}$,计算 $\int_1^4 f(x-2)\mathrm{d}x.$

解:设 $x - 2 = t$,则 $x = t + 2, \mathrm{d}x = \mathrm{d}t.$
且当 $x = 1$ 时,$t = -1$;当 $x = 4$ 时,$t = 2.$ 于是

$$\int_1^4 f(x-2)\mathrm{d}x = \int_{-1}^2 f(t)\mathrm{d}t = \int_{-1}^0 \frac{1}{1+\cos t}\mathrm{d}t + \int_0^2 t\mathrm{e}^{-t^2}\mathrm{d}t$$

$$= \int_{-1}^0 \frac{1}{2\cos^2\frac{t}{2}}\mathrm{d}t + \int_0^2 \left(-\frac{1}{2}\right)\mathrm{e}^{-t^2}\mathrm{d}(-t^2)$$

$$= \tan\frac{t}{2}\Big|_{-1}^0 - \frac{1}{2}\mathrm{e}^{-t^2}\Big|_0^2 = \tan\frac{1}{2} + \frac{1}{2} - \frac{1}{2}\mathrm{e}^{-4}.$$

27. 证明 $\int_1^{+\infty} \frac{\mathrm{d}x}{x^p}$ 当 $p > 1$ 时收敛,当 $p \leqslant 1$ 时发散.

证:当 $p \neq 1$ 时,有 $\int_1^{+\infty} \dfrac{\mathrm{d}x}{x^p} = \dfrac{1}{1-p}x^{1-p}\Big|_1^{+\infty} = \begin{cases} \dfrac{1}{p-1}, & p>1 \\ +\infty, & p<1 \end{cases}.$

当 $p=1$ 时,有 $\int_1^{+\infty} \dfrac{\mathrm{d}x}{x} = \ln x\Big|_1^{+\infty} = +\infty.$

于是,当 $p>1$ 时,广义积分 $\int_1^{+\infty} \dfrac{\mathrm{d}x}{x^p}$ 收敛于 $\dfrac{1}{p-1}$;当 $p \leqslant 1$,广义积分 $\int_1^{+\infty} \dfrac{\mathrm{d}x}{x^p}$ 发散.

28. 证明 $\int_0^1 \dfrac{\mathrm{d}x}{x^q}$ 当 $q<1$ 时收敛,当 $q \geqslant 1$ 时发散.

证:当 $q>0$ 时,$x=0$ 是被积函数 $\dfrac{1}{x^q}$ 的无穷间断点

当 $q \neq 1$ 时,有

$\int_0^1 \dfrac{\mathrm{d}x}{x^q} = \lim_{\varepsilon \to 0^+} \int_{0+\varepsilon}^1 \dfrac{\mathrm{d}x}{x^q} = \lim_{\varepsilon \to 0^+} \left(\dfrac{1}{1-q}x^{1-q}\right)\Big|_\varepsilon^1 = \lim_{\varepsilon \to 0^+} \dfrac{1^{1-q}-\varepsilon^{1-q}}{1-q} = \begin{cases} \dfrac{1}{1-q}, & q<1 \\ +\infty, & q>1 \end{cases};$

当 $q=1$ 时,有

$\int_0^1 \dfrac{\mathrm{d}x}{x} = \lim_{\varepsilon \to 0^+} \int_{0+\varepsilon}^1 \dfrac{\mathrm{d}x}{x} = \lim_{\varepsilon \to 0^+} \ln x\Big|_\varepsilon^1 = \lim_{\varepsilon \to 0^+}(\ln 1 - \ln \varepsilon) = +\infty.$

于是,当 $q<1$ 时,广义积分 $\int_0^1 \dfrac{\mathrm{d}x}{x^q}$ 收敛于 $\dfrac{1}{1-q}$;当 $q \geqslant 1$ 时,广义积分 $\int_0^1 \dfrac{\mathrm{d}x}{x^q}$ 发散.

29. 求 $\lim\limits_{n \to +\infty} \left(\dfrac{1}{\sqrt{9n^2-1^2}} + \dfrac{1}{\sqrt{9n^2-2^2}} + \cdots + \dfrac{1}{\sqrt{9n^2-n^2}}\right).$

解:$\lim\limits_{n \to +\infty} \left(\dfrac{1}{\sqrt{9n^2-1^2}} + \dfrac{1}{\sqrt{9n^2-2^2}} + \cdots + \dfrac{1}{\sqrt{9n^2-n^2}}\right) = \lim\limits_{n \to +\infty} \dfrac{1}{n}\sum\limits_{i=1}^n \dfrac{1}{\sqrt{9-\left(\dfrac{i}{n}\right)^2}}$

$= \int_0^1 \dfrac{\mathrm{d}x}{\sqrt{9-x^2}} = \arcsin\dfrac{1}{3}.$

五、自测题

1. 选择题.

(1) 如果 $\int f(x)\mathrm{d}x = x^2\mathrm{e}^{2x} + C$,那么 $f(x) = ($ $)$

A. $2x\mathrm{e}^{2x}$ B. $2x^2\mathrm{e}^{2x}$ C. $x\mathrm{e}^{2x}$ D. $2x\mathrm{e}^{2x}(1+x)$

(2) $\sin x$ 是 $f(x)$ 的一个原函数,则 $f'(x) = ($ $)$

A. $\cos x$ B. $\sin x$ C. $-\sin x$ D. $-\cos x$

(3) $f(x) = \dfrac{1}{x}$ 的全体原函数是($\quad$)

A. $\ln x$ B. $\ln x + C$ C. $\ln|x|$ D. $\ln|x| + C$

(4) $f(x) = \sin|x|$ 的原函数是($\quad$)

A. $-\cos|x|$ B. $-|\cos x|$

C. $F(x) = \begin{cases} -\cos x, & x \geqslant 0 \\ \cos x - 2, & x < 0 \end{cases}$ D. $F(x) = \begin{cases} -\cos x + C_1, & x \geqslant 0 \\ \cos x + C_2, & x < 0 \end{cases}$

(5) 下列说法正确的是(　　)

A. $\left[\int_a^b f(x) \, dx \right]' = f(x)$ B. $\left[\int f(x) \, dx \right]' = f(x) + C$

C. $d \int f(x) \, dx = f(x)$ D. $\int f'(x) \, dx = f(x) + C$

(6) $\dfrac{d}{dx} \displaystyle\int_0^{x^2} \dfrac{\sin t}{1 + \cos^2 t} \, dt = ($ $)$

A. $\dfrac{\sin x^2}{1 + \cos^2 x^2}$ B. $\dfrac{\sin x}{1 + \cos^2 x}$

C. $\dfrac{2x \sin x^2}{1 + \cos^2 x^2}$ D. $\dfrac{2x \sin^2 x}{1 + \cos^2 x}$

(7) 下列积分中,其值为 0 的是(　　)

A. $\displaystyle\int_{-1}^1 |\sin 2x| \, dx$ B. $\displaystyle\int_{-1}^1 \cos 2x \, dx$

C. $\displaystyle\int_{-1}^1 x \sin x \, dx$ D. $\displaystyle\int_{-1}^1 \sin 2x \, dx$

(8) 如果 $\displaystyle\int_0^1 (2x + k) \, dx = 2$,那么 $k = ($ $)$

A. 0   B. 1   C. 2   D. 3

2. 填空题.

(1) $\displaystyle\int \sqrt{x \sqrt{x}} \, dx = $ _____.

(2) $\displaystyle\int (2x + 3)^8 \, dx = $ _____.

(3) $\displaystyle\int \dfrac{f'(x)}{1 + f^2(x)} \, dx = $ _____.

(4) $\displaystyle\int \left(d \int \sin \ln x \, dx \right)' dx = $ _____.

(5) $\displaystyle\int \dfrac{\arctan x}{1 + x^2} \, dx = $ _____.

(6) $\displaystyle\int_{\frac{\pi}{3}}^{\pi} \sin\left(x + \dfrac{\pi}{3}\right) dx = $ _____.

(7) $\displaystyle\int_0^{19} \dfrac{1}{\sqrt[3]{x + 8}} \, dx = $ _____.

(8) 设 e^{-x} 是 $f(x)$ 的一个原函数,则 $\displaystyle\int x f(x) \, dx = $ _____.

(9) 设 $f'(\sin^2 x) = \cos^2 x$,则 $f(x) = $ _____.

(10) $\displaystyle\int_{-\pi}^{\pi} x^4 \sin^3 x \, dx = $ _____.

(11) 设 $f(x) = \begin{cases} x, & 0 \leqslant x \leqslant 1 \\ 1, & 1 \leqslant x \leqslant 2 \end{cases}$,则 $\displaystyle\int_0^2 f(x) \, dx = $ _____.

(12) 设 $f(x) = \begin{cases} \mathrm{e}^{-x}, & x \geqslant 0 \\ 1+x^2, & x < 0 \end{cases}$，计算 $\int_{\frac{1}{2}}^{2} f(x-1)\mathrm{d}x = $ _____.

3. 判断题.

(1) $\ln x + C$ 是 $\dfrac{1}{x}$ 的全体原函数. （　　）

(2) $\dfrac{\mathrm{d}}{\mathrm{d}x}\left[\displaystyle\int f(x)\mathrm{d}x\right] = f(x).$ （　　）

(3) $\mathrm{d}\left[\displaystyle\int f(x)\mathrm{d}x\right] = f(x)+C.$ （　　）

(4) 当且仅当 $a < c < b$ 时，等式 $\displaystyle\int_a^b f(x)\mathrm{d}x = \int_a^c f(x)\mathrm{d}x + \int_c^b f(x)\mathrm{d}x$ 才成立.

（　　）

(5) $\displaystyle\int \dfrac{f(\sqrt{x})}{\sqrt{x}}\mathrm{d}x = 2\int f(\sqrt{x})\mathrm{d}(\sqrt{x}).$ （　　）

(6) 任何连续函数都是有原函数的. （　　）

4. 计算题.

(1) 求下列不定积分.

① $\displaystyle\int \sin^3 x \cos x\,\mathrm{d}x$；　　　　② $\displaystyle\int \dfrac{1}{4+x^2}\mathrm{d}x$；

③ $\displaystyle\int \dfrac{2-\sin\sqrt{x}}{\sqrt{x}}\mathrm{d}x$；　　　　④ $\displaystyle\int x\arctan x\,\mathrm{d}x$；

⑤ $\displaystyle\int \arcsin x\,\mathrm{d}x$；　　　　⑥ $\displaystyle\int x\mathrm{e}^{3x}\,\mathrm{d}x$；

⑦ $\displaystyle\int x\cos 3x\,\mathrm{d}x$；　　　　⑧ $\displaystyle\int x\ln 3x\,\mathrm{d}x$；

⑨ $\displaystyle\int \dfrac{1}{x^2+2x-3}\mathrm{d}x$；　　　　⑩ $\displaystyle\int \arctan\sqrt{x}\,\mathrm{d}x$.

(2) 求下列定积分.

① $\displaystyle\int_0^{19} \dfrac{1}{\sqrt[3]{x+8}}\mathrm{d}x$；　　　　② $\displaystyle\int_0^{\frac{\pi}{2}} \cos^7\theta\sin\theta\,\mathrm{d}\theta$；

③ $\displaystyle\int_{-2}^{1} \dfrac{1}{(11+5x)^3}\mathrm{d}x$；　　　　④ $\displaystyle\int_0^2 |1-x|\,\mathrm{d}x$；

⑤ $\displaystyle\int_0^1 x\mathrm{e}^{2x}\,\mathrm{d}x$；　　　　⑥ $\displaystyle\int_1^{\mathrm{e}} x\ln x\,\mathrm{d}x$；

⑦ $\displaystyle\int_0^{\frac{\pi}{2}} x\sin 2x\,\mathrm{d}x$；　　　　⑧ $\displaystyle\int_0^1 \dfrac{5x+4}{2x^2+5x+3}\mathrm{d}x$；

⑨ $\displaystyle\int_1^4 \dfrac{\ln\sqrt{x}}{\sqrt{x}}\mathrm{d}x$；　　　　⑩ $\displaystyle\int_0^1 \dfrac{\sqrt{x}}{1+\sqrt{x}}\mathrm{d}x$.

(3) 求极限.

① $\displaystyle\lim_{x\to 0} \dfrac{\int_0^x \tan t\,\mathrm{d}t}{x^2}$；　　　　② $\displaystyle\lim_{x\to 1} \dfrac{\int_1^x \left(\int_t^1 \mathrm{e}^{u^2}\mathrm{d}u\right)\mathrm{d}t}{(x-1)^2}$.

5.综合题.

(1) 若函数 $f(x)$ 在 $[-a,a]$ 上连续,证明:$\int_{-a}^{a} f(x)\mathrm{d}x = \int_{-a}^{a} f(-x)\mathrm{d}x$.

(2) 求由曲线 $y = x^2$,$y = (x-2)^2$ 与 x 轴所围图形的面积.

(3) 求由曲线 $y = \mathrm{e}^x$,$y = \mathrm{e}^{-x}$ 及直线 $x = 1$ 所围图形的面积.

(4) 求由曲线 $y^2 = \frac{1}{2}x$ 和直线 $y = \frac{1}{2}x - 2$ 所围图形的面积.

(5) 求由 $y = x^2 + 1$,$y = 0$,$x = 1$,$x = 0$ 所围平面图形绕 x 轴旋转所得的体积.

(6) 口服药物必须先被吸收入血液循环,然后才能在机体的不同部位发挥作用.一种典型的吸收率函数具有以下形式:
$$f(t) = kt\,(t-b)^2 \quad (0 \leqslant t \leqslant b)$$
其中 k 和 b 是常数,求在时间 $t \in [0,b]$ 内药物的吸收总量.

参考答案(最终解答或提示)

1. (1)D;(2)C;(3)D;(4)D;(5)D;(6)C;(7)D;(8)B.

2. (1) $\frac{4}{7}x^{\frac{7}{4}} + C$;(2) $\frac{1}{18}(2x+3)^9 + C$;(3)$\arctan f(x) + C$;(4)$\sin\ln x + C$;

(5) $\frac{1}{2}(\arctan x)^2 + C$;(6)0;(7) $\frac{15}{2}$;(8)$\mathrm{e}^{-x}(1+x) + C$(9)$x - \frac{x^2}{2} + C$;

(10)0;(11) $\frac{3}{2}$;(12) $\frac{37}{24} - \frac{1}{\mathrm{e}}$.

3. (1) ×;(2)√;(3) ×;(4) ×;(5)√;(6)√.

4. (1)① $\frac{\sin^4 x}{4} + C$;② $\frac{1}{2}\arctan\frac{x}{2} + C$;③$4\sqrt{x} + 2\cos\sqrt{x} + C$;④ $\frac{x^2}{2}\arctan x - \frac{1}{2}(x - \arctan x) + C$;⑤$x\arcsin x + \sqrt{1-x^2} + C$;⑥ $\frac{1}{3}\left(x\mathrm{e}^{3x} - \frac{1}{3}\mathrm{e}^{3x}\right) + C$;

⑦ $\frac{1}{3}\left(x\sin 3x + \frac{1}{3}\cos 3x\right) + C$;⑧ $\frac{x^2}{2}\left(\ln 3x - \frac{1}{2}\right) + C$;⑨ $\frac{1}{4}(\ln|x-1| - \ln|x+3|) + C$;⑩$x\arctan\sqrt{x} - \sqrt{x} + \arctan\sqrt{x} + C$.

(2)① $\frac{15}{2}$;② $\frac{1}{8}$;③ $\frac{51}{512}$;④1;⑤ $\frac{1}{4}(\mathrm{e}^2 + 1)$;⑥ $\frac{1}{4}(\mathrm{e}^2 + 1)$;⑦ $\frac{\pi}{4}$;⑧ $\frac{7}{2}(\ln 5 - \ln 3) - \ln 2$;⑨$2(2\ln 2 - 1)$;⑩$2\ln 2 - 1$.

(3)① $\frac{1}{2}$;② $-\frac{\mathrm{e}}{2}$.

5. (1) 提示:设 $t = -x$;(2) $\frac{2}{3}$;(3)$\mathrm{e} + \frac{1}{\mathrm{e}} - 2$;(4)9;(5) $\frac{28}{15}\pi$;(6) $\frac{kb^4}{12}$(提示:求 $\int_{0}^{b} f(t)\mathrm{d}t$).

(熊菲、刘雅丽)

第四章 多元函数微积分

一、基本内容、要求及知识概要

（一）基本内容

1. 空间解析几何简介：空间直角坐标系的概念，空间两点间的距离公式，特殊二次方程所表示的曲面.

2. 多元函数：多元函数的概念，二元函数的几何意义，二元函数极限与连续的概念.

3. 偏导数与全微分：偏导数的概念与几何意义，偏导数与高阶偏导数的计算，全微分的概念与计算，全微分在近似计算中的应用.

4. 复合函数与隐函数的求导法则：多元复合函数的求导法则（链式法则），多元隐函数求导方法.

5. 多元函数的极值：二元函数极值的概念与存在条件，二元函数极值的计算，二元函数极值的应用（实际应用中的最值问题）.

6. 二重积分：二重积分的定义与几何意义，二重积分的性质，二重积分的计算.

（二）要求

1. 空间解析几何简介：了解空间直角坐标系的概念，掌握空间两点间距离公式.

2. 多元函数：了解多元函数的概念，二元函数的几何意义，会求多元函数的定义域并作图表示；了解二元函数极限与连续的概念，掌握特殊的二元函数极限的计算（对于二元函数极限不存在的证明不作要求）.

3. 偏导数与全微分：理解偏导数的概念与几何意义，掌握二元函数一、二阶偏导数的计算方法；了解全微分的概念，掌握全微分的计算以及全微分在近似计算中的应用.

4. 复合函数与隐函数的求导法则：理解并熟练掌握多元复合函数求一阶导数的法则（链式法则）；理解并熟练掌握多元隐函数求一阶偏导数的方法.

5. 多元函数的极值：了解多元函数极值的概念，理解多元函数极值存在的条件，掌握二元函数无条件极值的求法；理解并熟练掌握实际应用中最值的求法.

6. 二重积分：理解二重积分的定义，几何意义，二重积分的性质；熟练掌握二重积分的计算.

（三）知识概要

1. 空间直角坐标系.

（1）空间直角坐标系.

取相互垂直并交于一点 O 的三条数轴 Ox、Oy、Oz 为坐标轴，O 为原点，且它们的正向符合右手规则，这样就构成了**空间直角坐标系** $O-xyz$. 设 P 为空间任意一点，过 P 点分别作平面与 x 轴、y 轴、z 轴垂直，则平面与坐标轴的交点所对应的实数 x、y、z 称为点 P 的**坐标**，记作 P（x，y，z）.

（2）空间两点间的距离公式.

空间两点 P_1（x_1，y_1，z_1）和 P_2（x_2，y_2，z_2）间的**距离**为

$$|P_1P_2| = \sqrt{(x_2-x_1)^2 + (y_2-y_1)^2 + (z_2-z_1)^2}$$

2. 多元函数的概念.

（1）二元函数的概念.

设有三个变量 x、y 和 z，如果变量 x、y 在允许的范围内任意取定一对值时，变量 z 按照一定的规律，总有唯一确定的值与它们对应，则变量 z 称为变量 x、y 的**二元函数**，记作

$$z = f（x，y）$$

其中 x、y 称为**自变量**，而 z 称为**因变量**. 自变量 x、y 的允许值范围称为函数 z 的**定义域**. 二元函数的定义域是平面上的区域.

二元函数的几何意义：表示空间的一个曲面.

类似地，可定义更多元的函数，例如三元函数

$$u = f（x，y，z）$$

三元函数的定义域是空间的一个区域. 二元及二元以上的函数，统称为多元函数.

（2）二元函数的极限.

设二元函数 $z = f（x，y）$ 在点 P_0（x_0，y_0）的某一邻近区域内有定义（在点 P_0 处可以无定义），如果点 P（x，y）以任何方式趋近于定点 P_0（x_0，y_0）时，函数 f（x，y）都趋于常数 A，则称 A 是函数 f（x，y）在点 P_0 处的**极限**，记作

$$\lim_{\substack{x \to x_0 \\ y \to y_0}} f（x，y） = A \text{ 或 } \lim_{P \to P_0} f（x，y） = A$$

注意：定义要求 P（x，y）以任何方式趋于 P_0（x_0，y_0）时，函数的极限都存在且均为 A，这比一元函数的极限复杂得多. 反之，如果当 P（x，y）以任意两个方式趋于 P_0（x_0，y_0）时，f（x，y）趋向不同的数，就可断定它在 P_0（x_0，y_0）点没有极限.

（3）二元函数的连续性.

设二元函数 f（x，y）在点 P_0（x_0，y_0）的邻近区域内有定义，且如果

$$\lim_{\substack{x \to x_0 \\ y \to y_0}} f（x，y） = f（x_0，y_0）$$

则称 f（x，y）在点 P_0（x_0，y_0）**连续**. 若 f（x，y）在区域 D 内每一点连续，

则称 $f(x, y)$ 在区域 D 内**连续**.

从几何上看, 二元连续函数的图形是一张没有"洞"和"裂缝"的曲面. 对于二元函数来说, 不仅可能有间断点, 还可能有间断线.

3. 偏导数.

(1) 一阶偏导数.

设函数 $z = f(x, y)$ 在点 (x_0, y_0) 的邻近区域内有定义, 当 y 固定在 y_0, 而 x 在 x_0 处有增量 Δx 时, 相应地得到函数关于 x 的**偏增量**

$$f(x_0 + \Delta x, y_0) - f(x_0, y_0)$$

如果极限

$$\lim_{\Delta x \to 0} \frac{f(x_0 + \Delta x, y_0) - f(x_0, y_0)}{\Delta x}$$

存在, 则称此极限值为函数 $z = f(x, y)$ 在点 (x_0, y_0) 对 x 的**偏导数**, 记为

$$f'_x(x_0, y_0), \quad \frac{\partial z}{\partial x}, \quad \frac{\partial f}{\partial x}, \quad z'_x$$

同理, 可定义 $z = f(x, y)$ 在点 (x_0, y_0) 对 y 的偏导数

$$f'_y(x_0, y_0) = \lim_{\Delta y \to 0} \frac{f(x_0, y_0 + \Delta y) - f(x_0, y_0)}{\Delta y}$$

如果引用变化率的概念, 偏导数 $f'_x(x_0, y_0)$ 或 $f'_y(x_0, y_0)$ 可以看作是函数 $f(x, y)$ 当自变量 x 变化而 y 不变, 或者 y 变化而 x 不变时所引起的瞬时变化率.

计算方法: 只需对所讨论的变量求导, 而把其余的变量看作常数, 故可采用一元函数的微分法.

几何意义: 偏导数 $f'_x(x_0, y_0)$ 是表示曲面 $z = f(x, y)$ 与平面 $y = y_0$ 的截线在点 $M_0(x_0, y_0, z_0)$ $(z_0 = f(x_0, y_0))$ 处的切线 $M_0 T_x$ 的斜率 (图 4-1).

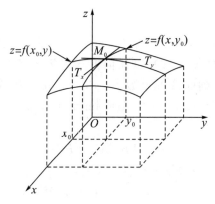

图 4-1

(2) 高阶偏导数.

函数 $z = f(x, y)$ 的偏导数 $f'_x(x_0, y_0)$ 与 $f'_y(x_0, y_0)$ 如果仍然可导, 则它们的偏导数称为**二阶偏导数**, 共有四个:

$$\frac{\partial}{\partial x}\left(\frac{\partial z}{\partial x}\right) = \frac{\partial^2 z}{\partial x^2} = f''_{xx}(x, y) = z''_{xx}, \quad \frac{\partial}{\partial y}\left(\frac{\partial z}{\partial y}\right) = \frac{\partial^2 z}{\partial y^2} = f''_{yy}(x, y) = z''_{yy}$$

$$\frac{\partial}{\partial y}\left(\frac{\partial z}{\partial x}\right)=\frac{\partial^2 z}{\partial x \partial y}=f''_{xy}(x,y)=z''_{xy}, \quad \frac{\partial}{\partial x}\left(\frac{\partial z}{\partial y}\right)=\frac{\partial^2 z}{\partial y \partial x}=f''_{yx}(x,y)=z''_{yx}$$

其中，后两个又称为**二阶混合偏导数**.

$n-1$ 阶偏导数的偏导数称为 n **阶偏导数**，二阶及二阶以上的偏导数统称为**高阶偏导数**.

注意：求函数的高阶偏导数，只需要逐次求偏导数即可. 在求高阶混合偏导数时，必须注意求导的次序，一般来说，是不能随意交换求导次序的，但是，若二阶混合偏导数在区域 D 内连续，则与求导的先后次序无关，即 $\dfrac{\partial^2 z}{\partial x \partial y}=\dfrac{\partial^2 z}{\partial y \partial x}$.

4. 全微分.

(1) 全增量.

设函数 $z=f(x,y)$ 在点 (x,y) 的邻近区域内有定义，且 x 有增量 Δx，y 有增量 Δy，则 $f(x+\Delta x,y+\Delta y)-f(x,y)$ 称为 $f(x,y)$ 在点 (x,y) 对应于自变量增量 Δx，Δy 的**全增量**，记作 Δz，即

$$\Delta z=f(x+\Delta x,y+\Delta y)-f(x,y)$$

(2) 全微分.

设 $z=f(x,y)$ 在点 $P(x,y)$ 具有偏导数 $\dfrac{\partial z}{\partial x}$，$\dfrac{\partial z}{\partial y}$，如果全增量可写成

$$\Delta z=\frac{\partial z}{\partial x}\mathrm{d}x+\frac{\partial z}{\partial y}\mathrm{d}y+o(\rho)$$

其中 $\mathrm{d}x=\Delta x$，$\mathrm{d}y=\Delta y$，$\rho=\sqrt{(\Delta x)^2+(\Delta y)^2}$，当 $\rho \to 0$ 时，$o(\rho)$ 是 ρ 的高阶无穷小量（即当 $\rho \to 0$ 时，$\dfrac{o(\rho)}{\rho}\to 0$），我们把 Δz 的线性主部 $\dfrac{\partial z}{\partial x}\mathrm{d}x+\dfrac{\partial z}{\partial y}\mathrm{d}y$ 称为函数 $z=f(x,y)$ 在点 $P(x,y)$ 的**全微分**，记作

$$\mathrm{d}z=\frac{\partial z}{\partial x}\mathrm{d}x+\frac{\partial z}{\partial y}\mathrm{d}y$$

其中 $\dfrac{\partial z}{\partial x}\mathrm{d}x$，$\dfrac{\partial z}{\partial y}\mathrm{d}y$ 分别称为函数 $z=f(x,y)$ 对 x，y 的**偏微分**，即全微分等于诸偏微分之和.

近似计算公式：当 $\rho=\sqrt{(\Delta x)^2+(\Delta y)^2}\to 0$ 时，有

$$\Delta z \approx \mathrm{d}z=f'_x(x,y)\Delta x+f'_y(x,y)\Delta y$$

或 $f(x+\Delta x,y+\Delta y)\approx f(x,y)+f'_x(x,y)\Delta x+f'_y(x,y)\Delta y$

注意：在一元函数中，连续、可导、可微这三个概念之间的关系是很清楚的，可微与可导等价，可导的必要条件是连续. 而在多元函数中，它们的关系错综复杂，如图 4-2所示.

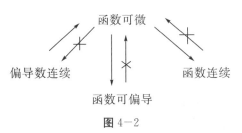

图 4-2

设 $z=f(u,v)$，$u=u(x,y)$，$v=v(x,y)$，则

$$\mathrm{d}z=\frac{\partial z}{\partial u}\mathrm{d}u+\frac{\partial z}{\partial v}\mathrm{d}v$$

即不论 u 与 v 是自变量或是中间变量，$z=f(u,v)$ 的一阶全微分总保持同一形式，称为**一阶全微分形式不变性**.

5. 多元复合函数的求导法则.

锁链法则：如果函数 $u=u(x,y)$，$v=v(x,y)$ 在点 (x,y) 有偏导数，且函数 $z=f(u,v)$ 在对应点 (u,v) 可微，则复合函数 $z=f[u(x,y),v(x,y)]$ 在点 (x,y) 有对 x 及对 y 的偏导数，且

$$\frac{\partial z}{\partial x}=\frac{\partial z}{\partial u}\cdot\frac{\partial u}{\partial x}+\frac{\partial z}{\partial v}\cdot\frac{\partial v}{\partial x}$$

$$\frac{\partial z}{\partial y}=\frac{\partial z}{\partial u}\cdot\frac{\partial u}{\partial y}+\frac{\partial z}{\partial v}\cdot\frac{\partial v}{\partial y}$$

求复合函数的偏导数，关键是要分清自变量、中间变量之间的复合关系，变量分析图（图 4-3）可以帮助正确使用和记忆公式.

函数对某个自变量的偏导数之结构为：

项数＝中间变量的个数

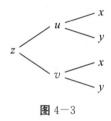

图 4-3

每一项＝函数对中间变量的偏导数乘以中间变量对某指定自变量的偏导数

锁链法则对于中间变量或者自变量多于或少于两个的情形仍是适用的. 特别地，复合函数的中间变量有多个，但自变量只有一个的情形，$z=f(x,y)$，而 $x=x(t)$，$y=y(t)$，见图 4-4，则

$$\frac{\mathrm{d}z}{\mathrm{d}t}=\frac{\partial z}{\partial x}\cdot\frac{\mathrm{d}x}{\mathrm{d}t}+\frac{\partial z}{\partial y}\cdot\frac{\mathrm{d}v}{\mathrm{d}t}$$

由于 $z=f[x(t),y(t)]$ 只有一个自变量，所以把 $\dfrac{\mathrm{d}z}{\mathrm{d}t}$ 称为**全导数**.

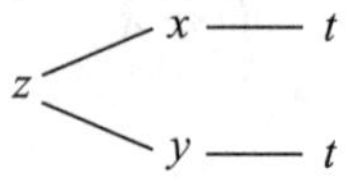

$$z\begin{cases} x \longrightarrow t \\ y \longrightarrow t \end{cases}$$

图 4-4

6. 二元函数的极值.

（1）极值的定义.

设函数 $z=f(x,y)$ 在点 $P_0(x_0,y_0)$ 的邻近区域内有定义，且对点 (x_0,y_0) 附近除 (x_0,y_0) 之外的任一点 (x,y) 都满足不等式

$$f（x，y）<f（x_0，y_0）\text{ 或 } f（x，y）>f（x_0，y_0）$$

则称函数 $z=f（x，y）$ 在点 $（x_0，y_0）$ 处有**极大值**或**极小值** $f（x_0，y_0）$. 极大值、极小值统称为**极值**，使函数取得极值的点称为**极值点**.

注意：极值是反映函数局部特点的概念，不等式只要求在局部范围内成立.

（2）极值的判定.

必要条件：设函数 $z=f（x，y）$ 在点 $（x_0，y_0）$ 处可微且有极值，则

$$f'_x（x_0，y_0）=0，f'_y（x_0，y_0）=0$$

方程组 $\begin{cases} f'_x（x_0，y_0）=0 \\ f'_y（x_0，y_0）=0 \end{cases}$ 的解，称为函数 $z=f（x，y）$ 的**驻点**.

注意：同一元函数一样，上述判定条件是针对可导函数而言的，对于可导函数来说，极值点必定是驻点，但驻点不一定是极值点，且极值也可能在偏导数不存在的点产生.

充分条件：设函数 $z=f（x，y）$ 在点 $（x_0，y_0）$ 的邻近区域内连续，且有一阶及二阶连续偏导数，又 $f'_x（x_0，y_0）=0$，$f'_y（x_0，y_0）=0$，若令 $f''_{xx}（x_0，y_0）=A$，$f''_{xy}（x_0，y_0）=B$，$f''_{yy}（x_0，y_0）=C$，则 $z=f（x，y）$ 在点 $（x_0，y_0）$ 处取得极值的情况如表 4-1 所示：

表 4-1

$\Delta=B^2-AC$	$f（x_0，y_0）$
$\Delta<0$	$A>0$ 时取极小值
	$A<0$ 时取极大值
$\Delta>0$	不取极值
$\Delta=0$	不能确定是否取极值

由上述充分条件，可将二元可导函数 $z=f（x，y）$ **极值的求解步骤**归纳如下：

①求函数 $z=f（x，y）$ 的一、二阶偏导数.

②解方程组

$$\begin{cases} f'_x（x_0，y_0）=0 \\ f'_y（x_0，y_0）=0 \end{cases}$$

求得各驻点.

③对每一驻点 $（x_0，y_0）$，求出各二阶偏导数 $f''_{xx}（x_0，y_0）=A$，$f''_{xy}（x_0，y_0）=B$，$f''_{yy}（x_0，y_0）=C$，应用充分条件，由 Δ 的符号判断驻点是否为极值点.

④求出极值点处的函数值.

（3）条件极值.

无条件极值：函数的自变量只受定义域约束的极值（以上的讨论均为无条件极值的判定）.

条件极值：函数的自变量除受定义域约束外，还受其他条件限制的极值.

条件极值的解法：

①化为无条件极值求解.

假设限制条件为 $g(x,y)=0$，它在 xOy 平面上一般表示一条曲线，所以条件极值实际上就是把函数 $z=f(x,y)$ 的定义域限制在这条曲线上（此时函数往往成为一元函数），从这些点中找出极值点.

②拉格朗日乘数法.

用常数 λ（拉格朗日乘数）乘以 $g(x,y)$，与 $f(x,y)$ 相加，得函数 $F(x,y)$（拉格朗日函数）：

$$F(x,y)=f(x,y)+\lambda g(x,y)$$

求出 $F(x,y)$ 的偏导数，解方程组

$$\begin{cases} F'_x=f'_x+\lambda g'_x=0 \\ F'_y=f'_y+\lambda g'_y=0 \\ g(x,y)=0 \end{cases}$$

得点 (x_0,y_0,λ_0)（条件驻点），并由此判断点 (x_0,y_0) 是否为极值点.

7. 二重积分.

(1) 二重积分的概念.

设二元函数 $z=f(x,y)$ 在有界闭区域 D 上有界，将闭区域 D 任意分成 n 个小闭区域，(ξ_i,η_i) 是第 i 个小闭区域上的任一点，$\Delta\sigma_i$ 是第 i 个小闭区域的面积，做和式

$$\sum_{i=1}^{n}f(\xi_i,\eta_i)\Delta\sigma_i$$

如果不论小闭区域如何划分及点 (ξ_i,η_i) 如何选取，各小闭区域直径的最大值 λ 趋于零时，上述和式的极限总是存在，则称此极限为二元函数 $z=f(x,y)$ 在闭区域 D 上的二重积分，记作

$$\iint\limits_{D}f(x,y)\mathrm{d}\sigma=\lim_{\lambda\to0}\sum_{i=1}^{n}f(\xi_i,\eta_i)\Delta\sigma_i$$

其中 $f(x,y)$ 称为**被积函数**，$f(x,y)\mathrm{d}\sigma$ 称为**被积表达式**，$\mathrm{d}\sigma$ 称为**面积元素**，x,y 称为**积分变量**，D 称为**积分区域**，$\sum_{i=1}^{n}f(\xi_i,\eta_i)\Delta\sigma_i$ 称为**积分和**.

几何意义：当 $f(x,y)\geqslant0$ 时，以曲面 $f(x,y)$ 为顶，闭区域 D 为底的曲顶柱体的体积等于 $f(x,y)$ 在 D 上的二重积分（图 4－5 所示），即

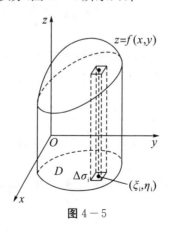

图 4－5

$$V = \iint\limits_D f(x,y)\mathrm{d}\sigma$$

注意：如果函数 $f(x,y)$ 在积分区域 D 上连续，则 $f(x,y)$ 在区域 D 上的二重积分必然存在.

（2）二重积分的性质.

① $\iint\limits_D kf(x,y)\mathrm{d}\sigma = k\iint\limits_D f(x,y)\mathrm{d}\sigma(k$ 为常数$)$.

② $\iint\limits_D [f(x,y) \pm g(x,y)]\mathrm{d}\sigma = \iint\limits_D f(x,y)\mathrm{d}\sigma \pm \iint\limits_D g(x,y)\mathrm{d}\sigma$.

③ 如将闭区域 D 分成两个子闭区域 D_1, D_2，则

$$\iint\limits_D f(x,y)\mathrm{d}\sigma = \iint\limits_{D_1} f(x,y)\mathrm{d}\sigma \pm \iint\limits_{D_2} f(x,y)\mathrm{d}\sigma.$$

④ 闭区域 D 的面积 σ 等于在该区域上被积函数为 1 的二重积分，即

$$\sigma = \iint\limits_D \mathrm{d}\sigma.$$

⑤ 若在闭区域 D 内，$f(x,y) \leqslant g(x,y)$，则

$$\iint\limits_D f(x,y)\mathrm{d}\sigma \leqslant \iint\limits_D g(x,y)\mathrm{d}\sigma.$$

⑥ 设 M, m 分别是二元函数 $z = f(x,y)$ 在闭区域 D 上的最大值和最小值，σ 是闭区域 D 的面积，则

$$m\sigma \leqslant \iint\limits_D f(x,y)\mathrm{d}\sigma \leqslant M\sigma.$$

⑦ **中值定理** 设 $f(x,y)$ 在有界闭区域 D 上连续，D 的面积为 σ，则在闭区域 D 上至少存在一点 (ξ, η)，成立

$$\iint\limits_D f(x,y)\mathrm{d}\sigma = f(\xi, \eta)\sigma.$$

（3）直角坐标系中二重积分的计算方法.

用平行于坐标轴的直线去划分区域 D，则 $\mathrm{d}\sigma = \mathrm{d}x\mathrm{d}y$ 称为直角坐标系下的面积元素，于是

$$\iint\limits_D f(x,y)\mathrm{d}\sigma = \iint\limits_D f(x,y)\mathrm{d}x\mathrm{d}y.$$

解题步骤：

① 在直角坐标系中画出积分区域 D 的草图；

② 选择积分次序；

③ 确定二次积分的上下限，作定积分运算.

其中，选择积分次序的原则为：

① 第一次要较易积分，并为第二次积分创造条件；

② 对 D 划分的小块越少越好.

积分限的确定（对照图 $4-6$ 和图 $4-7$）：

① 后积先定限(后积变量的上下限均为常数);

② 限内画条带箭头的线(该线平行于后积变量坐标轴且同向);

③ 先交为下限,后交是上限(先积变量的上下限通常是后积变量的函数,除非边界平行于坐标轴).

若 D 为 x 型区域:$a \leqslant x \leqslant b, \varphi_1(x) \leqslant y \leqslant \varphi_2(x)$(如图 4-6),则

$$\iint\limits_D f(x,y)\mathrm{d}x\mathrm{d}y = \int_a^b \mathrm{d}x \int_{\varphi_1(x)}^{\varphi_2(x)} f(x,y)\mathrm{d}y$$

若 D 为 y 型区域:$c \leqslant y \leqslant \mathrm{d}, \varphi_1(y) \leqslant x \leqslant \varphi_2(y)$(如图 4-7),则

$$\iint\limits_D f(x,y)\mathrm{d}x\mathrm{d}y = \int_c^{\mathrm{d}} \mathrm{d}y \int_{\varphi_1(y)}^{\varphi_2(y)} f(x,y)\mathrm{d}x$$

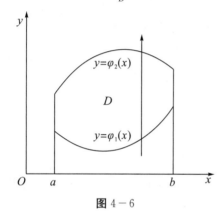

图 4-6

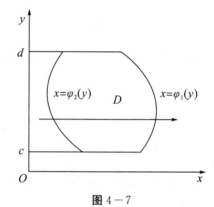

图 4-7

若积分区域 D:$\begin{cases} \varphi_1(y) \leqslant x \leqslant \varphi_2(y) \\ c \leqslant y \leqslant d \end{cases}, \begin{cases} \varphi_1(x) \leqslant y \leqslant \varphi_2(x) \\ a \leqslant x \leqslant b \end{cases}$(如图 4-8),其中 MQN 和 MPN 方程分别是 $y = \varphi_1(x)$ 和 $y = \varphi_2(x)$,PMQ 和 PNQ 的方程分别是 $x = \varphi_1(y)$ 和 $x = \varphi_2(y)$,则两种积分次序都可以,

$$\iint\limits_D f(x,y)\mathrm{d}x\mathrm{d}y = \int_c^{\mathrm{d}} \mathrm{d}y \int_{\varphi_1(y)}^{\varphi_2(y)} f(x,y)\mathrm{d}x = \int_a^b \mathrm{d}x \int_{\varphi_1(x)}^{\varphi_2(x)} f(x,y)\mathrm{d}y$$

如果积分区域如图 4-9 那样,穿越 D 内部且平行于坐标轴的直线与边界相交多于两点时,可以把 D 分成几个子域,使每个子域符合图 4-6、图 4-7 或图 4-8 的情形,这时可根据性质 ③,D 上的二重积分就等于在这些子域上的二重积分之和.

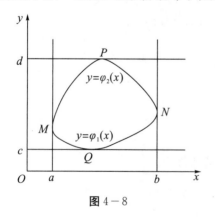

图 4-8

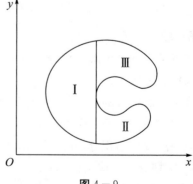

图 4-9

（4）极坐标系中二重积分的计算方法.

计算二重积分,若局限在直角坐标范围内,有时会很繁琐甚至无法计算. 此时可根据问题特点(如积分区域是圆或被积函数具有 $f(x^2 + y^2)$ 的形式),灵活利用极坐标简化计算.

设积分区域 $D:\alpha \leqslant \theta \leqslant \beta, r_1(\theta) \leqslant r \leqslant r_2(\theta)$(图 $4-10$),其中 $r = r_1(\theta)$,

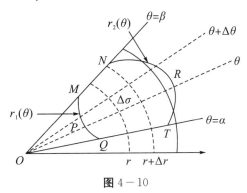

图 4-10

$r = r_2(\theta)$ 分别是两端边界 c 和 NRT 的方程,$\alpha \leqslant \theta \leqslant \beta$ 是 θ 的变化范围. 用以极点为圆心的一族同心圆和自极点发出的一族射线来划分 D. 此时,小区域 $\Delta \sigma$ 的面积为

$$\Delta \sigma = \frac{1}{2}\big[(r + \Delta r)^2 \Delta \theta - r^2 \Delta \theta\big] = r\Delta r\Delta \theta + \frac{1}{2}(\Delta r)^2 \Delta \theta$$

当 Δr 和 $\Delta \theta$ 充分小时,面积 $\Delta \sigma$ 近似等于边长为 Δr 及 $r\Delta \theta$ 的矩形面积,于是得到在极坐标下的面积元素

$$\mathrm{d}\sigma = r\mathrm{d}r\mathrm{d}\theta$$

再由公式 $x = r\cos\theta, y = r\sin\theta$,得

$$\iint\limits_D f(x,y)\mathrm{d}x\mathrm{d}y = \iint\limits_D f(r\cos\theta, r\sin\theta)r\mathrm{d}r\mathrm{d}\theta = \int_\alpha^\beta \mathrm{d}\theta \int_{r_1(\theta)}^{r_2(\theta)} f(r\cos\theta, r\sin\theta)r\mathrm{d}r.$$

注意:一般情况下,累次积分的次序为先对 r 积分再对 θ 积分. 先对 r 积分时,同样暂时将 θ 看成某一定值.

若积分区域 D 包含极点在内(图 $4-11$),则可认为 θ 是由 0 变化至 2π,而 r 是由 0 变化至 $r(\theta)$(区域边界方程)的,故积分限应为

$$\iint\limits_D f(x,y)\mathrm{d}x\mathrm{d}y = \int_0^{2\pi}\mathrm{d}\theta \int_0^{r(\theta)} f(r\cos\theta, r\sin\theta)r\mathrm{d}r.$$

若极点在区域 D 的边界曲线 $r = r(\theta)$ 上(图 $4-12$),则积分限应为

$$\iint\limits_D f(x,y)\mathrm{d}x\mathrm{d}y = \int_\alpha^\beta \mathrm{d}\theta \int_0^{r(\theta)} f(r\cos\theta, r\sin\theta)r\mathrm{d}r.$$

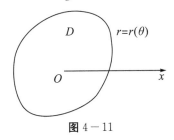

图 4-11

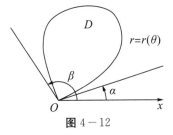

图 4-12

二、典型例题

例 1 求下列函数的定义域,并画图:

(1)$y = \ln(y - 4x^2 + 8)$;

解:此函数为对数函数,定义域须满足条件 $y - 4x^2 + 8 > 0$,所以函数的定义域为 $D = \{(x,y) \mid y - 4x^2 + 8 > 0\}$,对应区域如图 $4 - 13$ 所示.

(2)$z = \dfrac{1}{\sqrt{x+y}} + \dfrac{1}{\sqrt{x-y}}$.

解:函数的定义域须满足条件 $\begin{cases} x + y > 0 \\ x - y > 0 \end{cases}$,解该方程组得 $x > y, x > -y$,所以函数的定义域为 $D = \{(x,y) \mid x > |y|\}$,对应区域如图 $4 - 14$ 所示.

小结:多元函数定义域的求法与一元函数类似,都是要将定义域确定为使函数解析式运算有意义的自变量取值的全体;二元函数的定义域一般为平面区域;如果函数反映的是实际问题,则定义域就是符合实际意义的自变量取值的全体.

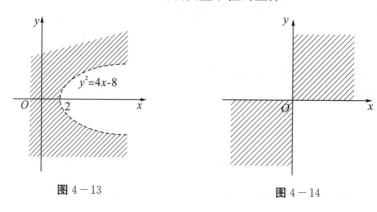

图 $4 - 13$　　　　　　　　　　图 $4 - 14$

例 2 讨论二元函数的极限 $\lim\limits_{\substack{x \to 0 \\ y \to 0}} \dfrac{x+y}{x-y}$.

解:当点 $P(x,y)$ 沿直线 $y = 2x$ 趋向$(0,0)$ 时,有

$$\lim_{\substack{x \to 0 \\ y \to 0}} \frac{x+y}{x-y} = \lim_{x \to 0} \frac{x+2x}{x-2x} = \lim_{x \to 0} \frac{3x}{-x} = -3$$

而当点 $P(x,y)$ 沿直线 $y = \dfrac{1}{2}x$ 趋向$(0,0)$ 时,有

$$\lim_{\substack{x \to 0 \\ y \to 0}} \frac{x+y}{x-y} = \lim_{x \to 0} \frac{x + \dfrac{1}{2}x}{x - \dfrac{1}{2}x} = \lim_{x \to 0} \frac{\dfrac{3}{2}x}{\dfrac{1}{2}x} = 3$$

此时,在趋向点$(0,0)$ 的两种不同路径下,函数极限出现了不同的结果,因此极限 $\lim\limits_{\substack{x \to 0 \\ y \to 0}} \dfrac{x+y}{x-y}$ 不存在.

小结：在讨论二元函数的极限时，若能找到一种特殊路径，使得函数极限不存在，或者在两种不同的路径下得到函数极限结果不相同，均可确定函数的极限为不存在.

例 3　求下列函数的极限.

(1) $\lim\limits_{\substack{x\to 0\\y\to 0}}\dfrac{xy^2}{x^2+y^2}$；

解：当点 $P(x,y)\to(0,0)$ 时，$x^2+y^2\neq 0$，由于 $x^2+y^2\geqslant 2|xy|$，因此 $\dfrac{xy^2}{x^2+y^2}\leqslant$

$\dfrac{1}{2}$，即函数 $\dfrac{xy}{x^2+y^2}$ 是有界量，而 y 是 $P(x,y)\to(0,0)$ 时的无穷小量，根据无穷小量的性质可以知 $\dfrac{xy^2}{x^2+y^2}$ 仍是无穷小量，即 $\lim\limits_{\substack{x\to 0\\y\to 0}}\dfrac{xy^2}{x^2+y^2}=0$.

(2) $\lim\limits_{\substack{x\to 0\\y\to 1}}\dfrac{\sin xy}{x}$.

解：当点 $P(x,y)\to(0,1)$ 时，$xy\to 0$，则 $\sin xy\sim xy$，因此

$$\lim\limits_{\substack{x\to 0\\y\to 1}}\dfrac{\sin xy}{x}=\lim\limits_{\substack{x\to 0\\y\to 1}}\dfrac{xy}{x}=\lim\limits_{\substack{x\to 0\\y\to 1}}y=1.$$

小结：当极限存在时，二元函数极限与一元函数极限具有相同的性质和运算法则，因此，一元函数求解极限时所使用的方法在二元函数求极限时均可使用.

例 4　讨论函数 $f(x,y)=\begin{cases}\dfrac{2xy}{x^2+y^2},&x^2+y^2\neq 0\\0,&x^2+y^2=0\end{cases}$ 在点 $(0,0)$ 处是否连续.

解：当点 $P(x,y)$ 沿直线 $y=kx$ 趋向 $(0,0)$ 时，有

$$\lim\limits_{\substack{x\to 0\\y\to 0}}\dfrac{2xy}{x^2+y^2}=\lim\limits_{\substack{x\to 0\\y\to 0}}\dfrac{2kx^2}{x^2+k^2x^2}=\dfrac{2k}{1+k^2}$$

显然，当 k 取不同的值，函数极限的结果也会随之变化，即函数极限不存在，因此

$$\lim\limits_{\substack{x\to 0\\y\to 0}}f(x,y)\neq f(0,0)$$

所以，函数在点 $(0,0)$ 处不连续，该点为函数的一个间断点.

小结：在讨论分段函数在分界点处的情况时，必须注意：若分界点两侧的函数解析式相同，可直接求分界点处的极限；若分界点两侧的函数解析式不相同，则应分别求极限. 若极限不存在，则函数必不连续；若极限存在，讨论 $\lim\limits_{\substack{x\to x_0\\y\to y_0}}f(x,y)=f(x_0,y_0)$ 是否成立，成立则函数连续，反之不连续.

例 5　求函数 $z=x^3y^2-2xy^3-xy-3$ 的二阶偏导数.

解：先求一阶偏导数

$$z'_x=\dfrac{\partial z}{\partial x}=3x^2y^2-2y^3-y,\quad z'_y=\dfrac{\partial z}{\partial y}=2x^3y-6xy^2-x$$

由一阶偏导数可得

$$z''_{xx}=\dfrac{\partial^2 z}{\partial x^2}=6xy^2,\quad z''_{xy}=\dfrac{\partial^2 z}{\partial x\partial y}=6x^2y-6y^2-1,$$

$$z''_{yx} = \frac{\partial^2 z}{\partial y \partial x} = 6x^2 y - 6y^2 - 1, z''_{yy} = \frac{\partial^2 z}{\partial y^2} = 2x^3 - 12xy.$$

小结：求二元函数的偏导数，可以固定一个变量为常数，直接对另一变量求导数；在一阶偏导数的基础上对应求解二阶偏导数，并以此类推得到高阶偏导数；一般可认为，混合偏导数是相等的，即 $z''_{xy} = z''_{yx}$.

例 6 求下列复合函数的偏导数.

(1) 设 $z = f(2x + 3y, \sin xy)$，求 $\dfrac{\partial z}{\partial x}, \dfrac{\partial z}{\partial y}$；

解：设 $u = 2x + 3y, v = \sin xy$，于是 $z = f(u, v)$，所以由复合函数求导的锁链法则得：

$$\frac{\partial z}{\partial x} = \frac{\partial z}{\partial u} \frac{\partial u}{\partial x} + \frac{\partial z}{\partial v} \frac{\partial v}{\partial x} = 2 \cdot f'_u + y \cos xy \cdot f'_v$$

$$\frac{\partial z}{\partial y} = \frac{\partial z}{\partial u} \frac{\partial u}{\partial y} + \frac{\partial z}{\partial v} \frac{\partial v}{\partial y} = 3 \cdot f'_u + x \cos xy \cdot f'_v.$$

(2) $z = u^2 \ln v, u = \dfrac{y}{x}, v = x^2 + y^2$，求 $\dfrac{\partial z}{\partial x}, \dfrac{\partial z}{\partial y}$；

解：由复合函数求导的锁链法则得

$$\frac{\partial z}{\partial x} = \frac{\partial z}{\partial u} \frac{\partial u}{\partial x} + \frac{\partial z}{\partial v} \frac{\partial v}{\partial x} = 2u \ln v \cdot (-\frac{y}{x^2}) + \frac{u^2}{v} \cdot 2x = -\frac{2y^2}{x^3} \ln(x^2 + y^2) + \frac{2y^2}{x(x^2 + y^2)}$$

$$\frac{\partial z}{\partial y} = \frac{\partial z}{\partial u} \frac{\partial u}{\partial y} + \frac{\partial z}{\partial v} \frac{\partial v}{\partial y} = 2u \ln v \cdot \frac{1}{x} + \frac{u^2}{v} \cdot 2y = \frac{2y}{x^2} \ln(x^2 + y^2) + \frac{2y^3}{x^2(x^2 + y^2)}.$$

(3) $z = e^{x-2y}, x = \sin t, y = t^2$.

解：由题意可得：

$$\frac{\partial z}{\partial x} = \frac{\partial z}{\partial x} \frac{\mathrm{d}x}{\mathrm{d}t} + \frac{\partial z}{\partial y} \frac{\mathrm{d}y}{\mathrm{d}t} = e^{x-2y} \cdot \cos t + e^{x-2y} \cdot (-2) \cdot 2t$$

题中函数实际只存在一个变量 t，所以所求结果为全导数

$$\frac{\mathrm{d}z}{\mathrm{d}t} = e^{\sin t - 2t^2}(\cos t - 4t).$$

小结：二元复合函数求导时，若解析式中没有写明中间变量，则需要先假设出中间变量，即把函数改为 $z = f(u, v), u = u(x, y), v = v(x, y)$ 的形式，再依据锁链法则进行求导即可. 特别地，如果函数存在两个中间变量均为一元函数的情况（$z = f(u, v), u = u(t), v = v(t)$），则所求结果为全导数 $\dfrac{\mathrm{d}z}{\mathrm{d}t}$.

例 7 求下列函数的全微分 $\mathrm{d}z$.

(1) $z = x^{\ln y}$；

解：$\because z'_x = \ln y \, x^{\ln y - 1}, z'_y = x^{\ln y} \cdot \ln x \cdot \dfrac{1}{y}$

$\therefore \mathrm{d}z = z'_x \mathrm{d}x + z'_y \mathrm{d}y = x^{\ln y}(\dfrac{\ln y}{x} \mathrm{d}x + \dfrac{\ln x}{y} \mathrm{d}y).$

(2) $z = (x - y)e^{xy}$.

解法一：由微分的四则运算法则可得

$$dz = d[(x-y)e^{xy}] = (x-y)de^{xy} + e^{xy}d(x-y)$$
$$= (x-y)e^{xy}d(xy) + e^{xy}(dx-dy)$$
$$= (x-y)e^{xy}(xdy+ydx) + e^{xy}(dx-dy)$$
$$= e^{xy}(1+xy-y^2)dx + e^{xy}(x^2-xy-1)dy$$

其中,$\dfrac{\partial z}{\partial x} = e^{xy}(1+xy-y^2)$,$\dfrac{\partial z}{\partial y} = e^{xy}(x^2-xy-1)$.

解法二:令 $z = ue^v,u = x-y,v = xy$,由复合函数的锁链法则得

$$\frac{\partial z}{\partial x} = \frac{\partial z}{\partial u}\frac{\partial u}{\partial x} + \frac{\partial z}{\partial v}\frac{\partial v}{\partial x} = e^v \cdot 1 + ue^v \cdot y = e^{xy}(1+xy-y^2)$$

$$\frac{\partial z}{\partial y} = \frac{\partial z}{\partial u}\frac{\partial u}{\partial y} + \frac{\partial z}{\partial v}\frac{\partial v}{\partial y} = e^v \cdot (-1) + ue^v \cdot x = e^{xy}(x^2-xy-1)$$

所以

$$dz = \frac{\partial z}{\partial x}dx + \frac{\partial z}{\partial y}dy = e^{xy}(1+xy-y^2)dx + e^{xy}(x^2-xy-1)dy.$$

小结:不论是否为复合函数,二元函数的一阶全微分均可根据一阶全微分形式不变性使用 $dz = \dfrac{\partial z}{\partial x}dx + \dfrac{\partial z}{\partial y}dy$ 进行求解,也可依据微分的四则运算法则进行求解.

例 8 设 $z = f(x,y)$ 是由方程 $xyz = e^z$ 确定的隐函数,求 $\dfrac{\partial z}{\partial x}$ 及 $\dfrac{\partial z}{\partial y}$.

解:令 $F(x,y,z) = xyz - e^z$,则
$$F'_x = yz, F'_y = xz, F'_z = xy - e^z$$

当 $xy - e^z \neq 0$ 时,有
$$\frac{\partial z}{\partial x} = -\frac{F'_x}{F'_z} = \frac{yz}{e^z - xy}, \frac{\partial z}{\partial y} = -\frac{F'_y}{F'_z} = \frac{xz}{e^z - xy}$$

小结:对三元方程确定的二元隐函数求导,可先将所给的三元方程化为函数 $F(x,y,z)$,并依次求出其偏导数 F'_x,F'_y,F'_z,再利用公式 $\dfrac{\partial z}{\partial x} = -\dfrac{F'_x}{F'_z}$ 和 $\dfrac{\partial z}{\partial y} = -\dfrac{F'_y}{F'_z}$ 即可得到对应二元函数的偏导数 $\dfrac{\partial z}{\partial x}$ 及 $\dfrac{\partial z}{\partial y}$.

例 9 求函数 $f(x,y) = x^3 - y^3 + 3x^2 + 3y^2 - 9x$ 的极值.

解:$f'_x = 3x^2 + 6x - 9, f'_y = -3y^2 + 6y$,

解方程组 $\begin{cases} f'_x = 3x^2 + 6x - 9 = 0 \\ f'_y = -3y^2 + 6y = 0 \end{cases}$ 得函数驻点 $(1,0),(1,2),(-3,0),(-3,2)$,

且 $f''_{xx} = 6x + 6, f''_{xy} = f''_{yx} = 0, f''_{yy} = -6y + 6$,列表:

(x,y)	A	B	C	$B^2 - AC$	极值
$(1,0)$	12	0	6	< 0	取极小值
$(1,2)$	12	0	-6	> 0	不取极值
$(-3,0)$	-12	0	6	> 0	不取极值
$(-3,2)$	-12	0	-6	< 0	取极大值

所以,函数在点$(1,0)$处取极小值,在点$(-3,2)$处取极大值.极小值和极大值分别为
$$f(1,0) = -5 \text{ 和 } f(-3,2) = 31.$$

例 10 交换下列二次积分的次序.

$(1)I = \int_{-1}^{1} dx \int_{0}^{\sqrt{1-x^2}} f(x,y)dy;$

解:由积分的上下限可知,积分区域D:$-1 \leqslant x \leqslant 1, 0 \leqslant y \leqslant \sqrt{1-x^2}$,故可作图 4 -15,交换积分次序得
$$D: -\sqrt{1-y^2} \leqslant x \leqslant \sqrt{1-y^2}, 0 \leqslant y \leqslant 1$$

此时,积分变为:
$$I = \int_{0}^{1} dy \int_{-\sqrt{1-y^2}}^{\sqrt{1-y^2}} f(x,y)dx.$$

$(2)I = \int_{0}^{2} dx \int_{\sqrt{2x-x^2}}^{\sqrt{2x}} f(x,y)dy.$

解:由积分的上下限可知,积分区域D:$0 \leqslant x \leqslant 2, \sqrt{2x-x^2} \leqslant y \leqslant \sqrt{2x}$,故可作图 $4-16$,交换积分次序得
$$D_1: \frac{y^2}{2} \leqslant x \leqslant 1-\sqrt{1-y^2}, 0 \leqslant y \leqslant 1,$$
$$D_2: 1+\sqrt{1-y^2} \leqslant x \leqslant 2, 0 \leqslant y \leqslant 1,$$
$$D_3: \frac{y^2}{2} \leqslant x \leqslant 2, 1 \leqslant y \leqslant 2$$

此时,积分变为:
$$I = \int_{0}^{1} dy \int_{\frac{y^2}{2}}^{1-\sqrt{1-y^2}} f(x,y)dx + \int_{0}^{1} dy \int_{1+\sqrt{1-y^2}}^{2} f(x,y)dx + \int_{1}^{2} dy \int_{\frac{y^2}{2}}^{2} f(x,y)dx.$$

小结:交换二次积分次序的步骤:(1) 由所给二次积分的上下限列出表示积分区域D的不等式;(2) 由所得不等式画出积分区域D的草图;(3) 由草图写出新的二次积分.

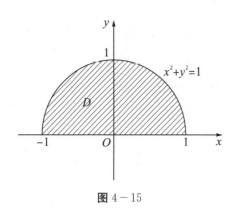

图 $4-15$

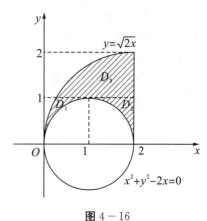

图 $4-16$

例 11 计算二次积分 $I = \int_{-2}^{0} dy \int_{0}^{y+2} f(x,y)dx + \int_{0}^{4} dy \int_{0}^{\sqrt{4-y}} f(x,y)dx$ 中积分区域

D 的面积 S.

解法一：$S = \int_{-2}^{0} dy \int_{0}^{y+2} dx + \int_{0}^{4} dy \int_{0}^{\sqrt{4-y}} dx = \int_{-2}^{0} (y+2) dy + \int_{0}^{4} \sqrt{4-y} \, dy$

$$= \left(\frac{1}{2} y + 2y \right) \Big|_{-2}^{0} - \frac{2}{3} (4-y)^{\frac{3}{2}} \Big|_{0}^{4} = \frac{22}{3}.$$

解法二：$S = \int_{0}^{2} dx \int_{x-2}^{4-x^2} dy = \int_{0}^{2} \left[(4-x^2) - (x-2) \right] dx$

$$= \int_{0}^{2} (6 - x^2 - x) dx = \left(6x - \frac{1}{3} x^3 - \frac{1}{2} x^2 \right) \Big|_{0}^{2} = \frac{22}{3}.$$

小结：求积分区域 D 的面积，只需令被积函数 $f(x,y) = 1$ 即可. 另外，部分题目中交换积分的次序后求解会容易得多.

例 12 将积分 $I = \iint\limits_{D} f(x,y) dx dy$ 化为极坐标下的累次积分，其中 D 为正方形区域：$0 \leqslant x \leqslant 1, 0 \leqslant y \leqslant 1$.

解：D 的边界曲线方程不同，所以要分成两块求解

$$I = \int_{0}^{\frac{\pi}{4}} d\theta \int_{0}^{\frac{1}{\cos\theta}} f(r\cos\theta, r\sin\theta) r dr + \int_{\frac{\pi}{4}}^{\frac{\pi}{2}} d\theta \int_{0}^{\frac{1}{\sin\theta}} f(r\cos\theta, r\sin\theta) r dr.$$

例 13 计算二重积分 $I = \iint\limits_{D} \dfrac{\sqrt{x^2 + y^2}}{\sqrt{4a^2 - x^2 - y^2}} d\sigma$，其中 D 是由曲线 $y = -a +$ $\sqrt{a^2 - x^2} (a > 0)$ 和直线 $y = -x$ 所围成的区域.

解：根据题意，画出积分区域 D 如图 $4-17$ 所示，使用变换公式 $x = \rho\cos\theta, y = \rho\sin\theta$ 将方程 $y = -a + \sqrt{a^2 - x^2} (a > 0)$ 化为 $\rho = -2a\sin\theta$，于是

$$D = \left\{ (\rho, \theta) \Big| -\frac{\pi}{4} \leqslant \theta \leqslant 0, 0 \leqslant \rho \leqslant -2a\sin\theta \right\},$$

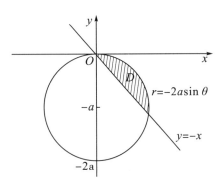

图 $4-17$

$$I = \iint\limits_{D} \frac{\sqrt{x^2 + y^2}}{\sqrt{4a^2 - x^2 - y^2}} d\sigma = \int_{-\frac{\pi}{4}}^{0} d\theta \int_{0}^{-2a\sin\theta} \frac{\rho^2}{\sqrt{4a^2 - \rho^2}} d\rho$$

应用换元积分法解上述积分，令 $\rho = 2a\sin t, \rho = 0 \to t = 0; \rho = -2a\sin t \to t = -\theta$，则

$$I = \int_{-\frac{\pi}{4}}^{0} d\theta \int_{0}^{-2a\sin\theta} \frac{\rho^2}{\sqrt{4a^2 - \rho^2}} d\rho = \int_{-\frac{\pi}{4}}^{0} d\theta \int_{0}^{-\theta} \frac{4a^2 \sin^2 t}{2a\cos t} 2a\cos t \, dt$$

$$= 2a^2 \int_{-\frac{\pi}{4}}^{0} d\theta \int_{0}^{-\theta} (1 - \cos 2t) dt = 2a^2 \int_{-\frac{\pi}{4}}^{0} (-\theta + \frac{1}{2}\sin 2\theta) d\theta = a^2(\frac{\pi^2}{16} - \frac{1}{2}).$$

小结:求解二重积分时,首先根据题意做出积分区域 D 草图,其次再依据被积函数和积分区域的特点选择直角坐标或者极坐标进行计算.

例 14 计算由三个坐标面与平面 $x + y + z = 1$ 所围成的四面体的体积.

解: 由题意作该四面体的图形如图 $4-18$ 所示,该四面体是以 $z = 1 - x - y$ 为顶,D_{xy} 为底的图形,因此其体积可用二重积分来计算.

$$D_{xy}: 0 \leqslant x \leqslant 1, 0 \leqslant y \leqslant 1 - x(\text{或 } 0 \leqslant y \leqslant 1, 0 \leqslant x \leqslant 1 - y)$$

$$V = \iint_{D_{xy}} (1 - x - y) dx dy = \int_{0}^{1} dx \int_{0}^{1-x} (1 - x - y) dy = \frac{1}{6}.$$

例 15 求由平面 $y = 0, y = kx(k > 0), z = 0$ 以及球心在原点,半径为 R 的上半圆所围成在第一象限的立体体积.

解: 首先画出积分区域 D 的图形如图 $4-19$ 所示,用极坐标计算二重积分

$$V = \iint_{D} \sqrt{R^2 - x^2 - y^2} d\sigma = \int_{0}^{\arctan k} d\theta \int_{0}^{R} \sqrt{R^2 - \rho^2} \rho d\rho$$

$$= \arctan k \left[-\frac{1}{2} \int_{0}^{R} \sqrt{R^2 - \rho^2} d(R^2 - \rho^2) \right]$$

$$= \arctan k \left[-\frac{1}{3} (R^2 - \rho^2)^{\frac{3}{2}} \right] \Big|_{0}^{R} = \frac{R^3}{3} \arctan k.$$

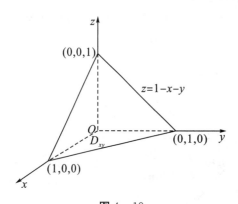

图 $4-18$

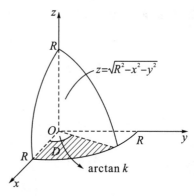

图 $4-19$

三、配套教材思考与练习解答

(一) 多元函数

1. 能否用累次极限 $\lim\limits_{y \to y_0} \lim\limits_{x \to x_0} f(x, y)$ 和 $\lim\limits_{x \to x_0} \lim\limits_{y \to y_0} f(x, y)$ 计算二重极限 $\lim\limits_{\substack{x \to x_0 \\ y \to y_0}} f(x, y)$?

解: 不能. 根据二重极限 $\lim\limits_{\substack{x \to x_0 \\ y \to y_0}} f(x, y)$ 的定义,只有当点 (x, y) 沿任意路径(包括任意

直线、任意曲线)趋于点 (x_0,y_0) 时,函数 $f(x,y)$ 都趋于同一数值,才称 $f(x,y)$ 在点 (x_0,y_0) 有极限.

例如,函数 $f(x,y) = \dfrac{x^2y^2}{x^2y^2+(x+y)^2}$ 在点 $(0,0)$ 处的两个累次极限都存在且相等.

事实上,$\lim\limits_{y\to 0}\lim\limits_{x\to 0}f(x,y) = \lim\limits_{y\to 0}\lim\limits_{x\to 0}\dfrac{x^2y^2}{x^2y^2+(x+y)^2} = 0$

$\lim\limits_{x\to 0}\lim\limits_{y\to 0}f(x,y) = \lim\limits_{x\to 0}\lim\limits_{y\to 0}\dfrac{x^2y^2}{x^2y^2+(x+y)^2} = 0$

但若点 (x,y) 沿直线 $y=-x$ 路径趋于点 $(0,0)$ 时,有

$\lim\limits_{\substack{x\to 0\\y\to 0}}f(x,y) = \lim\limits_{\substack{x\to 0\\y=-x}}\dfrac{x^2y^2}{x^2y^2+(x+y)^2} = \lim\limits_{x\to 0}\dfrac{x^4}{x^4} = 1$

故二重极限 $\lim\limits_{\substack{x\to x_0\\y\to y_0}}f(x,y)$ 不存在.

于是得到累次极限 $\lim\limits_{y\to y_0}\lim\limits_{x\to x_0}f(x,y)$ 和 $\lim\limits_{x\to x_0}\lim\limits_{y\to y_0}f(x,y)$ 存在且相等,但二重极限 $\lim\limits_{\substack{x\to x_0\\y\to y_0}}f(x,y)$ 不存在.

反之,二重极限 $\lim\limits_{\substack{x\to x_0\\y\to y_0}}f(x,y)$ 存在,累次极限 $\lim\limits_{y\to y_0}\lim\limits_{x\to x_0}f(x,y)$ 和 $\lim\limits_{x\to x_0}\lim\limits_{y\to y_0}f(x,y)$ 未必存在.

例如,函数 $f(x,y) = (x+y)\cos\dfrac{1}{x}\cos\dfrac{1}{y}$,二重极限 $\lim\limits_{\substack{x\to 0\\y\to 0}}f(x,y)$ 存在.

事实上,$0 \leqslant \left|(x+y)\cos\dfrac{1}{x}\cos\dfrac{1}{y}\right| \leqslant |x+y| \leqslant |x|+|y|$,根据极限的夹逼定理有

$$\lim\limits_{\substack{x\to 0\\y\to 0}}f(x,y) = \lim\limits_{\substack{x\to 0\\y\to 0}}(x+y)\cos\dfrac{1}{x}\cos\dfrac{1}{y} = 0$$

而两个累次极限 $\lim\limits_{y\to 0}\lim\limits_{x\to 0}f(x,y)$ 和 $\lim\limits_{x\to 0}\lim\limits_{y\to 0}f(x,y)$ 都不存在.

显然,当 $x\to 0$ 且 $y\neq\dfrac{1}{k\pi+\dfrac{\pi}{2}}$ 时,有 $\lim\limits_{y\to 0}\lim\limits_{x\to 0}f(x,y) = \lim\limits_{y\to 0}\lim\limits_{x\to 0}(x+y)\cos\dfrac{1}{x}\cos\dfrac{1}{y}$ 不存在,故累次极限 $\lim\limits_{y\to 0}\lim\limits_{x\to 0}f(x,y)$ 不存在.同理,累次极限 $\lim\limits_{x\to 0}\lim\limits_{y\to 0}f(x,y)$ 也不存在.

2. 如果 $f(x,y)$ 在点 $P(x_0,y_0)$ 处连续,那么 $g(x) = f(x,y_0)$ 作为 x 的函数,它在点 x_0 处是否连续?

解:是连续的.根据二元函数连续定义可知,若 $f(x,y)$ 在点 $P(x_0,y_0)$ 处连续,则存在 $P(x_0,y_0)$ 的某个邻域,使 $\lim\limits_{\substack{x\to x_0\\y\to y_0}}f(x,y) = f(x_0,y_0)$,而

$$\lim\limits_{x\to x_0}g(x) = \lim\limits_{x\to x_0}f(x,y_0) = \lim\limits_{\substack{x\to x_0\\y\to y_0}}f(x,y_0) = f(x_0,y_0) = g(x_0)$$

由一元函数连续定义可知 $g(x)$ 在点 x_0 处连续.

(二)偏导数与全微分

1.求 $f'_x(x_0, y_0)$ 时能否先将 $y = y_0$ 代入 $f(x, y)$ 中,再对 x 求导数,也就是 $f'_x(x_0, y_0) = \dfrac{\mathrm{d}}{\mathrm{d}x} f(x, y_0) |_{x=x_0}$?

答:可以. 因为求 $f'_x(x_0, y_0)$ 时应先求 $f'_x(x, y)$,而求 $f'_x(x, y)$ 时就是把 y 看做常数.

例如,$f(x, y) = \ln(x^2 + 2y)$,求 $f'_x(1, 0)$

解法一:$f'_x(1, 0) = \dfrac{\partial}{\partial x} \ln(x^2 + 2y) |_{(1,0)} = \dfrac{2x}{x^2 + 2y} |_{(1,0)} = 2.$

解法二:$f'_x(1, 0) = \dfrac{\partial}{\partial x} \ln(x^2 + 0) |_{x=1} = \dfrac{\partial}{\partial x} \ln x^2 |_{x=1} = \dfrac{2}{x} |_{x=1} = 2.$

2.二元函数 $z = f(x, y)$ 在某点可微,那么它在该点的两个一阶偏导数是否一定存在?反之呢?

解:一定存在,但反之却未必.

事实上,因为函数 $z = f(x, y)$ 在点 $P(x, y)$ 处可微分,按照可微的定义对于点 $P(x, y)$ 的某个邻域内任意一点 $P_1(x + \Delta x, y + \Delta y)$ 有

$$\Delta z = A \Delta x + B \Delta y + o(\rho)$$

对任何 Δx、Δy 都成立,因此固定 y,即当 $\Delta y = 0$ 时,$\rho = \sqrt{(\Delta x)^2} = |\Delta x|$,则上式成为

$$\Delta z = f(x + \Delta x, y) - f(x, y) = A \Delta x + o(|\Delta x|)$$

两边除以 Δx,再令 $\Delta x \to 0$ 取极限,得

$$\lim_{\Delta x \to 0} f \frac{(x + \Delta x, y) - f(x, y)}{\Delta x} = \lim_{\Delta x \to 0} \frac{A \Delta x + o(|\Delta x|)}{\Delta x} = A$$

从而偏导数 $\dfrac{\partial z}{\partial x}$ 存在且 $\dfrac{\partial z}{\partial x} = A$. 同理,$\dfrac{\partial z}{\partial y}$ 存在且 $\dfrac{\partial z}{\partial y} = B$. 即

$$\mathrm{d}z = \frac{\partial z}{\partial x} \Delta x + \frac{\partial z}{\partial y} \Delta y$$

反之,若 $z = f(x, y)$ 的两个一阶偏导数存在,但却未必可微.

例如,函数

$$f(x, y) = \begin{cases} \dfrac{xy}{\sqrt{x^2 + y^2}}, & (x, y) \neq (0, 0) \\ 0, & (x, y) = (0, 0) \end{cases}$$

在点 $(0, 0)$ 处的两个偏导数 $f'_x(0, 0) = 0, f'_y(0, 0) = 0$,故

$$\Delta z - [f'_x(0, 0) \Delta x + f'_y(0, 0) \Delta y] = \frac{\Delta x \Delta y}{\sqrt{(\Delta x)^2 + (\Delta y)^2}}$$

当点 $P_1(\Delta x, \Delta y)$ 沿直线 $y = x$ 趋于点 $(0, 0)$ 时,则

$$\frac{\dfrac{\Delta x \Delta y}{\sqrt{(\Delta x)^2 + (\Delta y)^2}}}{\rho} = \frac{\Delta x \Delta y}{(\Delta x)^2 + (\Delta y)^2} = \frac{\Delta x \Delta x}{(\Delta x)^2 + (\Delta x)^2} = \frac{1}{2}$$

当 $\rho \to 0$ 时,上式不趋于 0,说明 $\dfrac{\Delta x \Delta y}{\sqrt{(\Delta x)^2 + (\Delta y)^2}}$ 不是比 ρ 高阶的无穷小,因此函数在点 $(0,0)$ 处的全微分不存在,即函数在点 $(0,0)$ 处不可微.

综上所述,各偏导数存在只是可微的必要条件而非充分条件.

3. 二元函数 $z = f(x,y)$ 在某点的两个一阶偏导数存在,该函数在这点是否连续?反之呢?

解:二元函数 $z = f(x,y)$ 在某点的两个一阶偏导数都存在不能保证该函数在这点连续.

事实上,各偏导数存在只能保证点 P 沿着平行于坐标轴的方向趋于 P_0 时,函数值 $f(P) \to f(P_0)$.

例如,函数

$$f(x,y) = \begin{cases} \dfrac{xy}{x^2 + y^2}, & (x,y) \neq (0,0) \\ 0, & (x,y) = (0,0) \end{cases}$$

在点 $(0,0)$ 处的偏导数 $f'_x(0,0) = 0$,$f'_y(0,0) = 0$.当点 P 沿着直线 $y = x$ 趋于点 $(0,0)$ 时,

$$\lim_{\substack{x \to 0 \\ y \to 0}} f(x,y) = \lim_{\substack{x \to 0 \\ y \to 0}} \frac{xy}{x^2 + y^2} = \lim_{x \to 0} \frac{x^2}{x^2 + x^2} = \frac{1}{2} \neq f(0,0) = 0$$

所以,$z = f(x,y)$ 在点 $(0,0)$ 处不连续.

反之,若 $z = f(x,y)$ 在点 (x_0, y_0) 处连续也不能保证函数在该点的一阶偏导数存在.

例如,函数 $z = f(x,y) = \sqrt{x^2 + y^2}$ 点 $(0,0)$ 处连续,但

$$\lim_{\Delta x \to 0} \frac{f(0 + \Delta x, 0)}{\Delta x} = \lim_{\Delta x \to 0} \frac{\sqrt{(\Delta x)^2 + 0}}{\Delta x} = \lim_{\Delta x \to 0} \frac{|\Delta x|}{\Delta x}$$

此极限不存在,即 $z = f(x,y)$ 在点 $(0,0)$ 处的两个偏导数都不存在.

(三) 多元函数微分法

1. 设 $z = \mathrm{e}^{2x-3y+6t}$,$x = t^2$,$y = 4t$,则 $\dfrac{\partial z}{\partial t}$ 与 $\dfrac{\mathrm{d}z}{\mathrm{d}t}$ 是否相同?

解:不同.

$$\frac{\mathrm{d}z}{\mathrm{d}t} = \frac{\partial z}{\partial x}\frac{\mathrm{d}x}{\mathrm{d}t} + \frac{\partial z}{\partial y}\frac{\mathrm{d}y}{\mathrm{d}t} + \frac{\partial z}{\partial t} = 4t\mathrm{e}^{2x-3y+6t} - 12\mathrm{e}^{2x-3y+6t} + 6\mathrm{e}^{2x-3y+6t}$$

$$= (4t - 12 + 6)\mathrm{e}^{2x-3y+6t} = (4t - 6)\mathrm{e}^{2x-3y+6t}$$

全导数 $\dfrac{\mathrm{d}z}{\mathrm{d}t}$ 是将变量 z 作为变量 t 的一元函数时 z 的全部变化率,而 $\dfrac{\partial z}{\partial t}$ 是变量 z 对 t 的偏导数,是将变量 z 作为变量 x、y、t 的三元函数时 z 的部分变化率.

从数学表达式上看两者也是不等的. 因为,若 $\frac{\partial z}{\partial t}$ 与 $\frac{dz}{dt}$ 相等,则 $4t\mathrm{e}^{2x-3y+6t} - 12\mathrm{e}^{2x-3y+6t}$ $= 0$,于是变量 t 为常量 3,矛盾.

2.设 $z = u + v, u = 2x, v = x + y$,那么 $\mathrm{d}z = \mathrm{d}u + \mathrm{d}v, \mathrm{d}z = 3\mathrm{d}x + \mathrm{d}y$,哪一个是 z 的全微分?

解:都是. 根据全微分的形式不变性可得.

3.函数的全增量与全微分有什么关系?

解:全增量 $\Delta z = f(x + \Delta x, y + \Delta y) - f(x, y)$ 与全微分 $\mathrm{d}z = \frac{\partial z}{\partial x}\mathrm{d}x + \frac{\partial z}{\partial y}\mathrm{d}y$ 的关系是:

$$\Delta z = \mathrm{d}z + o(\rho)$$

当 $\Delta x \to 0, \Delta y \to 0$ 时,有 $\rho = \sqrt{(\Delta x)^2 + (\Delta y)^2} \to 0$.

(四)多元函数的极值

1.对于一元函数,一阶导数不存在的点可能是函数极值点;对于二元函数,一阶偏导数不存在的点是否也可能是函数极值点?

解:可能是. 例如,函数 $z = -\sqrt{x^2 + y^2}$ 在点 $(0,0)$ 处的两个偏导数都不存在,但却在该点处有极大值 0.

2.设 (x_0, y_0) 是函数 $f(x, y)$ 的一个驻点,若不用极值存在的充分条件判定,应如何判定 (x_0, y_0) 是否为极值点?

解:可以用 $f(x, y)$ 对 x 的偏导数 $f'_x(x_0, y_0)$ 通过驻点 (x_0, y_0) 时的符号变化来判定该驻点是否为极值点:由正变负,该驻点为极大值点;由负变正,该驻点为极小值点.

例如,函数 $f(x, y) = 4(x - y) - x^2 - y^2$ 有驻点 $(2, -2)$,$f'_x(x, -2) = 4 - 2x = 2(2 - x)$

(x_0, y_0)	$(2, -2)$
$f'_x(x, -2)$	$+ \quad 0 \quad -$
$f(x, y)$	极大值

所以,$(2, -2)$ 为极大值点.

又如,函数 $f(x, y) = \mathrm{e}^{2x}(x + y^2 + 2y)$ 有驻点 $(\frac{1}{2}, -1)$,

$f'_x(x, -1) = \mathrm{e}^{2x}(2x + 2y^2 + 4y - 1)\big|_{(x, -1)} = \mathrm{e}^{2x}(2x - 1)$

(x_0, y_0)	$(\frac{1}{2}, -1)$
$f'_x(x, -1)$	$- \quad 0 \quad +$
$f(x, y)$	极小值

所以,$(\frac{1}{2},-1)$ 为极小值点.

(五)二重积分

1.若在积分区域 D 上 $f(x,y) < 0$,$\iint\limits_{D} f(x,y)\mathrm{d}\sigma$ 的几何意义是什么?

解:若 $f(x,y) < 0$,则 $\iint\limits_{D} f(x,y)\mathrm{d}\sigma$ 表示以 D 为底,以 $f(x,y)$ 为顶的位于 xOy 平面下方的曲顶柱体体积的负值.

2.若积分区域 $D = D_1 \cup D_2$,其中 $D_1 = \{(x,y) \mid (x,y) \in D, f(x,y) \geqslant 0\}$,$D_2 = \{(x,y) \mid (x,y) \in D, f(x,y) < 0\}$,那么 $\iint\limits_{D} f(x,y)\mathrm{d}\sigma = \iint\limits_{D_1} f(x,y)\mathrm{d}\sigma + \iint\limits_{D_2} f(x,y)\mathrm{d}\sigma$ 的几何意义是什么?

解:把位于 xOy 平面上方,以 D_1 为底的曲顶柱体体积取值为正,把位于 xOy 平面下方,以 D_2 为底的曲顶柱体体积取值为负,则 $\iint\limits_{D} f(x,y)\mathrm{d}\sigma$ 就等于在 D_1、D_2 上的曲顶柱体体积取值的代数和.

3.若 $D = \{(x,y) \mid x^2 + y^2 \leqslant 4\}$,$D_1 = \{(x,y) \mid x^2 + y^2 \leqslant 4, x \geqslant 0, y \geqslant 0\}$
则 $\iint\limits_{D} f(x,y)\mathrm{d}\sigma = 4\iint\limits_{D_1} f(x,y)\mathrm{d}\sigma$ 是否成立?若 $f(x,y) = f(-x,y)$ 且 $f(x,y) = f(x,-y)$,则 $\iint\limits_{D} f(x,y)\mathrm{d}\sigma = 4\iint\limits_{D_1} f(x,y)\mathrm{d}\sigma$ 是否成立?

解:在不知道函数 $f(x,y)$ 的奇偶性的前提下,第一个问题不成立;在第二个问题中,$f(x,y)$ 关于 x,y 都是偶函数满足对称性定理,故第二个问题成立. 所以只有当积分区域 D 的对称性与被积函数 $f(x,y)$ 的奇偶性都满足时,才能使用二重积分的对称性定理.

四、配套教材习题四详解

1.求下列函数的定义域,并画图:

(1)$z = \sqrt{\ln(y^2 - 4x + 9)}$;

解:由函数表达式知 $\ln(y^2 - 4x + 9) \geqslant 0$,即 $y^2 - 4x + 9 \geqslant 1 \Rightarrow y^2 \geqslant 4(x-2)$,故
$$D = \{(x,y) \mid y^2 \geqslant 4(x-2)\}$$
见图 $4-20$.

(2)$z = \arcsin\dfrac{x^2 + y^2}{9} + \sqrt{x^2 + y^2 - 4}$;

解:此函数的定义域是使表达式两项都有意义的点的集合,即满足不等式
$$\begin{cases} \left| \dfrac{x^2 + y^2}{9} \right| \leqslant 1 \\ x^2 + y^2 \geqslant 4 \end{cases} \Rightarrow 4 \leqslant x^2 + y^2 \leqslant 9,故$$

$$D = \{(x,y) \mid 4 \leqslant x^2 + y^2 \leqslant 9\}$$

见图 4-21.

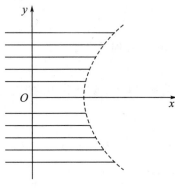

图 4-20

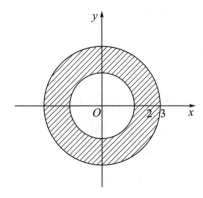

图 4-21

(3) $z = xy + \sqrt{x - \sqrt{y}}$

解:由函数表达式知 $x - \sqrt{y} \geqslant 0, y \geqslant 0$,即满足不等式

$$\begin{cases} y \geqslant 0 \\ x - \sqrt{y} \geqslant 0 \end{cases} \Rightarrow y \geqslant 0, x \geqslant 0, x^2 \geqslant y, 故 D = \{(x,y) \mid y \geqslant 0, x \geqslant 0, x^2 \geqslant y\}$$

见图 4-22.

(4) $z = \sin xy + \sqrt{\ln \dfrac{R^2}{x^2 + y^2}} + \sqrt{x^2 + y^2 + 9}$.

解:由函数表达式知 $\ln \dfrac{R^2}{x^2 + y^2} \geqslant 0 \Rightarrow \dfrac{R^2}{x^2 + y^2} \geqslant 1 \Rightarrow x^2 + y^2 \leqslant R^2$,故

$$D = \{(x,y) \mid x^2 + y^2 \leqslant R^2\}$$

见图 4-23.

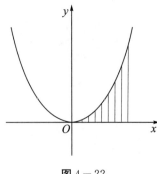

图 4-22

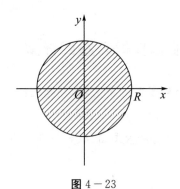

图 4-23

2.求下列函数的极限:

(1) $\lim\limits_{\substack{x \to 0 \\ y \to 0}} \dfrac{xy}{x^2 + y^2 + 2}$;

解:$\lim\limits_{\substack{x \to 0 \\ y \to 0}} \dfrac{xy}{x^2 + y^2 + 2} = \dfrac{0}{2} = 0$.

(2) $\lim\limits_{\substack{x \to 0 \\ y \to 0}} \dfrac{2 - \sqrt{xy + 4}}{xy}$;

解：$\lim\limits_{\substack{x \to 0 \\ y \to 0}} \dfrac{2 - \sqrt{xy + 4}}{xy} = \lim\limits_{\substack{x \to 0 \\ y \to 0}} \dfrac{4 - (xy + 4)}{xy(2 + \sqrt{xy + 4})} = \lim\limits_{\substack{x \to 0 \\ y \to 0}} \dfrac{-1}{2 + \sqrt{xy + 4}} = -\dfrac{1}{4}$.

(3) $\lim\limits_{\substack{x \to 1 \\ y \to 1}} \dfrac{x^4 - y^4}{x^2 - y^2}$;

解：$\lim\limits_{\substack{x \to 1 \\ y \to 1}} \dfrac{x^4 - y^4}{x^2 - y^2} = \lim\limits_{\substack{x \to 1 \\ y \to 1}} \dfrac{(x^2 - y^2)(x^2 + y^2)}{x^2 - y^2} = \lim\limits_{\substack{x \to 1 \\ y \to 1}} (x^2 + y^2) = 2$.

(4) $\lim\limits_{\substack{x \to 5 \\ y \to 0}} \dfrac{x \sin xy}{y}$.

解：$\lim\limits_{\substack{x \to 5 \\ y \to 0}} \dfrac{x \sin xy}{y} = \lim\limits_{\substack{x \to 5 \\ y \to 0}} \dfrac{x^2 \sin xy}{xy} = \lim\limits_{\substack{x \to 5 \\ y \to 0}} \left(\dfrac{\sin xy}{xy} \cdot x^2 \right) = 25$.

3.求下列函数的不连续点：

(1) $z = \cos \dfrac{1}{x + y}$;

解：所给函数没有定义的点为 $y = -x$，所以函数的不连续点是 $D = \{(x, y) \mid y = -x\}$.

(2) $z = \dfrac{1}{x^2 + y^2 - 1}$;

解：初等函数的不连续点就是它没有定义的点，而该函数没有定义的点是 $D = \{(x, y) \mid x^2 + y^2 = 1\}$，也即是函数的不连续点.

(3) $z = \ln(|x^2 - y^2|)$;

解：所给函数没有定义的点为 $y = \pm x$，所以函数的不连续点是 $D = \{(x, y) \mid y = \pm x\}$.

(4) $z = \dfrac{1}{\sin x \sin y}$.

解：由 $\sin x \sin y = 0 \Rightarrow \sin x = 0$ 或 $\sin y = 0 \Rightarrow x = k_1 \pi$ 或 $y = k_2 \pi (k_1 、 k_2$ 为任意整数)，于是函数的不连续点为 $D = \{(x, y) \mid x = k_1 \pi, y = k_2 \pi\}(k_1 、 k_2$ 为任意整数).

4.求下列函数的一阶偏导数：

(1) $z = xy + \dfrac{x}{y}$;

解：$\dfrac{\partial z}{\partial x} = y + \dfrac{1}{y}, \dfrac{\partial z}{\partial y} = x - \dfrac{x}{y^2}$.

(2) $z = \dfrac{x}{y^2} \mathrm{e}^{2x + y}$;

解：$\dfrac{\partial z}{\partial x} = \dfrac{1}{y^2} \mathrm{e}^{2x + y} + \dfrac{2x}{y^2} \mathrm{e}^{2x + y} = \dfrac{1}{y^2} \mathrm{e}^{2x + y} (1 + 2x)$,

$\dfrac{\partial z}{\partial y} = -2 \dfrac{x}{y^3} \mathrm{e}^{2x + y} + \dfrac{x}{y^2} \mathrm{e}^{2x + y} = \dfrac{x}{y^2} \mathrm{e}^{2x + y} (1 - \dfrac{2}{y})$.

$(3)u = \ln \dfrac{yz}{x}$;

解:因为 $u = \ln y + \ln z - \ln x$,故

$$\frac{\partial u}{\partial x} = -\frac{1}{x}, \frac{\partial u}{\partial y} = \frac{1}{y}, \frac{\partial u}{\partial z} = \frac{1}{z}.$$

$(4)z = \ln\ln(x + \ln y)$;

解:$\dfrac{\partial z}{\partial x} = \dfrac{1}{\ln(x + \ln y)(x + \ln y)}, \dfrac{\partial z}{\partial y} = \dfrac{1}{y\ln(x + \ln y)(x + \ln y)}.$

$(5)z = \sin \dfrac{x}{y}\cos \dfrac{y}{x}$;

解:$\dfrac{\partial z}{\partial x} = \cos \dfrac{x}{y}(\dfrac{1}{y})\cos \dfrac{y}{x} + \sin \dfrac{x}{y}(-\sin \dfrac{y}{x})(-\dfrac{y}{x^2})$

$\qquad = \dfrac{1}{y}\cos \dfrac{x}{y}\cos \dfrac{y}{x} + \dfrac{y}{x^2}\sin \dfrac{x}{y}\sin \dfrac{y}{x},$

$\dfrac{\partial z}{\partial y} = -\dfrac{x}{y^2}\cos \dfrac{x}{y}\cos \dfrac{y}{x} - \dfrac{1}{x}\sin \dfrac{x}{y}\sin \dfrac{y}{x}.$

$(6)z = (1 + x)^y.$

解:$\dfrac{\partial z}{\partial x} = y(1 + x)^{y-1}, \dfrac{\partial z}{\partial y} = (1 + x)^y\ln(1 + x).$

5.求下列函数在指定点的一阶偏导数:

$(1)z = x + y - \sqrt{x^2 + y^2}$ 在点$(3,4)$;

解:$f'_x(x,y) = 1 - \dfrac{x}{\sqrt{x^2 + y^2}}, f'_y(x,y) = 1 - \dfrac{y}{\sqrt{x^2 + y^2}} \Rightarrow f'_x(3,4) = \dfrac{2}{5},$

$f'_y(3,4) = \dfrac{1}{5}.$

$(2)z = e^{-x}\sin(x + 2y)$ 在点$(0,\dfrac{\pi}{4})$.

解:$f'_x(x,y) = -e^{-x}\sin(x + 2y) + e^{-x}\cos(x + 2y), f'_y(x,y) = 2e^{-x}\cos(x + 2y)$

所以 $f'_x(0,\dfrac{\pi}{4}) = -1, f'_y(0,\dfrac{\pi}{4}) = 0.$

6.求下列函数的二阶偏导数:

$(1)z = x^2y - 2xy^3 + xy + 1$;

解:$\dfrac{\partial z}{\partial x} = 2xy - 2y^3 + y, \dfrac{\partial z}{\partial y} = x^2 - 6xy^2 + x$

$\dfrac{\partial^2 z}{\partial x^2} = 2y, \dfrac{\partial^2 z}{\partial x\partial y} = \dfrac{\partial^2 z}{\partial y\partial x} = 2x - 6y^2 + 1, \dfrac{\partial^2 z}{\partial y^2} = -12xy.$

$(2)z = \cos^2(ax + by)$.

解:$\dfrac{\partial z}{\partial x} = -2a\cos(ax + by)\sin(ax + by) = -a\sin 2(ax + by),$

$\dfrac{\partial z}{\partial y} = -2b\cos(ax + by)\sin(ax + by) = -b\sin 2(ax + by)$

$$\frac{\partial^2 z}{\partial x^2} = -2a^2 \cos 2(ax + by),$$

$$\frac{\partial^2 z}{\partial x \partial y} = \frac{\partial^2 z}{\partial y \partial x} = -2ab\cos 2(ax + by),$$

$$\frac{\partial^2 z}{\partial y^2} = -2b^2 \cos 2(ax + by).$$

7.求下列函数的全微分：

$(1) z = e^{\frac{y}{x}}$；

解：$\dfrac{\partial z}{\partial x} = e^{\frac{y}{x}}\left(-\dfrac{y}{x^2}\right)$，$\dfrac{\partial z}{\partial y} = \dfrac{1}{x}e^{\frac{y}{x}} \Rightarrow \mathrm{d}z = e^{\frac{y}{x}}\left(-\dfrac{y}{x^2}\mathrm{d}x + \dfrac{1}{x}\mathrm{d}y\right)$.

$(2) z = \arcsin\dfrac{x}{y}$；

解：$\dfrac{\partial z}{\partial x} = \dfrac{1}{\sqrt{1-\left(\frac{x}{y}\right)^2}}\dfrac{1}{y} = \dfrac{1}{\sqrt{y^2-x^2}}$，$\dfrac{\partial z}{\partial y} = \dfrac{1}{\sqrt{1-\left(\frac{x}{y}\right)^2}}\left(-\dfrac{x}{y^2}\right) = -\dfrac{x}{y\sqrt{y^2-x^2}}$

$$\mathrm{d}z = \frac{y\mathrm{d}x - x\mathrm{d}y}{y\sqrt{y^2-x^2}}.$$

$(3) z = yx^y$；

解：$\dfrac{\partial z}{\partial x} = y^2 x^{y-1}$，$\dfrac{\partial z}{\partial y} = x^y + yx^y\ln x \Rightarrow \mathrm{d}z = y^2 x^{y-1}\mathrm{d}x + x^y(1 + y\ln x)\mathrm{d}y$.

$(4) z = \dfrac{x+y}{x-y}$.

解：$\dfrac{\partial z}{\partial x} = \dfrac{(x-y)-(x+y)}{(x-y)^2} = \dfrac{-2y}{(x-y)^2}$，$\dfrac{\partial z}{\partial y} = \dfrac{(x-y)+(x+y)}{(x-y)^2} = \dfrac{2x}{(x-y)^2}$

$$\mathrm{d}z = \frac{2}{(x-y)^2}(x\mathrm{d}y - y\mathrm{d}x).$$

8.设函数 $z = x^y$，求当 $x = 1, y = 2, \Delta x = 0.04, \Delta y = -0.02$ 时的全微分.

解：$\dfrac{\partial z}{\partial x}\Big|_{(1,2)} = yx^{y-1}\Big|_{(1,2)} = 2$，$\dfrac{\partial z}{\partial y}\Big|_{(1,2)} = x^y\ln x\Big|_{(1,2)} = 0$

$$\mathrm{d}z = \frac{\partial z}{\partial x}\Big|_{(1,2)}\Delta x + \frac{\partial z}{\partial y}\Big|_{(1,2)}\Delta y = 2\Delta x = 2 \times 0.04 = 0.08.$$

9.求下列复合函数的偏导数或全导数：

$(1) z = \dfrac{y}{x}$，而 $x = e^t, y = 1 - e^{2t}$；

解法一：$\dfrac{\mathrm{d}z}{\mathrm{d}t} = \dfrac{\partial z}{\partial x}\dfrac{\mathrm{d}x}{\mathrm{d}t} + \dfrac{\partial z}{\partial y}\dfrac{\mathrm{d}y}{\mathrm{d}t} = -\dfrac{y}{x^2}e^t + \dfrac{1}{x}(-2e^{2t})$

$$= -\frac{1-e^{2t}}{e^{2t}}e^t + \frac{1}{e^t}(-2e^{2t}) = -e^{-t} - e^t.$$

解法二：首先将 $x = e^t, y = 1 - e^{2t}$ 代入 $z = \dfrac{y}{x}$ 中，得 $z = \dfrac{1-e^{2t}}{e^t} = e^{-t} - e^t$，于是

$$\frac{\mathrm{d}z}{\mathrm{d}t} = \frac{\mathrm{d}}{\mathrm{d}t}(e^{-t} - e^t) = -e^{-t} - e^t.$$

$(2)z = \dfrac{y}{1-x^2}$,而 $x = \sin t, y = \dfrac{1}{t}$;

解法一: $\dfrac{dz}{dt} = \dfrac{\partial z}{\partial x}\dfrac{dx}{dt} + \dfrac{\partial z}{\partial y}\dfrac{dy}{dt} = \dfrac{-y(-2x)}{(1-x^2)^2}\cos t + \dfrac{1}{1-x^2}\left(-\dfrac{1}{t^2}\right)$

$$= \dfrac{2\dfrac{1}{t}\sin t}{\cos^4 t}\cos t - \dfrac{1}{t^2}\dfrac{1}{\cos^2 t} = \dfrac{2\tan t}{t\cos^2 t} - \dfrac{1}{t^2\cos^2 t}.$$

解法二:首先将 $x = \sin t, y = \dfrac{1}{t}$ 代入 $z = \dfrac{y}{1-x^2}$ 中,得 $z = \dfrac{1}{t(1-\sin^2 t)} = \dfrac{1}{t\cos^2 t}$,

于是

$$\dfrac{dz}{dt} = \dfrac{-(\cos^2 t - 2t\sin t\cos t)}{t^2\cos^4 t} = \dfrac{2\tan t}{t\cos^2 t} - \dfrac{1}{t^2\cos^2 t}.$$

$(3)z = \text{arccot}(xy), y = e^x$;

解: $\dfrac{dz}{dx} = \dfrac{\partial z}{\partial x} + \dfrac{\partial z}{\partial y}\dfrac{dy}{dx} = -\dfrac{y}{1+x^2y^2} - \dfrac{x}{1+x^2y^2}e^x = -\dfrac{e^x(1+x)}{1+x^2y^2}.$

$(4)z = x^2\ln y$,而 $x = \dfrac{u}{v}, y = 3u-2v$,求 $\dfrac{\partial z}{\partial u}, \dfrac{\partial z}{\partial v}$.

解: $\dfrac{\partial z}{\partial u} = \dfrac{\partial z}{\partial x}\dfrac{\partial x}{\partial u} + \dfrac{\partial z}{\partial y}\dfrac{\partial y}{\partial u} = 2x\ln y\dfrac{1}{v} + \dfrac{3x^2}{y} = \dfrac{2u}{v^2}\ln(3u-2v) + \dfrac{3u^2}{v^2(3u-2v)}$,

$\dfrac{\partial z}{\partial v} = \dfrac{\partial z}{\partial x}\dfrac{\partial x}{\partial v} + \dfrac{\partial z}{\partial y}\dfrac{\partial y}{\partial v} = 2x\ln y\left(-\dfrac{u}{v^2}\right) + \dfrac{x^2}{y}(-2) = -\dfrac{2u^2}{v^3}\ln(3u-2v) - \dfrac{2u^2}{v^2(3u-2v)}.$

10.求下列函数的一阶偏导数(其中 f 具有一阶连续偏导数):

$(1)z = f(x^2-y^2, e^{xy})$;

解:令 $u = x^2-y^2, v = e^{xy}$,则 $z = f(u,v)$,于是

$\dfrac{\partial z}{\partial x} = \dfrac{\partial z}{\partial u}\dfrac{\partial u}{\partial x} + \dfrac{\partial z}{\partial v}\dfrac{\partial v}{\partial x} = 2x\dfrac{\partial z}{\partial u} + ye^{xy}\dfrac{\partial z}{\partial v} = 2xf'_u + ye^{xy}f'_v$

$\dfrac{\partial z}{\partial y} = \dfrac{\partial z}{\partial u}\dfrac{\partial u}{\partial y} + \dfrac{\partial z}{\partial v}\dfrac{\partial v}{\partial y} = -2y\dfrac{\partial z}{\partial u} + xe^{xy}\dfrac{\partial z}{\partial v} = -2yf'_u + xe^{xy}f'_v.$

$(2)w = f(x+y+z, xyz)$.

解:令 $u = x+y+z, v = xyz$,则 $w = f(u,v)$,于是

$\dfrac{\partial w}{\partial x} = \dfrac{\partial w}{\partial u}\dfrac{\partial u}{\partial x} + \dfrac{\partial w}{\partial v}\dfrac{\partial v}{\partial x} = \dfrac{\partial w}{\partial u} + yz\dfrac{\partial w}{\partial v} = f'_u + yzf'_v$

$\dfrac{\partial w}{\partial y} = \dfrac{\partial w}{\partial u}\dfrac{\partial u}{\partial y} + \dfrac{\partial w}{\partial v}\dfrac{\partial v}{\partial y} = \dfrac{\partial w}{\partial u} + xz\dfrac{\partial w}{\partial v} = f'_u + xzf'_v$

$\dfrac{\partial w}{\partial z} = \dfrac{\partial w}{\partial u}\dfrac{\partial u}{\partial z} + \dfrac{\partial w}{\partial v}\dfrac{\partial v}{\partial z} = \dfrac{\partial w}{\partial u} + xy\dfrac{\partial w}{\partial v} = f'_u + xyf'_v.$

11.设 $z = xy + xF(u)$,而 $u = \dfrac{y}{x}$,证明 $x\dfrac{\partial z}{\partial x} + y\dfrac{\partial z}{\partial y} = z + xy$.

证明:根据复合函数求导法则得

$\dfrac{\partial z}{\partial x} = y + F(u) + xF'(u), \dfrac{\partial u}{\partial x} = y + F(u) - \dfrac{y}{x}F'(u)$

$$\frac{\partial z}{\partial y} = x + xF'(u), \frac{\partial u}{\partial y} = x + F'(u)$$

$$\therefore x\frac{\partial z}{\partial x} + y\frac{\partial z}{\partial y} = x(y + F(u) - \frac{y}{x}F'(u)) + y(x + F'(u)) = (xy + xF(u)) + xy$$

$$= z + xy.$$

12. 设 $xyz = a^3$，证明 $x\frac{\partial z}{\partial x} + y\frac{\partial z}{\partial y} = -2z$.

证明：令 $F(x,y,z) = xyz - a^3 = 0$，根据隐函数求导法则得

$$\frac{\partial F}{\partial x} = yz, \frac{\partial F}{\partial y} = xz, \frac{\partial F}{\partial z} = xy$$

$$\frac{\partial z}{\partial x} = -\frac{\dfrac{\partial F}{\partial x}}{\dfrac{\partial F}{\partial z}} = -\frac{yz}{xy} = -\frac{z}{x}, \frac{\partial z}{\partial y} = -\frac{\dfrac{\partial F}{\partial y}}{\dfrac{\partial F}{\partial z}} = -\frac{xz}{xy} = -\frac{z}{y}$$

$$\therefore x\frac{\partial z}{\partial x} + y\frac{\partial z}{\partial y} = x(-\frac{z}{x}) + y(-\frac{z}{y}) = -2z.$$

13. 求由下列方程所确定的隐函数 $z = f(x,y)$ 的一阶偏导数：

(1) $e^z = xyz$；

解：令 $F(x,y,z) = e^z - xyz = 0$，根据隐函数求导法则得

$$F'_x(x,y,z) = -yz, F'_y(x,y,z) = -xz, F'_z(x,y,z) = e^z - xy$$

$$\frac{\partial z}{\partial x} = -\frac{F'_x(x,y,z)}{F'_z(x,y,z)} = \frac{yz}{e^z - xy}, \frac{\partial z}{\partial y} = -\frac{F'_y(x,y,z)}{F'_z(x,y,z)} = \frac{xz}{e^z - xy}.$$

(2) $x^2 + y^2 + z^2 - 6xyz = 0$；

解：令 $F(x,y,z) = x^2 + y^2 + z^2 - 6xyz = 0$，根据隐函数求导法则得

$$F'_x(x,y,z) = 2x - 6yz, F'_y(x,y,z) = 2y - 6xz, F'_z(x,y,z) = 2z - 6xy$$

$$\frac{\partial z}{\partial x} = -\frac{F'_x(x,y,z)}{F'_z(x,y,z)} = -\frac{2x - 6yz}{2z - 6xy} = \frac{3yz - x}{z - 3xy},$$

$$\frac{\partial z}{\partial y} = -\frac{F'_y(x,y,z)}{F'_z(x,y,z)} = -\frac{2y - 6xz}{2z - 6xy} = \frac{3xz - y}{z - 3xy}.$$

(3) $z^2y - xz^3 = \ln 2$；

解：令 $F(x,y,z) = z^2y - xz^3 - \ln 2 = 0$，根据隐函数求导法则得

$$F'_x(x,y,z) = -z^3, F'_y(x,y,z) = z^2, F'_z(x,y,z) = 2zy - 3xz^2$$

$$\frac{\partial z}{\partial x} = -\frac{F'_x(x,y,z)}{F'_z(x,y,z)} = \frac{z^3}{2zy - 3xz^2} = \frac{z^2}{2y - 3xz},$$

$$\frac{\partial z}{\partial y} = -\frac{F'_y(x,y,z)}{F'_z(x,y,z)} = -\frac{z^2}{2zy - 3xz^2} = \frac{z}{3xz - 2y}.$$

(4) $\frac{x}{z} = \ln\frac{z}{y}$.

解：令 $F(x,y,z) = \frac{x}{z} - \ln\frac{z}{y} = \frac{x}{z} - \ln z + \ln y = 0$，根据隐函数求导法则得

$$F'_x(x,y,z) = \frac{1}{z}, F'_y(x,y,z) = \frac{1}{y}, F'_z(x,y,z) = -\frac{x}{z^2} - \frac{1}{z}$$

$$\frac{\partial z}{\partial x} = -\frac{F'_x(x,y,z)}{F'_z(x,y,z)} = \frac{\dfrac{1}{z}}{\dfrac{x}{z^2} + \dfrac{1}{z}} = \frac{z}{x+z},$$

$$\frac{\partial z}{\partial y} = -\frac{F'_y(x,y,z)}{F'_z(x,y,z)} = = \frac{\dfrac{1}{y}}{\dfrac{x}{z^2} + \dfrac{1}{z}} = \frac{z^2}{y(x+z)}.$$

14.求下列函数的极值:

(1) $f(x,y) = 4(x-y) - x^2 - y^2$;

解: $f'_x = 4 - 2x$, $f'_y = -4 - 2y$, $f''_{xx} = -2$, $f''_{xy} = 0$, $f''_{yy} = -2$

解方程组 $\begin{cases} f'_x = 4 - 2x = 0 \\ f'_y = -4 - 2y = 0 \end{cases}$ 得驻点 $(2,-2)$, 从而 $A = f''_{xx}|_{(2,-2)} = -2$, $B = f''_{xy}|_{(2,-2)} = 0$, $C = f''_{yy}|_{(2,-2)} = -2$, $B^2 - AC = 0 - 4 = -4 < 0$, 且 $A = -2 < 0$

∴ $f(x,y)$ 在点 $(2,-2)$ 处取得极大值,极大值为 $f(2,-2) = 8$.

(2) $f(x,y) = e^{2x}(x + y^2 + 2y)$;

解: $f'_x = 2e^{2x}(x + y^2 + 2y + \dfrac{1}{2})$, $f'_y = e^{2x}(2y+2)$, $f''_{xx} = 4e^{2x}[x + (y+1)^2]$, $f''_{xy} = 4e^{2x}(y+1)$, $f''_{yy} = 2e^{2x}$

解方程组 $\begin{cases} f'_x = 2e^{2x}(x + y^2 + 2y + \dfrac{1}{2}) = 0 \\ f'_y = e^{2x}(2y+2) = 0 \end{cases}$ 得驻点 $(\dfrac{1}{2}, -1)$, 从而 $A = f''_{xx}|_{(\frac{1}{2},-1)} = 2e$, $B = f''_{xy}|_{(\frac{1}{2},-1)} = 0$, $C = f''_{yy}|_{(\frac{1}{2},-1)} = 2e$, $B^2 - AC = 0 - 4e^2 < 0$, 且 $A = 2e > 0$

∴ $f(x,y)$ 在点 $(\dfrac{1}{2}, -1)$ 处取得极小值,极小值为 $f(\dfrac{1}{2}, -1) = -\dfrac{1}{2}e$.

(3) $f(x,y) = xy(a - x - y)$ $(a > 0, x > 0, y > 0)$.

解: $f'_x = ay - 2xy - y^2 = y(a - 2x - y)$, $f'_y = ax - 2xy - x^2 = x(a - 2y - x)$, $f''_{xx} = -2y$, $f''_{xy} = a - 2x - 2y$, $f''_{yy} = -2x$

解方程组 $\begin{cases} f'_x = y(a - 2x - y) = 0 \\ f'_y = x(a - 2y - x) = 0 \end{cases}$ 得驻点 $P_1(\dfrac{a}{3}, \dfrac{a}{3})$、$P_2(0,0)$、$P_3(0,a)$、$P_4(a,0)$,但符合题意条件的驻点只有 $P_1(\dfrac{a}{3}, \dfrac{a}{3})$, 从而 $A = f''_{xx}|_{(\frac{a}{3},\frac{a}{3})} = -\dfrac{2a}{3}$, $B = f''_{xy}|_{(\frac{a}{3},\frac{a}{3})} = -\dfrac{a}{3}$, $C = f''_{yy}|_{(\frac{a}{3},\frac{a}{3})} = -\dfrac{2a}{3}$, $B^2 - AC = \dfrac{a^2}{9} - \dfrac{4a^2}{9} = -\dfrac{3a^2}{9} < 0$, 且 $A = -\dfrac{2a}{3} < 0$

∴ $f(x,y)$ 在点 $P(\dfrac{a}{3}, \dfrac{a}{3})$ 处取得极大值,极大值为 $f(\dfrac{a}{3}, \dfrac{a}{3}) = \dfrac{a^3}{27}$.

15.求内接与半径为 R 的球有最大体积的长方体.

解:设球面方程为 $x^2 + y^2 + z^2 = R^2$,(x,y,z) 为所求内接长方体的第一象限的一个顶点,则该长方体的长、宽、高分别为 $2x$、$2y$、$2z$,体积为 $V = 8xyz$.

由拉格朗日乘数法,令

$$F(x,y,z,\lambda) = 8xyz + \lambda(x^2 + y^2 + z^2 - R^2)$$

解方程组 $\begin{cases} F'_x = 8yz + 2\lambda x = 0 \\ F'_y = 8xz + 2\lambda y = 0 \\ F'_z = 8xy + 2\lambda z = 0 \\ F'_\lambda = x^2 + y^2 + z^2 - R^2 = 0 \end{cases}$ 　得 $x = y = z = \dfrac{R}{\sqrt{3}}, \lambda = -\dfrac{4R}{\sqrt{3}}$,

由题意可知,最大体积的长方体存在,故唯一的驻点 $(\dfrac{R}{\sqrt{3}}, \dfrac{R}{\sqrt{3}}, \dfrac{R}{\sqrt{3}})$ 就是所求问题的最

大值点,即长方体的长、宽、高都为 $(\dfrac{R}{\sqrt{3}}, \dfrac{R}{\sqrt{3}}, \dfrac{R}{\sqrt{3}})$ 时体积最大,且最大体积为 $V = \dfrac{8R^3}{3\sqrt{3}}$.

16. 在平面 $3x - 2z = 0$ 上求一点,使它与点 $A(1,1,1)$ 和点 $B(2,3,4)$ 的距离平方和
最小.

解:设所求点为 $P(x,y,z)$,由拉格朗日乘数法,令

$$F(x,y,z,\lambda) = (x-1)^2 + (y-1)^2 + (z-1)^2 + (x-2)^2 + (y-3)^2 + (z-4)^2$$
$$+ \lambda(3x - 2z)$$

由方程组 $\begin{cases} F'_x = 2(x-1) + 2(x-2) + 3\lambda = 0 \\ F'_y = 2(y-1) + 2(y-3) = 0 \\ F'_z = 2(z-1) + 2(z-4) - 2\lambda = 0 \\ F'_\lambda = 3x - 2z = 0 \end{cases}$ 得 $\begin{cases} 4x + 3\lambda - 6 = 0 \\ 4y - 8 = 0 \\ 2z - \lambda - 5 = 0 \\ 3x - 2z = 0 \end{cases}$,解之得

$x = \dfrac{21}{13}, y = 2, z = \dfrac{63}{26}, \lambda = -\dfrac{2}{13}$

由题意知,最小的距离平方和存在,故唯一驻点 $(\dfrac{21}{13}, 2, \dfrac{63}{26},)$ 就是所求问题的最小
值点.

17. 已知 x 单位的某种注射剂,在注射后 t 小时的效应可按下式计算:

$$y = f(x,t) = x^2(a-x)te^{-t} \quad (x > 0, t > 0)$$

其中 a 为某一常数. 试确定 x 和 t 的值,使 y 达到最大值.

解: $f'_x = (2ax - 3x^2)te^{-t}, f'_t = x^2(a-x)(1-t)e^{-t}, f''_{xx} = (2a-6x)te^{-t}, f''_{xt} = 4e^{2x}(2ax - 3x^2)(1-t)e^{-t}, f''_{tt} = x^2(a-x)(t-2)e^{-t}$

由方程组 $\begin{cases} f'_x = (2ax - 3x^2)te^{-t} = 0 \\ f'_t = x^2(a-x)(1-t)e^{-t} = 0 \end{cases}$ 得 $\begin{cases} (2ax - 3x^2)t = 0 \\ x^2(a-x)(1-t) = 0 \end{cases}$,解之得符合

条件的唯一驻点 $(\dfrac{2a}{3}, 1)$,从而 $A = f''_{xx}|_{(\frac{2a}{3},1)} = -\dfrac{2a}{e}, B = f''_{xt}|_{(\frac{2a}{3},1)} = 0, C = f''_{tt}|_{(\frac{2a}{3},1)} = -$

$\dfrac{4a^3}{27e}, B^2 - AC = -\dfrac{8a^4}{27e^2} < 0$,且 $A = -\dfrac{2a}{e} < 0$

$\therefore$ 当 $x = \dfrac{2a}{3}, t = 1$ 时,效应函数 $y = f(x,t) = x^2(a-x)te^{-t}$ 达到最大值,且最大

值为 $f(\dfrac{2a}{3}, 1) = \dfrac{4a^3}{27e}$.

18. 比较积分 $\iint\limits_D (x+y)^2 d\sigma$ 与 $\iint\limits_D (x^2+y^2)^2 d\sigma$,其中 D 为由 x 轴、y 轴及直线 $x+y =$

1 所围成的区域.

解:因为在所给积分区域 D 上总有 $x^2 + y^2 \leqslant x + y$,所以积分区域 D 上总有 $(x^2 + y^2)^2 \leqslant (x + y)^2$,于是由定积分的性质 4 可知

$$\iint\limits_{D} (x + y)^2 \mathrm{d}\sigma \leqslant \iint\limits_{D} (x^2 + y^2)^2 \mathrm{d}\sigma.$$

19.将二重积分 $\iint\limits_{D} f(x,y)\mathrm{d}x\mathrm{d}y$ 化为二次积分(两种次序都要),积分区域给定如下:

(1)D:$x + y = 1$、$x - y = 1$、$x = 0$ 所围成的区域;

解:积分区域 D 如图 $4 - 24$ 所示.

两直线 $x + y = 1$、$x - y = 1$ 的交点为 $(1,0)$,若先对 x 积分,需将 D 分为两个小区域,则 $\iint\limits_{D} f(x,y)\mathrm{d}x\mathrm{d}y = \int_0^1 \mathrm{d}x \int_{x-1}^{1-x} f(x,y)\mathrm{d}y$

$$= \int_{-1}^0 \mathrm{d}y \int_0^{y+1} f(x,y)\mathrm{d}x + \int_0^1 \mathrm{d}y \int_0^{1-y} f(x,y)\mathrm{d}x.$$

(2)D:$y = x$、$y = 3x$、$x = 1$、$x = 3$ 所围成的区域;

解:积分区域 D 如图 $4 - 25$ 所示.

直线 $y = 3x$ 与直线 $x = 1$ 及 $x = 3$ 的交点分别为 $(1,3)$、$(3,9)$;直线 $y = x$ 与直线 $x = 1$ 及 $x = 3$ 的交点分别为 $(1,1)$、$(3,3)$.若先对 x 积分,需将 D 分为两个小区域,则

$$\iint\limits_{D} f(x,y)\mathrm{d}x\mathrm{d}y = \int_1^3 \mathrm{d}x \int_x^{3x} f(x,y)\mathrm{d}y = \int_1^3 \mathrm{d}y \int_1^y f(x,y)\mathrm{d}x + \int_3^9 \mathrm{d}y \int_{\frac{y}{3}}^3 f(x,y)\mathrm{d}x.$$

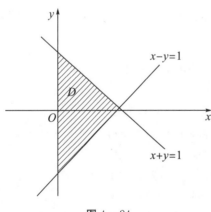

图 $4 - 24$

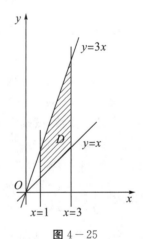

图 $4 - 25$

(3)D:$y = x^2$、$y = 4 - x^2$ 所围成的区域;

解:积分区域 D 如图 $4 - 26$ 所示.

两抛物线的交点为 $(-\sqrt{2},2)$、$(\sqrt{2},2)$,若先对 x 积分,需将 D 分为两个小区域,则

$$\iint\limits_{D} f(x,y)\mathrm{d}x\mathrm{d}y = \int_{-\sqrt{2}}^{\sqrt{2}} \mathrm{d}x \int_{x^2}^{4-x^2} f(x,y)\mathrm{d}y = \int_0^2 \mathrm{d}y \int_{-\sqrt{y}}^{\sqrt{y}} f(x,y)\mathrm{d}x + \int_2^4 \mathrm{d}y \int_{-\sqrt{4-y}}^{\sqrt{4-y}} f(x,y)\mathrm{d}x.$$

(4)D:$(x - 2)^2 + (y - 3)^2 = 4$ 所围成的区域.

解:积分区域 D 如图 $4 - 27$ 所示.

它可由 $3 - \sqrt{4 - (x-2)^2} \leqslant y \leqslant 3 + \sqrt{4 - (x-2)^2}$, $0 \leqslant x \leqslant 4$ 或者

$2 - \sqrt{4 - (y-3)^2} \leqslant x \leqslant 2 + \sqrt{4 - (y-3)^2}$, $1 \leqslant y \leqslant 5$

所确定,于是 $\iint\limits_{D} f(x,y)\mathrm{d}x\mathrm{d}y = \int_0^4 \mathrm{d}x \int_{3-\sqrt{4-(x-2)^2}}^{3+\sqrt{4-(x-2)^2}} f(x,y)\mathrm{d}y = \int_1^5 \mathrm{d}y \int_{2-\sqrt{4-(y-3)^2}}^{2+\sqrt{4-(y-3)^2}} f(x,y)\mathrm{d}x.$

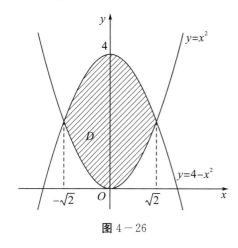

图 $4-26$

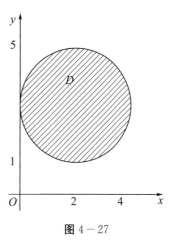

图 $4-27$

20. 更换下列给积分的次序：

(1) $\displaystyle\int_0^1 \mathrm{d}y \int_y^{\sqrt{y}} f(x,y)\mathrm{d}x$；

解:由题中所给上下限写出积分区域 D: $\begin{cases} 0 \leqslant y \leqslant 1 \\ y \leqslant x \leqslant \sqrt{y} \end{cases}$

画出积分区域 D 如图 $4-28$ 所示.

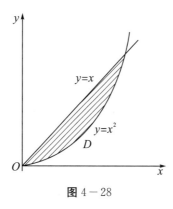

图 $4-28$

根据图形,若选择先对 y 后对 x 积分,则 D: $\begin{cases} 0 \leqslant x \leqslant 1 \\ x^2 \leqslant y \leqslant x \end{cases}$,于是

$$\int_0^1 \mathrm{d}y \int_y^{\sqrt{y}} f(x,y)\mathrm{d}x = \int_0^1 \mathrm{d}x \int_{x^2}^{x} f(x,y)\mathrm{d}x.$$

(2) $\displaystyle\int_0^1 \mathrm{d}x \int_0^{x^2} f(x,y)\mathrm{d}y + \int_1^3 \mathrm{d}x \int_0^{\frac{1}{2}(3-x)} f(x,y)\mathrm{d}y$；

解:由题中所给上下限写出积分区域

$$D_1:\begin{cases}0\leqslant x\leqslant 1\\ 0\leqslant y\leqslant x^2\end{cases},D_2:\begin{cases}1\leqslant x\leqslant 3\\ 0\leqslant y\leqslant \dfrac{1}{2}(3-x)\end{cases}$$

画出积分区域 D 如图 $4-29$ 所示.

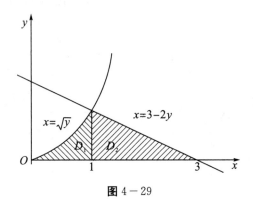

图 $4-29$

根据图形,若选择先对 x 后对 y 积分,则 $D:\begin{cases}0\leqslant y\leqslant 1\\ \sqrt{y}\leqslant x\leqslant 3-2y\end{cases}$,于是

$$\int_0^1 dx\int_0^{x^2}f(x,y)dy+\int_1^3 dx\int_0^{\frac{1}{2}(3-x)}f(x,y)dy=\int_0^1 dy\int_{\sqrt{y}}^{3-2y}f(x,y)dx.$$

(3) $\displaystyle\int_{-1}^1 dx\int_0^{\sqrt{1-x^2}}f(x,y)dy$.

解:由题中所给上下限写出积分区域 $D:\begin{cases}-1\leqslant x\leqslant 1\\ 0\leqslant y\leqslant \sqrt{1-x^2}\end{cases}$

画出积分区域 D 如图 $4-30$ 所示.

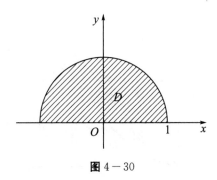

图 $4-30$

根据图形,若选择先对 x 后对 y 积分,则 $D:\begin{cases}0\leqslant y\leqslant 1\\ -\sqrt{1-y^2}\leqslant x\leqslant \sqrt{1-y^2}\end{cases}$,于是

$$\int_{-1}^1 dx\int_0^{\sqrt{1-x^2}}f(x,y)dy=\int_0^1 dy\int_{-\sqrt{1-y^2}}^{\sqrt{1-y^2}}f(x,y)dx.$$

21.计算下列二重积分:

(1) $\displaystyle\iint_D dxdy$,$D:x+y=1$、$x-y=1$、$x=0$ 所围成的区域;

解:积分区域 D 如图 $4-24$ 所示.选择先对 y 后对 x 积分,则

$$\iint\limits_{D}\mathrm{d}x\mathrm{d}y = \int_0^1\mathrm{d}x\int_{x-1}^{1-x}\mathrm{d}y = \int_0^1\left[(1-x)-(x-1)\right]\mathrm{d}x = 2\int_0^1(1-x)\mathrm{d}x$$

$$= (2x-x^2)\bigg|_0^1 = 1.$$

(2)$\iint\limits_{D}\dfrac{x^2}{y^2}\mathrm{d}x\mathrm{d}y, D: x=2、y=x、xy=1$ 所围成的区域；

解：积分区域 D 如图 $4-31$ 所示. $y=x$ 与 $xy=1$ 的交点为 $(1,1)$，D 为 x 型区域，应选择先对 y 后对 x 积分，则

$$\iint\limits_{D}\frac{x^2}{y^2}\mathrm{d}x\mathrm{d}y = \int_1^2 x^2\mathrm{d}x\int_{\frac{1}{x}}^{x}\frac{1}{y^2}\mathrm{d}y = \int_1^2 x^2\left(-\frac{1}{y}\right)\bigg|_{\frac{1}{x}}^{x}\mathrm{d}x = \int_1^2 x^2\left(x-\frac{1}{x}\right)\mathrm{d}x$$

$$= \int_1^2(x^3-x)\mathrm{d}x = \frac{9}{4}.$$

(3)$\iint\limits_{D}(x+6y)\mathrm{d}x\mathrm{d}y, D: y=x、y=5x、x=1$ 所围成的区域；

解：积分区域 D 如图 $4-32$ 所示. D 为 x 型区域，应选择先对 y 后对 x 积分，则

$$\iint\limits_{D}(x+6y)\mathrm{d}x\mathrm{d}y = \int_0^1\mathrm{d}x\int_{x}^{5x}(x+6y)\mathrm{d}y = \int_0^1(xy+3y^2)\bigg|_{x}^{5x}\mathrm{d}x = \int_0^1 76x^2\mathrm{d}x = \frac{76}{3}.$$

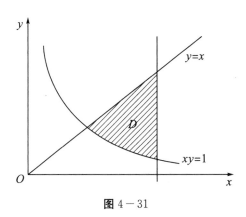

图 $4-31$

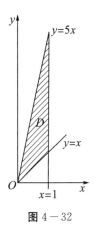

图 $4-32$

(4)$\iint\limits_{D}(x^2+y^2)\mathrm{d}x\mathrm{d}y, D: y=x、y=x+a、y=a、y=3a$ 所围成的区域；

解：积分区域 D 如图 $4-33$ 所示. D 为 y 型区域，应选择先对 x 后对 y 积分，则

$$\iint\limits_{D}(x^2+y^2)\mathrm{d}x\mathrm{d}y = \int_a^{3a}\mathrm{d}y\int_{y-a}^{y}(x^2+y^2)\mathrm{d}x$$

$$= \int_a^{3a}\left(\frac{x^3}{3}+y^2x\right)\bigg|_{y-a}^{y}\mathrm{d}y$$

$$= \int_a^{3a}\left(2ay^2-a^2y+\frac{a^3}{3}\right)\mathrm{d}y = 14a^4.$$

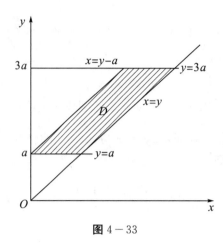

图 4－33

(5) $\iint\limits_{D}\dfrac{\sin y}{y}\mathrm{d}x\mathrm{d}y,D$：$y=x$、$y^2=x$ 所围成的区域；

解：积分区域 D 如图 4－34 所示. D 既是 x 型区域又是 y 型区域,积分次序可任意选择,于是

$$\iint\limits_{D}\frac{\sin y}{y}\mathrm{d}x\mathrm{d}y=\int_0^1\frac{\sin y}{y}\mathrm{d}y\int_{y^2}^{y}\mathrm{d}x=\int_0^1\frac{\sin y}{y}(y-y^2)\mathrm{d}y=\int_0^1\sin y\mathrm{d}y-\int_0^1 y\sin y\mathrm{d}y=1-\sin 1$$

注：本题从理论上来说可以按先对 x 后对 y 的次序积分,也可以按先对 y 后对 x 的次序积分,但是 $\int\dfrac{\sin y}{y}\mathrm{d}y$ 不是初等函数.

(6) $\iint\limits_{D}y\mathrm{d}x\mathrm{d}y,D$：$x^2+y^2=a^2$ 所围成的在第一象限内的区域；

解：积分区域 D 如图 4－35 所示.

由于积分区域 D 为圆的一部分,所以用极坐标计算,将 $x=\rho\cos\theta,y=\rho\sin\theta$ 代入方程 $x^2+y^2=a^2$ 中得 $\rho=a$,于是在极坐标系下 D：$\begin{cases}0\leqslant\theta\leqslant\dfrac{\pi}{2}\\0\leqslant\rho\leqslant a\end{cases}$,从而

$$\iint\limits_{D}y\mathrm{d}x\mathrm{d}y=\int_0^{\frac{\pi}{2}}\int_0^a\rho\sin\theta\mathrm{d}\theta\mathrm{d}\rho=\int_0^{\frac{\pi}{2}}\sin\theta\left(\frac{\rho^3}{3}\bigg|_0^a\right)\mathrm{d}\theta=\frac{a^3}{3}\cos\theta\left|\begin{matrix}0\\\frac{\pi}{2}\end{matrix}\right.=\frac{a^3}{3}.$$

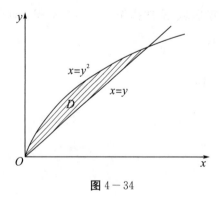

图 4－34

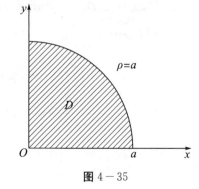

图 4－35

(7) $\iint\limits_{D}\sqrt{R^2-x^2-y^2}\,\mathrm{d}x\mathrm{d}y$，$D$：$x^2+y^2=Rx$ 所围成的区域；

解：积分区域 D 如图 $4-36$ 所示.

由于积分区域 D 为圆，所以用极坐标计算，将 $x=\rho\cos\theta,y=\rho\sin\theta$ 代入方程 x^2+y^2

$=Rx$ 中得 $\rho=R\cos\theta$，于是在极坐标系下 $D:\begin{cases}-\dfrac{\pi}{2}\leqslant\theta\leqslant\dfrac{\pi}{2}\\ 0\leqslant\rho\leqslant R\cos\theta\end{cases}$，从而

$$\iint\limits_{D}\sqrt{R^2-x^2-y^2}\,\mathrm{d}x\mathrm{d}y=\int_{-\frac{\pi}{2}}^{\frac{\pi}{2}}\mathrm{d}\theta\int_{0}^{R\cos\theta}\sqrt{R^2-\rho^2}\,\rho\mathrm{d}\rho$$

$$=-\int_{-\frac{\pi}{2}}^{\frac{\pi}{2}}\frac{1}{3}\left(R^2-\rho^2\right)^{\frac{3}{2}}\bigg|_{0}^{R\cos\theta}\mathrm{d}\theta$$

$$=\frac{2}{3}R^3\int_{0}^{\frac{\pi}{2}}(1-\sin^3\theta)\mathrm{d}\theta=\frac{\pi}{3}R^3+\frac{2}{3}R^3\int_{0}^{\frac{\pi}{2}}(1-\cos^2\theta)\mathrm{d}\cos\theta$$

$$=\frac{\pi}{3}R^3+\frac{2}{3}R^3(\cos\theta-\frac{1}{3}\cos^3\theta)\bigg|_{0}^{\frac{\pi}{2}}=\frac{1}{3}R^3(\pi-\frac{4}{3}).$$

(8) $\iint\limits_{D}\arctan\dfrac{y}{x}\mathrm{d}x\mathrm{d}y$，$D$：$x^2+y^2=4$、$x^2+y^2=1$ 及直线 $y=x$、$y=0$ 所围成的在第一象限内的区域.

解：积分区域 D 如图 $4-37$ 所示.

由于积分区域 D 为圆环的一部分，所以用极坐标计算，将 $x=\rho\cos\theta,y=\rho\sin\theta$ 分别

代入方程 $x^2+y^2=4$、$x^2+y^2=1$ 中得 $\rho=2$、$\rho=1$，于是在极坐标系下 $D:\begin{cases}0\leqslant\theta\leqslant\dfrac{\pi}{4}\\ 1\leqslant\rho\leqslant2\end{cases}$，

从而 $\iint\limits_{D}\arctan\dfrac{y}{x}\mathrm{d}x\mathrm{d}y=\int_{0}^{\frac{\pi}{4}}\theta\mathrm{d}\theta\int_{1}^{2}\rho\mathrm{d}\rho=\dfrac{\theta^2}{2}\bigg|_{0}^{\frac{\pi}{4}}\cdot\dfrac{\rho^2}{2}\bigg|_{1}^{2}=\dfrac{3}{64}\pi^2.$

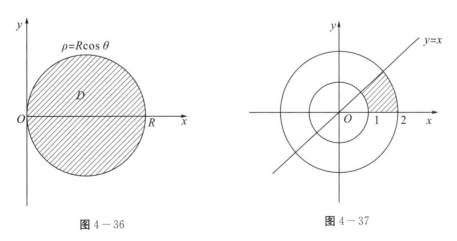

图 $4-36$　　　　　　　　　　　图 $4-37$

22.利用二重积分计算直线 $y=x$、$y=5x$、$x=1$ 所围成图形的面积 S.

解：积分区域 D 如图 $4-32$ 所示.D 为 x 型区域,应选择先对 y 后对 x 积分,则

$$S = \int_0^1 dx \int_x^{5x} dy = \int_0^1 4x\,dx = 2x^2 \Big|_0^1 = 2.$$

23. 求由球面 $x^2 + y^2 + z^2 = 4a^2$ 与柱面 $x^2 + y^2 = 2ay$ 所围成立体的体积 V(指含在柱体内的部分),如图 $4-38$ 所示.

解:由于球面与圆柱面所围成的立体关于 xOy 坐标面、yOz 坐标面对称,故所求体积为 $V = 4\iint\limits_D \sqrt{4a^2 - x^2 - y^2}\,d\sigma$,其中积分区域 D 为第一象限的半圆 $x^2 + y^2 = 2ay$ 与 y 轴围成(图 $4-39$);曲顶为 xOy 坐标面上方的球面 $z = \sqrt{4a^2 - x^2 - y^2}$,将圆的方程 $x^2 + y^2 = 2ay$ 化为极坐标形式 $\rho = 2a\sin\theta$,在极坐标下 D 为: $\begin{cases} 0 \leqslant \theta \leqslant \dfrac{\pi}{2} \\ 0 \leqslant \rho \leqslant 2a\sin\theta \end{cases}$,于是

$$V = 4\iint\limits_D \sqrt{4a^2 - x^2 - y^2}\,d\sigma = 4\iint\limits_D \sqrt{4a^2 - \rho^2}\,\rho\,d\rho\,d\theta$$

$$= 4\int_0^{\frac{\pi}{2}} d\theta \int_0^{2a\sin\theta} \sqrt{4a^2 - \rho^2}\,\rho\,d\rho = 4\int_0^{\frac{\pi}{2}} \left[-\frac{1}{3}(4a^2 - \rho^2)^{\frac{3}{2}} \right] \Big|_0^{2a\sin\theta} d\theta$$

$$= \frac{32}{3}a^3 \int_0^{\frac{\pi}{2}} (1 - \cos^3\theta)\,d\theta = \frac{32}{3}a^3 \left(\frac{\pi}{2} - \frac{2}{3} \right).$$

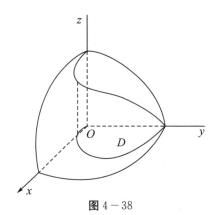

图 $4-38$

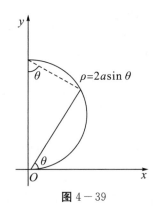

图 $4-39$

五、自测题

1. 选择题.

(1) 已知空间向量 $\vec{a} = (1,0,1)$ 与 $\vec{b} = (0,2,0)$,则 $\vec{a}, \vec{b}$ 之间的夹角为(　　)

A. 0 　　　　　B. $\dfrac{\pi}{3}$ 　　　　　C. $\dfrac{\pi}{2}$ 　　　　　D. π

(2) 若二元函数 $z = f(x,y)$ 在点 $P_0(x_0, y_0)$ 处的两个偏导数 $\dfrac{\partial z}{\partial x}, \dfrac{\partial z}{\partial y}$ 存在,则(　　)

A. $f(x,y)$ 在点 P_0 处连续　　　　　B. $f(x, y_0)$ 在点 P_0 处连续

C. $f(x_0, y_0)$ 在点 P_0 处连续　　　　　D. $f'_x(x,y), f'_y(x,y)$ 在点 P_0 处连续

(3) 二元函数 $f(x,y) = \begin{cases} \dfrac{xy}{x^2+y^2}, & x^2+y^2 \neq 0 \\ 0, & x^2+y^2 = 0 \end{cases}$ 在点 $(0,0)$ 处（　　　）

A. 连续,偏导数存在　　　　　　　　B. 连续,偏导数不存在

C. 不连续,偏导数存在　　　　　　　D. 不连续,偏导数不存在

(4) 原点 $(0,0)$ 是函数 $z = \sqrt{x^2+y^2}$ 的（　　　）

A. 极小值点,但不是驻点　　　　　　B. 驻点且是极值点

C. 极大值点,但不是驻点　　　　　　D. 驻点

2. 填空题.

(1) 若函数 $z = x^y$,则 $z'_x = $ ＿＿＿＿＿＿＿＿＿,$z'_y = $ ＿＿＿＿＿＿＿＿.

(2) 当 $x=1,y=1,\Delta x = 0.02, \Delta y = -0.01$ 时,函数 $z = x^2 y^3$ 的全微分的值为

＿＿＿＿＿＿＿.

(3) 平面 $3x + 4y - 2z - 12 = 0$ 的一个法向量是＿＿＿＿＿＿＿.

(4) 直线 $\begin{cases} x = -t+2 \\ y = 3t-4 \\ z = t-1 \end{cases}$ 的方向向量是＿＿＿＿＿＿＿.

(5) 已知空间向量 $\vec{a} = (1,-1,1)$,则 $|\vec{a}|$ 为＿＿＿＿＿＿＿.

(6) 过点 $P(3,1,5)$,且垂直 P 与 $Q(6,2,7)$ 连线的平面方程是＿＿＿＿＿＿＿.

(7) 试估计 $I = \iint\limits_{D} e^{x^2+y^2} d\sigma$ 的值的范围＿＿＿＿＿＿＿（其中 D 是由椭圆 $\dfrac{x^2}{a^2} + \dfrac{y^2}{b^2} = 1, 0 < b < a$ 围成的闭区域）.

(8) 设 $z = \ln(x^2 + xy + y^2)$,则 $x\dfrac{\partial z}{\partial x} + y\dfrac{\partial z}{\partial y} = $ ＿＿＿＿＿＿＿.

(9) 已知空间向量 $\vec{a} = (1,-1,1)$,则 $|\vec{a}|$ 为＿＿＿＿＿＿＿.

3. 判断题.

(1) 若函数 $z = f(x,y)$ 在点 (x_0,y_0) 处连续,则 $\lim\limits_{(x,y) \to (x_0,y_0)} f(x,y) = f(x_0,y_0)$.

（　　　）

(2) 二元函数的驻点都是极值点.　　　　　　　　　　　（　　　）

(3) $\iint\limits_{D} [f(x,y) \pm g(x,y)] d\sigma = \iint\limits_{D} f(x,y) d\sigma \pm \iint\limits_{D} g(x,y) d\sigma$.　（　　　）

(4) 二元复合函数的偏导数就是全导数.　　　　　　　　（　　　）

(5) 计算 $\lim\limits_{\substack{x \to x_0 \\ y \to y_0}} f(x,y)$ 时可以用 $\lim\limits_{x \to x_0} \lim\limits_{y \to y_0} f(x,y)$ 代替.　（　　　）

(6) 函数可微则它的两个一阶偏导数都存在,反之不一定成立.（　　　）

4. 计算题.

(1) 求下列函数的定义域:

① $z = \dfrac{x^2+2y}{2x-y^2}$;　　　② $z = \ln(x^2 - y)$;　　　③ $z = \dfrac{xy}{\sqrt{x^2+y^2-4}}$.

(2) 求过 $P_1(1,0,1), P_2(2,3,5)$ 两点的直线方程.

(3) 计算下列极限：

① $\lim\limits_{(x,y)\to(1,0)} \dfrac{\sin xy}{y}$；

② $\lim\limits_{(x,y)\to(0,0)} \dfrac{1-\sqrt{xy+1}}{xy}$；

③ $\lim\limits_{(x,y)\to(0,0)} \dfrac{xy^2}{x^2+y^2}$；

④ $\lim\limits_{(x,y)\to(2,-\frac{1}{2})} (2+xy)^{\frac{1}{y+xy^2}}$.

(4) 求下列函数的一阶偏导数：

① $z = xy + \dfrac{x}{y}$；

② $z = \arctan \dfrac{y}{x}$；

③ $u = xy^z$；

④ $u = x^2 + y^2 + z^2 + 2xy + 2yz + 2xz$.

(5) 求下列函数在指定点处的偏导数：

① $z = -\dfrac{x}{x+y}$ 在点 $(2,1)$；

② $z = \sin(2x+y)$ 在点 $(\pi, \dfrac{\pi}{6})$.

(6) 求下列函数的二阶偏导数：

① $z = x^3 y^2 - 3xy^3 - xy + 1$；

② $z = e^{xy} + ye^x + xe^y$.

(7) 求下列函数的全微分：

① $z = (x^3 - 2y) + xy$；

② $u = \sin(x^2 + y^2 + z^2)$；

③ $z = e^{2x+y^2}$；

④ $z = \ln(xy)$.

(8) 求下列复合函数的偏导数或全导数：

① $z = u^2 \ln v, u = \dfrac{x}{y}, v = x\sin y$；

② $u = e^x(y-z), x = t, y = \sin t, z = \cos t$；

③ $z = \dfrac{y}{1-x}, x = \sin t, y = \cos t$；

④ $z = \sin(x+y), x = \dfrac{1}{t}, y = \sqrt{t}$.

(9) 求下列方程确定的隐函数 $z = f(x,y)$ 的偏导数 $\dfrac{\partial z}{\partial x}, \dfrac{\partial z}{\partial y}$：

① $\sin y + ze^x - xy^2 = 0$；

② $x + 2y + z = 2\sqrt{xyz}$.

(10) 求下列函数的极值：

① $z = e^{2x}(x + y^2 + 2y)$；

② $z = -x^2 - y^2 + x^3 + 2y^3$.

(11) 更换下列二次积分的积分次序：

① $\int_{-1}^{1} dx \int_{0}^{\sqrt{1-x^2}} f(x,y)dy$；

② $\int_{1}^{e} dx \int_{0}^{\ln x} f(x,y)dy$；

③ $\int_{0}^{2} dx \int_{x}^{2x} f(x,y)dy$；

④ $\int_{0}^{1} dy \int_{0}^{2y} f(x,y)dx + \int_{1}^{3} dy \int_{0}^{3-y} f(x,y)dx$

(12) 计算下列二重积分：

① $\iint\limits_{D} (2x^2 - y)dxdy, D: 0 \leqslant x \leqslant 1, 2 \leqslant y \leqslant 3$；

②$\iint\limits_{D}x^{2}\mathrm{e}^{y}\mathrm{d}x\mathrm{d}y,D:1\leqslant x\leqslant 2,0\leqslant y\leqslant 1;$

③$\iint\limits_{D}\dfrac{x^{2}}{y^{2}}\mathrm{d}x\mathrm{d}y,D:x=2,y=x,x=\dfrac{1}{y};$

④$\iint\limits_{D}\sin\sqrt{x^{2}+y^{2}}\mathrm{d}\sigma,D=\{(x,y)\mid\pi^{2}\leqslant x^{2}+y^{2}\leqslant 4\pi^{2}\}.$

5. 综合题.

(1) 在平面 xOy 上求一点, 使其到 $x=0,y=0$ 及 $x+2y-16=0$ 三条直线的距离平方和最小.

(2) 计算由旋转抛物面 $z=x^{2}+y^{2}$、坐标面及平面 $x+y=1$ 所围成几何体的体积.

(3) 求函数 $z=f(2x-y)+g(x,xy)$ 的偏导数 $\dfrac{\partial^{2}z}{\partial x\partial y}$, 已知 $f(t)$ 二阶可导, $g(u,v)$ 具有二阶偏导数.

(4) 求由方程 $x^{2}+y^{2}+z^{2}-2x+2y-4z-10=0$ 确定的函数 $z=f(x,y)$ 的极值.

参考答案(最终解答或提示)

1. (1)C;(2)B;(3)D;(4)A.

2. (1)$z'_{x}=yx^{y-1},z'_{y}=x^{y}\ln x$;(2)0.01;(3)(3,4,$-2$);(4)($-1,3,1$);(5)$\sqrt{3}$;

(6)$3x+y+2z=20$;(7)$ab\pi\leqslant I\leqslant ab\pi\mathrm{e}^{a^{2}}$;(8)2.

3. (1)$\sqrt{}$;(2)$\times$;(3)$\sqrt{}$;(4)$\times$;(5)$\times$;(6)$\sqrt{}$.

4. (1)①$\{(x,y)\mid y^{2}\neq 2x\}$;　②$\{(x,y)\mid x^{2}>y\}$;　③$\{(x,y)\mid x^{2}+y^{2}>4\}$

(2) $\dfrac{x-1}{1}=\dfrac{y-0}{3}=\dfrac{z-1}{4}$ 或 $\dfrac{x-2}{1}=\dfrac{y-3}{3}=\dfrac{z-5}{4}$.

(3)①1;　②$-\dfrac{1}{2}$;　③0(提示:利用有界量与无穷小乘积的极限);④e^{-2}(提示:利用极限 $\lim\limits_{x\to 0}(1+x)^{\frac{1}{x}}=\mathrm{e}$).

(4)①$z'_{x}=y+\dfrac{1}{y},z'_{y}=x-\dfrac{x}{y^{2}}$;　②$z'_{x}=-\dfrac{y}{x^{2}+y^{2}},z'_{y}=\dfrac{x}{x^{2}+y^{2}}$;

③$u'_{x}=y^{z},u'_{y}=xzy^{z-1},u'_{z}=x\ln y\cdot y^{z}$;④$u'_{x}=u'_{y}=u'_{z}=2x+2y+2z.$

(5)①$z'_{x}\mid_{(2,1)}=-\dfrac{1}{9},z'_{y}\mid_{(2,1)}=\dfrac{2}{9}$;　②$z'_{x}\mid_{(\pi,\frac{\pi}{6})}=\sqrt{3},z'_{y}\mid_{(\pi,\frac{\pi}{6})}=\dfrac{\sqrt{3}}{2}.$

(6)①$z'_{x}=3x^{2}y^{2}-3y^{3}-y,z'_{y}=2x^{3}y-9xy^{2}-x,$

$z''_{xx}=6xy^{2},z''_{yy}=2x^{3}-18xy,z''_{xy}=z''_{yx}=6x^{2}y-9y^{2}-1;$

②$z'_{x}=y\mathrm{e}^{xy}+y\mathrm{e}^{x}+\mathrm{e}^{y},z'_{y}=x\mathrm{e}^{xy}+\mathrm{e}^{x}+x\mathrm{e}^{y},$

$z''_{xx}=y^{2}\mathrm{e}^{xy}+y\mathrm{e}^{x},z''_{yy}=x^{2}\mathrm{e}^{xy}+x\mathrm{e}^{y},z''_{xy}=z''_{yx}=\mathrm{e}^{xy}+xy\mathrm{e}^{xy}+\mathrm{e}^{x}+\mathrm{e}^{y}.$

(7)①$\mathrm{d}z=[6x^{2}(x^{3}-2y)+y]\mathrm{d}x+[x-4(x^{3}-2y)]\mathrm{d}y;$

②$\mathrm{d}u=2\cos(x^{2}+y^{2}+z^{2})(x\mathrm{d}x+y\mathrm{d}y+z\mathrm{d}z);$

③$dz = 2e^{2x+y^2}(dx + ydy)$；④$dz = \dfrac{y}{xy}dx + \dfrac{x}{xy}dy$.

(8)① $\dfrac{\partial z}{\partial x} = \dfrac{2x}{y^2}\ln(x\sin y) + \dfrac{x}{y^2}, \dfrac{\partial z}{\partial y} = -\dfrac{2x^2}{y^3}\ln(x\sin y) + \dfrac{x^2}{y^2}\cot y$；② $\dfrac{du}{dt} = 2e^t\sin t$；

③ $\dfrac{dz}{dt} = \dfrac{1}{1-\sin t}$；④ $\dfrac{dz}{dt} = \left(-\dfrac{1}{t^2} + \dfrac{1}{2\sqrt{t}}\right)\cos\left(\dfrac{1}{t} + \sqrt{t}\right)$.

(9)① $z'_x = y^2 e^{-x} - z, z'_y = e^{-x}(2xy - \cos y)$；② $z'_x = \dfrac{yz - \sqrt{xyz}}{\sqrt{xyz} - xy}, z'_y = \dfrac{2\sqrt{xyz} - xz}{xy - \sqrt{xyz}}$.

(10)① 函数有极小值 $f\left(\dfrac{1}{2}, -1\right) = -\dfrac{e}{2}$；② 函数有极大值 $f(0,0) = 0$，极小值 $f\left(\dfrac{2}{3}, \dfrac{1}{3}\right)$
$= -\dfrac{5}{27}$.

(11)① $\displaystyle\int_{-1}^{1}dx\int_{0}^{\sqrt{1-x^2}}f(x,y)dy = \int_{0}^{1}dy\int_{-\sqrt{1-y^2}}^{\sqrt{1-y^2}}f(x,y)dx$；② $\displaystyle\int_{1}^{e}dx\int_{0}^{\ln x}f(x,y)dy =$
$\displaystyle\int_{0}^{1}dy\int_{e^y}^{e}f(x,y)dx$；③ $\displaystyle\int_{0}^{2}dx\int_{x}^{2x}f(x,y)dy = \int_{0}^{2}dy\int_{\frac{y}{2}}^{y}f(x,y)dx + \int_{2}^{4}dy\int_{\frac{y}{2}}^{2}f(x,y)dx$；
④ $\displaystyle\int_{0}^{1}dy\int_{0}^{2y}f(x,y)dx + \int_{1}^{3}dy\int_{0}^{3-y}f(x,y)dx = \int_{0}^{2}dx\int_{\frac{x}{2}}^{3-x}f(x,y)dy$.

(12)① $-\dfrac{11}{6}$；② $\dfrac{7}{3}(e-1)$；③ $\dfrac{9}{4}$；④ $\dfrac{64}{15}$.

5.(1) 所求点的坐标为 $\left(\dfrac{8}{5}, \dfrac{16}{5}\right)$（提示：设点为坐标 (x,y)，根据题意构造距离函数 $f(x,y)$，求其极值即得）.

(2) $\dfrac{1}{6}$.

(3) $\dfrac{\partial^2 z}{\partial x \partial y} = -2f''(2x-y) + xg''_{uv}(x,xy) + g'_v(x,xy) + xyg''_{vv}(x,xy)$（提示：令 $z = f(t) + g(u,y)$，按照复合函数求导法则计算）.

(4) 极小值 $f(1,-1) = -2$，极大值 $f(1,-1) = 6$.

（杨杲）

第五章　微分方程基础

一、基本内容、要求及知识概要

（一）基本内容

1. 微分方程的概念：微分方程的定义、阶、通解、特解.
2. 一阶微分方程的解法：可分离变量的方程，齐次微分方程，一阶线性非齐次微分方程.
3. 可降阶的微分方程：右端仅含 x 的方程，右端不显含 y 的方程，右端不显含 x 的方程.
4. 二阶线性微分方程解的结构.
5. 二阶常系数线性齐次微分方程的解法.
6. 微分方程在医学上的应用.

（二）要求

1. 理解微分方程的定义、阶、通解、特解.
2. 掌握可分离变量方程的解法，会用换元法解齐次微分方程.
3. 理解并熟练掌握一阶线性非齐次微分方程的解法：常数变易法.
4. 会用降阶法解形如 $y^{(n)} = f(x)$ 的高次方程，会用换元法解形如 $y'' = f(x, y')$，$y'' = f(y, y')$ 的二阶微分方程（注意二者之间的差别）.
5. 了解二阶线性微分方程的结构.
6. 熟练掌握二阶常系数线性齐次微分方程的解法.
7. 掌握微分方程在实际问题中的应用.

（三）知识概要

1. 微分方程的基本概念.

含有自变量、未知函数及其导数或微分的方程，称为**微分方程**. 应当指出，在微分方程中未知函数及自变量可以不出现，但未知函数的导数或微分必须出现. 如果微分方程中出现的未知函数是一元函数，则这种方程称为**常微分方程**，其一般形式为：

$$F(x, y, y', y'', \cdots y^{(n)}) = 0$$

未知函数的导数（或微分）的最高阶数，称为**微分方程的阶**. 满足微分方程的函数，叫做该微分方程的**解**. 若微分方程的解中所含独立的任意常数的个数与该微分方程的阶数相同，则称这样的解为该微分方程的**通解**. 用来确定通解中任意常数的条件称为**初始条件**，满足初始条件的解称为微分方程的**特解**.

2. 可分离变量的微分方程.

如果一个一阶微分方程可以化成形如 $y' = f(x)g(y)$ 的形式，那么原方程就叫做**可分离变量的微分方程**. 这类方程的解法是：首先把原方程中的变量 x 和变量 y 分离开来

$$\frac{dy}{g(y)} = f(x)dx \quad (g(y) \neq 0)$$

然后两边积分

$$\int \frac{dy}{g(y)} = \int f(x)dx$$

即可得到原方程的通解.

形如

$$\frac{dy}{dx} = \varphi(\frac{y}{x})$$

的方程,称为齐次微分方程. 解这类方程,可先进行变量代换,令 $u = \frac{y}{x}$,即 $y = ux$. 将 $y = ux$ 两边同时对 x 求导数,有

$$\frac{dy}{dx} = u + x\frac{du}{dx}$$

代入微分方程得

$$u + x\frac{du}{dx} = \varphi(u)$$

分离变量后得

$$\frac{du}{\varphi(u) - u} = \frac{dx}{x}$$

两边积分得

$$\int \frac{du}{\varphi(u) - u} = \int \frac{dx}{x}$$

求出积分后,再用 $\frac{y}{x}$ 代替 u,即得所给的齐次微分方程的通解.

3. 一阶线性微分方程.

未知函数及其导数都是一次幂的微分方程,称为**线性微分方程**. 一阶线性微分方程的标准形式为

$$\frac{dy}{dx} + P(x)y = Q(x)$$

其中 $P(x)$ 和 $Q(x)$ 都是自变量 x 的已知函数. 如果 $Q(x) \equiv 0$,则上述方程称为**一阶线性齐次微分方程**;如果 $Q(x) \neq 0$,则上述方程称为**一阶线性非齐次微分方程**.

求解非齐次方程 $\frac{dy}{dx} + P(x)y = Q(x)$,可先求出对应的齐次方程 $\frac{dy}{dx} + P(x)y$

$= 0$ 的通解 $y = Ce^{-\int P(x)\mathrm{d}x}$，再利用**常数变易法**来求线性非齐次方程的通解

$$y = e^{-\int P(x)\mathrm{d}x}\Big[\int Q(x)e^{\int P(x)\mathrm{d}x}\mathrm{d}x + C\Big]$$

或写成

$$y = Ce^{-\int P(x)\mathrm{d}x} + e^{-\int P(x)\mathrm{d}x}\int Q(x)e^{\int P(x)\mathrm{d}x}\mathrm{d}x$$

它是由其对应齐次方程的通解与线性非齐次方程的特解之和构成的. 这个结论不仅适用于一阶线性非齐次微分方程,而且适用于任意阶线性非齐次微分方程.

形如

$$\frac{\mathrm{d}y}{\mathrm{d}x} + P(x)y = Q(x)y^{\alpha}\,(\alpha \neq 0,1)$$

的方程叫做**伯努利**(Bernoulli) **方程**.

在伯努利方程两边同时除以 y^{α}，得

$$y^{-\alpha}\frac{\mathrm{d}y}{\mathrm{d}x} + P(x)y^{1-\alpha} = Q(x)$$

引入新的未知函数

$$u = y^{1-\alpha}$$

那么

$$\frac{\mathrm{d}u}{\mathrm{d}x} = (1-\alpha)y^{-\alpha}\frac{\mathrm{d}y}{\mathrm{d}x}$$

用 $(1-\alpha)$ 乘以方程 $y^{-\alpha}\dfrac{\mathrm{d}y}{\mathrm{d}x} + P(x)y^{1-\alpha} = Q(x)$ 的两端,再通过上述代换便可得一阶线性方程

$$\frac{\mathrm{d}u}{\mathrm{d}x} + (1-\alpha)P(x)u = (1-\alpha)Q(x)$$

求出这方程的通解后,以 $y^{1-\alpha}$ 代替 u，便得到伯努利方程的通解.

4. 可降阶的微分方程.

二阶及二阶以上的微分方程,统称为**高阶微分方程**. 下面介绍几种特殊类型的高阶微分方程的解法.

$(1)\ y^{(n)} = f(x)$.

微分方程 $y^{(n)} = f(x)$ 的右端仅含有自变量 x，容易看出,两边积分就得到一个 $n-1$ 阶的微分方程

$$y^{(n-1)} = \int f(x)\mathrm{d}x + C_1$$

再积分得

$$y^{(n-2)} = \int(\int f(x)\mathrm{d}x + C_1)\mathrm{d}x + C_2$$

按照此法继续进行,积分 n 次,便得到方程的含有 n 个独立的任意常数的通解

$$y = \int(\cdots\int(\int(\int f(x)\mathrm{d}x + C_1)\mathrm{d}x + C_2)\mathrm{d}x + \cdots)\mathrm{d}x + C_n.$$

(2)$y'' = f(x, y')$.

由于方程 $y'' = f(x, y')$ 的右端不含 y,故可设 $y' = p(x)$,从而有 $y'' = \dfrac{\mathrm{d}p}{\mathrm{d}x} = p'$,而原方程就成为 $p' = f(x, p)$,这是一个关于变量 x 和变量 p 的一阶微分方程,根据一阶微分方程的解法,可得其通解,假定为

$$p = \varphi(x, C_1)$$

又 $p = \dfrac{\mathrm{d}y}{\mathrm{d}x}$,即

$$\frac{\mathrm{d}y}{\mathrm{d}x} = \varphi(x, C_1)$$

积分后便得所给方程的通解

$$y = \int \varphi(x, C_1)\,\mathrm{d}x + C_2.$$

(3)$y'' = f(y, y')$.

由于方程 $y'' = f(y, y')$ 不显含自变量 x,故可设 $y' = p(y)$,并利用复合函数求导法则,把 y'' 化为对 y 的导数,即

$$y'' = \frac{\mathrm{d}p}{\mathrm{d}y} \cdot \frac{\mathrm{d}y}{\mathrm{d}x} = p\frac{\mathrm{d}p}{\mathrm{d}y}$$

代入原方程,得

$$p\frac{\mathrm{d}p}{\mathrm{d}y} = f(y, p)$$

这是关于变量 y 和变量 p 的一阶微分方程,假定其通解为

$$p = \varphi(y, C_1)$$

由 $p = \dfrac{\mathrm{d}y}{\mathrm{d}x}$,可得微分方程

$$\frac{\mathrm{d}y}{\mathrm{d}x} = \varphi(y, C_1)$$

这是一个可分离变量的微分方程,解之即得原方程的通解为

$$\int \frac{\mathrm{d}y}{\varphi(y, C_1)} = x + C_2.$$

5. 二阶线性微分方程.

形如

$$y'' + p(x)y' + q(x)y = f(x)$$

的微分方程,叫做**二阶线性微分方程**. 若 $f(x) \equiv 0$,则称为**二阶线性齐次微分方程**;若 $f(x) \neq 0$,则称为**二阶线性非齐次微分方程**. 如果 $p(x)$,$q(x)$ 均为常数,则称为**二阶常系数线性微分方程**.

解的迭加原理:若函数 $y_1(x)$,$y_2(x)$ 是二阶线性齐次微分方程

$$y'' + p(x)y' + q(x)y = 0$$

的两个解,C_1、C_2 为任意常数,则 $y = C_1 y_1 + C_2 y_2$ 也是该方程的解.

满足 $\dfrac{y_1(x)}{y_2(x)}=k$ 的两个解 $y_1(x)$，$y_2(x)$ 称为**线性相关的解**，否则称为**线性无关的解**.

齐次方程的通解：若 $y_1(x)$，$y_2(x)$ 是二阶线性齐次方程 $y''+p(x)y'+q(x)y=0$ 的两个线性无关的特解，则

$$y=C_1y_1(x)+C_2y_2(x)$$

是该方程的通解，其中 C_1、C_2 为任意常数.

非齐次方程的通解：若 $y^*(x)$ 是二阶线性非齐次方程 $y''+p(x)y'+q(x)y=f(x)$ 的一个特解，$Y=C_1y_1(x)+C_2y_2(x)$ 是其对应的齐次方程 $y''+p(x)y'+q(x)y=0$ 的通解，则 $y=Y+y^*$ 是该非齐次方程 $y''+p(x)y'+q(x)y=f(x)$ 的通解.

6. 二阶常系数线性微分方程.

当二阶线性齐次微分方程 $y''+p(x)y'+q(x)y=0$ 中的 $p(x)$，$q(x)$ 均为常数时，即

$$y''+py'+qy=0$$

称为**二阶常系数线性齐次微分方程**，其中 p，q 为实常数. 二次代数方程 $\lambda^2+p\lambda+q=0$ 及其根分别叫做二阶常系数线性齐次微分方程 $y''+py'+qy=0$ 的**特征方程**和**特征根**.

二阶常系数线性齐次微分方程的解与它对应的特征方程的根的关系，可列表如表 $5-1$ 所示：

表 $5-1$

特征方程 $\lambda^2+p\lambda+q=0$ 的根	微分方程 $y''+py'+qy=0$ 的通解
两个不相等的实数根 λ_1、λ_2	$y=C_1\mathrm{e}^{\lambda_1x}+C_2\mathrm{e}^{\lambda_2x}$
两个相等的实数根 $\lambda_1=\lambda_2=\lambda$	$y=(C_1+C_2x)\mathrm{e}^{\lambda x}$
一对共轭虚根 $\lambda_{1,2}=\alpha\pm\beta i$	$y=\mathrm{e}^{\alpha x}(C_1\cos\beta x+C_2\sin\beta x)$

7. 二阶常系数线性非齐次微分方程.

形如

$$y''+py'+qy=f(x)$$

其中 p，q 为实常数的方程叫做**二阶常系数线性非齐次微分方程**.

表 $5-2$ 给出了 $f(x)$ 的三种形式及对应的特解形式.

表 $5-2$

非齐次项 $f(x)$	特解的形式
$ax+b$	(1) 当 0 不是特征根时：$y^*=Ax+B$
	(2) 当 0 是特征根（单根）时：$y^*=x(Ax+B)$
	(3) 当 0 是特征根（重根）时：$y^*=x^2(Ax+B)$
$b\mathrm{e}^{ax}$	(1) 当 a 不是特征根时：$y^*=A\mathrm{e}^{ax}$
	(2) 当 a 是特征根（单根）时：$y^*=Ax\mathrm{e}^{ax}$
	(3) 当 a 是特征根（重根）时：$y^*=Ax^2\mathrm{e}^{ax}$
$b\cos ax$ 或 $b\sin ax$	(1) 当 ia 不是特征根时：$y^*=A\cos ax+B\sin ax$
	(2) 当 ia 是特征根时：$y^*=x(A\cos ax+B\sin ax)$

8.微分方程应用模型.

如何把实际问题抽象为数学问题,即用一个简明的数学结构表示所观察变量之间的关系,这就是通常说的**数学模型**.而微分方程在医学上的应用即是由实际问题建立微分方程,通过解微分方程的通解与特解,分析实际医学问题上的变化规律.例如细菌繁殖模型、药物动力学模型、流行病数学模型、溶液稀释模型、牛顿冷却模型等.

二、典型例题

例1   判断方程 $\dfrac{\mathrm{d}y}{\mathrm{d}x} = 1 + x + y^2 + xy^2$ 的类型,并求其解.

解:这是一个可分离变量的一阶微分方程,分离变量后方程可化为:

$$\frac{\mathrm{d}y}{\mathrm{d}x} = (1+x)(1+y^2)$$

即

$$\frac{\mathrm{d}y}{(1+y^2)} = (1+x)\mathrm{d}x$$

两边积分得: $\displaystyle\int \frac{\mathrm{d}y}{(1+y^2)} = \int (1+x)\mathrm{d}x$,所以该方程的通解为:

$$\arctan y = \frac{1}{2}x^2 + x + C \text{ 或 } y = \tan(\frac{1}{2}x^2 + x + C).$$

例2   求微分方程 $x(1-y^2)\mathrm{d}x + y(1-x^2)\mathrm{d}y = 0$ 的通解.

解:将此方程变形为

$$-\frac{y\mathrm{d}y}{1-y^2} = \frac{x\mathrm{d}y}{1-x^2}$$

两边同时积分得

$$\frac{1}{2}\ln|1-y^2| = -\frac{1}{2}\ln|1-x^2| + \frac{1}{2}\ln C$$

化简得方程的通解为

$$1 - y^2 = \frac{C}{1-x^2} \text{ 或} (1-y^2)(1-x^2) = C.$$

小结:方程结构直接符合或者通过变形后符合 $\dfrac{\mathrm{d}y}{\mathrm{d}x} = f(x)g(y)$ 形式的,就是可分离变量的微分方程,求解可分离变量的微分方程是解其他微分方程的基础,需要熟练掌握.

例3   求微分方程 $y^2 + x^2 y' = xyy'$ 满足初始条件 $y|_{x=1} = 1$ 的特解.

解法一:方程两端同除以 x^2,得

$$\left(\frac{y}{x}\right)^2 + y' = \frac{y}{x}y'$$

令 $u = \dfrac{y}{x}$,则 $y = ux$,求导得 $y' = u + xu'$,代入原方程得

$$u^2 + u + xu' = u(u + xu')$$

化简得

$$u + xu' = uxu'$$

分离变量后化为

$$\frac{u-1}{u}\mathrm{d}u = \frac{\mathrm{d}x}{x}$$

两边积分得

$$u - \ln|u| = \ln|x| + C$$

又 $u = \dfrac{y}{x}, y\big|_{x=1} = 1$,则 $u\big|_{x=1} = 1$,代入上式得 $C = 1$,故

$$\frac{y}{x} - \ln\left|\frac{y}{x}\right| = \ln|x| + 1$$

所以该方程满足初始条件的特解为

$$\frac{y}{x} = \ln|y| + 1.$$

解法二:方程两端同除以 xy,得

$$\frac{y}{x} + \frac{x}{y}y' = y'$$

令 $u = \dfrac{y}{x}$,则 $y = ux$,求导得 $y' = u + xu'$,代入原方程得

$$u = (1 - \frac{1}{u})(u + xu')$$

分离变量后化为

$$\frac{\mathrm{d}x}{x} = (1 - \frac{1}{u})\mathrm{d}u$$

两边积分得

$$\ln|x| + C = u - \ln|u|$$

又 $u = \dfrac{y}{x}, y\big|_{x=1} = 1$,则 $u\big|_{x=1} = 1$,代入上式得 $C = 1$,故

$$\ln|x| + 1 = \frac{y}{x} - \ln\left|\frac{y}{x}\right|$$

所以该方程满足初始条件的特解为

$$\frac{y}{x} = \ln|y| + 1.$$

小结:形如 $y^n + x^n y' = x^k y^{n-k} y'$ 这类的微分方程,可在方程两端同除以自变量 x 的最高次幂或乘积项的最高次幂,方程即可化为可分离变量的微分方程.

例 4 求微分方程 $\dfrac{\mathrm{d}y}{\mathrm{d}x} + \dfrac{1+x}{x}y = 3x\mathrm{e}^{-x}$ 的通解.

解 法一(公式法):该方程为 $y' + P(x)y = Q(x)$ 的形式,其中 $P(x) = \dfrac{1+x}{x}, Q(x) = 3x\mathrm{e}^{-x}$,从而

$$y = \mathrm{e}^{-\int \frac{1+x}{x}\mathrm{d}x}\left(\int 3x\,\mathrm{e}^{-x}\mathrm{e}^{\int \frac{1+x}{x}\mathrm{d}x}\mathrm{d}x + C\right) = \mathrm{e}^{-\ln|x|-x}\left(\int 3x\,\mathrm{e}^{-x}\mathrm{e}^{\ln|x|+x}\mathrm{d}x + C\right)$$

$$= \frac{1}{x}\mathrm{e}^{-x}\left(\int 3x^2\mathrm{d}x + C\right) = \frac{1}{x}\mathrm{e}^{-x}(x^3 + C).$$

解法二(常数变易法):方程$\dfrac{\mathrm{d}y}{\mathrm{d}x} + \dfrac{1+x}{x}y = 3x\,\mathrm{e}^{-x}$ 所对应的一阶线性齐次方程为

$$\frac{\mathrm{d}y}{\mathrm{d}x} + \frac{1+x}{x}y = 0$$

分离变量得

$$\frac{\mathrm{d}y}{y} = -\frac{1+x}{x}\mathrm{d}x$$

两边积分得

$$\ln|y| = -\ln|x| - x + \ln C$$

所以该一阶线性齐次微分方程的解为

$$y = C\,\frac{1}{x}\mathrm{e}^{-x}$$

由此可设非齐次方程$\dfrac{\mathrm{d}y}{\mathrm{d}x} + \dfrac{1+x}{x}y = 3x\,\mathrm{e}^{-x}$ 的解为 $y = C(x)\dfrac{1}{x}\mathrm{e}^{-x}$,代回原方程得

$$C'(x)\frac{\mathrm{e}^{-x}}{x} - C(x)(\frac{\mathrm{e}^{-x}}{x^2} + \frac{\mathrm{e}^{-x}}{x}) + \frac{1+x}{x}C(x)\frac{\mathrm{e}^{-x}}{x} = 3x\,\mathrm{e}^{-x}$$

化简得

$$C'(x)\frac{\mathrm{e}^{-x}}{x} = 3x\,\mathrm{e}^{-x}$$

即 $C'(x) = 3x^2$,从而有 $C(x) = x^3 + C$,所以原方程的通解为

$$y = \frac{1}{x}\mathrm{e}^{-x}(x^3 + C).$$

小结:当微分方程的结构符合一阶线性微分方程的标准形式 $y' + P(x)y = Q(x)$ 时,可采用公式 $y = \mathrm{e}^{-\int P(x)\mathrm{d}x}\left(\int Q(x)\mathrm{e}^{\int P(x)\mathrm{d}x}\mathrm{d}x + C\right)$ 求解,若 $P(x)$ 或 $Q(x)$ 的形式较为复杂,也可用常数变易法求解,具体步骤如上例所示.

例 5   求微分方程 $y^2\mathrm{d}x - (y^2 + 2xy - x)\mathrm{d}y = 0$ 的通解及满足初始条件 $y|_{x=1} = 1$的特解.

解:令 $x = x(y)$,则方程可化为

$$\frac{\mathrm{d}x}{\mathrm{d}y} + \frac{1-2y}{y^2}x = 1$$

此方程为函数 $x = x(y)$ 的一阶线性微分方程,从而有通解

$$x = \mathrm{e}^{-\int \frac{1-2y}{y^2}\mathrm{d}y}\left(\int 1 \cdot \mathrm{e}^{\int \frac{1-2y}{y^2}\mathrm{d}y}\mathrm{d}y + C\right) = \mathrm{e}^{\frac{1}{y}+\ln y^2}\left(\int \mathrm{e}^{-\frac{1}{y}-\ln y^2}\mathrm{d}y + C\right)$$

$$= y^2\mathrm{e}^{\frac{1}{y}}\left(\int \mathrm{e}^{-\frac{1}{y}} \cdot \frac{1}{y^2}\mathrm{d}y + C\right) = y^2\mathrm{e}^{\frac{1}{y}}(\mathrm{e}^{-\frac{1}{y}} + C) = y^2 + Cy^2\mathrm{e}^{\frac{1}{y}}$$

将 $y|_{x=1} = 1$代入上式,得 $C = 0$,故所求特解为

$$x = y^2.$$

小结：当微分方程中的两变量 x 和 y 之间存在函数关系时，一般可以将变量 y 看作变量 x 的函数，即假设 $y = y(x)$，但在部分微分方程中，$y = y(x)$ 时方程不是关于函数 y 的一阶线性微分方程，此时可考虑将变量 x 看作变量 y 的函数，即假设 $x = x(y)$.

例 6　求微分方程 $y' + \dfrac{y}{x} = x^2 y^6$ 的通解.

解：将方程两端同除以 y^6，方程变形为

$$y^{-6} \frac{\mathrm{d}y}{\mathrm{d}x} + \frac{1}{x} y^{-5} = x^2$$

令 $u = y^{-5}$，则

$$\frac{\mathrm{d}u}{\mathrm{d}x} = -5 y^{-6} \frac{\mathrm{d}y}{\mathrm{d}x}$$

从而原方程变为

$$-\frac{1}{5} \frac{\mathrm{d}u}{\mathrm{d}x} + \frac{1}{x} u = x^2$$

即

$$\frac{\mathrm{d}u}{\mathrm{d}x} - \frac{5}{x} u = -5x^2$$

由一阶线性微分方程的通解公式得

$$u = \mathrm{e}^{\int \frac{5}{x} \mathrm{d}x} \left(\int -5x^2 \mathrm{e}^{-\int \frac{5}{x} \mathrm{d}x} \mathrm{d}x + C \right) = x^5 \left(\frac{5}{2} x^{-2} + C \right) = \frac{5}{2} x^3 + C x^5$$

将 $u = y^{-5}$ 代回上式，得原方程的通解为

$$y^{-5} = \frac{5}{2} x^3 + C x^5.$$

小结：求解伯努利方程 $y' + P(x)y = Q(x)y^\alpha$ 时，首先在方程两边同时除以 y^α，得 $y^{-\alpha} y' + P(x) y^{1-\alpha} = Q(x)$，再令 $u = y^{1-\alpha}$ 变换后可得一阶线性方程 $u' + (1-\alpha)P(x)u = (1-\alpha)Q(x)$，求出这方程的通解后把 $u = y^{1-\alpha}$ 代回，便可得到伯努利方程的通解.

例 7　求微分方程 $y'' = y' + x$ 的通解.

解：此方程为 $y'' = f(x, y')$ 型的二阶微分方程，令 $y' = p(x)$，原方程变为
$$p' - p = x$$

故有

$$p = \mathrm{e}^{\int \mathrm{d}x} \left(\int x \mathrm{e}^{-\int \mathrm{d}x} \mathrm{d}x + C_1 \right) = \mathrm{e}^x (-x\mathrm{e}^{-x} - \mathrm{e}^{-x} + C_1) = -x - 1 + C_1 \mathrm{e}^x$$

即

$$\frac{\mathrm{d}y}{\mathrm{d}x} = -x - 1 + C_1 \mathrm{e}^x$$

两边积分得

$$y = -\frac{1}{2} x^2 - x + C_1 \mathrm{e}^x + C_2.$$

例 8　求微分方程 $yy'' + y' = (y')^2$ 的通解.

解：此方程为 $y'' = f(y, y')$ 型的二阶微分方程，令 $y' = p(y)$，则 $y'' = p\dfrac{\mathrm{d}p}{\mathrm{d}y}$，

原方程变为

$$yp\frac{\mathrm{d}p}{\mathrm{d}y} + p = p^2$$

当 $p = 0$，即 $\dfrac{\mathrm{d}y}{\mathrm{d}x} = 0$ 时，$\mathrm{d}y = 0$，得 $y = C$；

当 $p \neq 0$ 时，

$$\frac{\mathrm{d}p}{p - 1} = \frac{\mathrm{d}y}{y}$$

两边积分得

$$\ln|p - 1| = \ln|y| + \ln C_1$$

化简得

$$p = C_1 y + 1$$

即

$$\frac{\mathrm{d}y}{\mathrm{d}x} = C_1 y + 1$$

解之得

$$\ln|C_1 y + 1| = C_1 x + C_2$$

所以该微分方程的通解为

$$y = C \text{ 或 } \ln|C_1 y + 1| = C_1 x + C_2.$$

小结：上述两题的微分方程为可降阶的二阶微分方程的两种形式，一种是不显含 y，一种是不显含 x，其解题思路都是通过降阶法把二阶变为一阶方程. 从例题中可以发现，不显含 y 的方程通过降阶后仍然不显含 y，不显含 x 的方程通过降阶后仍然不显含 x.

例 9　微分方程 $(x - 1)y'' - xy' + y = 0$ 的两个解为 $y_1 = x$、$y_2 = \mathrm{e}^x$，求满足 $y(0) = 1$，$y'(0) = 3$ 的特解.

解：方程的两个已知解 $y_1 = x$、$y_2 = \mathrm{e}^x$ 为线性无关的解，故该方程的通解可写为

$$y = C_1 x + C_2 \mathrm{e}^x$$

两边求导得

$$y' = C_1 + C_2 \mathrm{e}^x$$

将初始条件 $y(0) = 1$，$y'(0) = 3$ 代入得 $C_1 = 2$，$C_2 = 1$，故所求特解为

$$y = 2x + \mathrm{e}^x.$$

小结：已知二阶线性微分方程的两个线性无关解 $y_1(x)$、$y_2(x)$，则它们的线性组合 $y = C_1 y_1 + C_2 y_2$ 即为该方程的通解.

例 10　求微分方程 $y'' - 3y' - 4y = 0$ 满足初始条件 $y|_{x=0} = 0$，$y'|_{x=0} = -5$ 的特解.

解：该微分方程为二阶常系数齐次微分方程，其对应的特征方程为

$$\lambda^2 - 3\lambda - 4 = 0$$

解之得特征根为 $\lambda_1 = -1$，$\lambda_2 = 4$，故方程的通解为

$$y = C_1 e^{-x} + C_2 e^{4x}$$

两边求导得

$$y' = -C_1 e^{-x} + 4C_2 e^{4x}$$

将初始条件 $y|_{x=0} = 0, y'|_{x=0} = -5$ 代入得 $C_1 = 1, C_2 = -1$，故所求特解为

$$y = e^{-x} - e^{4x}.$$

例 11　求微分方程 $4\dfrac{\mathrm{d}^2 x}{\mathrm{d}t^2} - 20\dfrac{\mathrm{d}x}{\mathrm{d}t} + 25x = 0$ 的通解.

解：对应的特征方程为

$$4\lambda^2 - 20\lambda + 25 = 0$$

解之得特征根为 $\lambda_1 = \lambda_2 = \dfrac{5}{2}$，从而方程的通解为

$$x = (C_1 t + C_2) e^{\frac{5}{2}t}.$$

例 12　求微分方程 $y'' + 6y' + 13y = 0$ 的通解.

解：对应的特征方程为

$$\lambda^2 + 6\lambda + 13 = 0$$

解之得特征根为 $\lambda_{1,2} = -3 \pm 2i$，从而方程的通解为

$$y = e^{-3x}(C_1 \sin 2x + C_2 \cos 2x).$$

小结：二阶常系数线性齐次微分方程的通解，可通过求其对应特征方程的根来获得.

例 13　设方程 $y'' + 9y = 0$ 的一条积分曲线过点 $(\pi, -1)$，且在该点与直线 $y = -x + \pi - 1$ 垂直，求这条曲线方程.

解：先求微分方程 $y'' + 9y = 0$ 的通解，其对应的特征方程为

$$\lambda^2 + 9 = 0$$

解之得特征根为 $\lambda_{1,2} = \pm 3i$，从而方程的通解为

$$y = C_1 \sin 3x + C_2 \cos 3x$$

两边求导得

$$y' = 3C_1 \cos 3x - 3C_2 \sin 3x$$

因为曲线过点 $(\pi, -1)$，且与直线 $y = -x + \pi - 1$ 垂直，故有 $y|_{x=\pi} = -1, y'|_{x=\pi} = 1$，将此条件代入上述两式得 $C_1 = -\dfrac{1}{3}, C_2 = 1$，从而得该曲线的方程为

$$y = -\frac{1}{3}\sin 3x + \cos 3x.$$

小结：在解综合性问题时，要注意题目表述中所给出的初始条件.

例 14　求微分方程 $y'' - 8y' + 15y = e^{2x}$ 的通解.

解：该方程为二阶常系数非齐次微分方程，其对应的二阶常系数齐次微分方程通解由特征方程 $\lambda^2 - 8\lambda + 15 = 0$ 解得为 $y = C_1 e^{3x} + C_2 e^{5x}$

其次，因为 $f(x) = e^{2x}$，$a = 2$ 不是特征方程 $\lambda^2 - 8\lambda + 15 = 0$ 的根，故可设 $y^* = Ae^{2x}$ 为原方程的特解，则

$$(y^*)' = 2Ae^{2x}, \quad (y^*)'' = 4Ae^{2x}$$

将 $(y^*)'$、$(y^*)''$ 代入原方程得

$$4Ae^{2x} - 16Ae^{2x} + 15Ae^{2x} = e^{2x}$$

解之得 $A = \dfrac{1}{3}$，则 $y^* = \dfrac{1}{3}e^{2x}$，故方程的通解为

$$y = C_1e^{3x} + C_2e^{5x} + \dfrac{1}{3}e^{2x}.$$

小结：二阶常系数线性非齐次微分方程的通解是由二阶常系数线性齐次微分方程的通解和二阶常系数线性非齐次微分方程的特解构成的，所以求解时只需将二阶常系数线性齐次微分方程的通解加上非齐次方程的特解即可.

例 15 某湖泊的水量为 V，每年排入湖泊内含污染物 A 的泄水量为 $\dfrac{V}{6}$，流入湖泊内不含 A 的水量为 $\dfrac{V}{6}$，流出湖泊的水量为 $\dfrac{V}{3}$，已知 1999 年底湖中 A 的含量为 $5m_0$，超过国家规定标准. 为了治理污水，从 2000 年起，限定排入湖泊中含 A 污水的浓度不超过 $\dfrac{m_0}{V}$. 问至多要经过多少年，湖泊中污染物 A 的含量可以降至 m_0 以内？（注：假设湖水中 A 的浓度是均匀的）

解：设从 2000 年初（令此时 $t = 0$）开始，第 t 年湖泊中污染物 A 的总量为 m，浓度为 $\dfrac{m}{V}$，则在时间间隔 $[t, t+dt]$ 内，排入湖泊中 A 的量为 $\dfrac{m_0}{V} \cdot \dfrac{V}{6}dt = \dfrac{m_0}{6}dt$，流出湖泊的水中 A 的量为 $\dfrac{m}{V} \cdot \dfrac{V}{3}dt = \dfrac{m}{3}dt$，因而在此时间间隔内湖泊中污染物 A 的改变量为

$$dm = \left(\dfrac{m_0}{6} - \dfrac{m}{3}\right)dt$$

由分离变量法解得

$$m = \dfrac{m_0}{2} - Ce^{-\frac{t}{3}}$$

代入初始条件 $m\big|_{t=0} = 5m_0$，得 $C = -\dfrac{9}{2}m_0$，则 $m = \dfrac{m_0}{2}(1 + 9e^{-\frac{t}{3}})$，令 $m = m_0$，得

$$t = 6\ln 3 \approx 6.6 (年)$$

即至多需要经过约 6.6 年，湖泊中污染物 A 的含量可以降至 m_0 以内.

例 16 在一个 12000L 的鱼塘里有 6000L 的纯水，其中有放养的罗非鱼，可在淡水和盐水中生存，为了将鱼塘中的水转换为盐水，现将浓度为 0.25kg/L 的盐水以 40L/min 的速率注入，同时采用搅拌设备使鱼塘内各部分盐水具有相同的浓度，并以 20L/min 的速率排出混合溶液，求当水溢出时鱼塘的含盐量.

解：令 $Q(t)$ 为 t 时刻的含盐量，因为开始时鱼塘中只有淡水，故 $Q(0) = 0$. 含盐量的变化率应等于 t 时刻单位时间的进盐量减去出盐量，即

$$\dfrac{dQ}{dt} = 进盐率 - 出盐率$$

因为是以 40L/min 的速率将 0.25kg/L 的盐水注入，说明进盐率为 10kg/min，为了计算每分钟的出盐量，须找出 t 时刻的鱼塘中盐水的浓度，鱼塘中的水是以 20L/min 的量增加的（进 40L/min，出 20L/min），故在 t 时刻，鱼塘中的水量为 $6000 + 20t$，此时盐水的浓度

为 $\dfrac{Q(t)}{6000+20t}$，因为是以 $20L/min$ 的速率排出，故 t 时刻排盐率为

$$\frac{Q(t)}{6000+20t}\times 20$$

从而有

$$\frac{\mathrm{d}Q}{\mathrm{d}t}=10-\frac{Q}{300+t}\times 20$$

解得

$$Q(t)=\frac{1}{300+t}(3000t+5t^2+C)$$

因为 $Q(0)=0$，得 $C=0$，当鱼塘中的水溢出时，$6000+20t=12000$，得 $t=300$，所以

$$Q(300)=\frac{1}{300+300}(3000\times 300+5\times 300^2)=2250(\text{kg})$$

即当鱼塘的水溢出时含盐量为 2250kg.

小结：解决实际问题时，通过题目叙述的条件找出函数关系并建立微分方程，特别注意题目中描述的初始条件，并进一步运用条件求解.

例 17　（**细菌增长模型**）假定某种细菌的繁殖速度与现有细菌数 $x(t)$ 成正比，$x(t)$ 是时间 t（小时）的细菌数量. 如果最初有 1000 个细菌，2 小时后细菌数量为原来的 3 倍，试问经过多长时间可以使细菌数量变为原来的 100 倍？

解：由题意知

$$\begin{cases}\dfrac{\mathrm{d}x}{\mathrm{d}t}=kx\\ x(0)=1000\\ x(2)=3000\end{cases}$$

解方程 $\dfrac{\mathrm{d}x}{\mathrm{d}t}=kx$ 得

$$x=Ce^{kt}$$

将初始条件 $x|_{t=0}=1000$、$x|_{t=2}=3000$ 代入可得 $C=1000$、$k=\dfrac{\ln 3}{2}$，从而得方程的解为

$$x=1000e^{\frac{\ln 3}{2}t}=1000\times 3^{\frac{t}{2}}$$

当 $x=100000$ 时

$$t=\frac{2\ln 100}{\ln 3}\approx 8.4(\text{小时})$$

即经过约 8.4 小时可以使细菌数量变为原来的 100 倍.

三、配套教材思考与练习解答

(一) 一般概念

1. 验证 $y = \pm 1$ 是方程 $y' = \sqrt{1-y^2}$ 的解, 并考察它们是否包含在通解之中.

解: 将 $y = \pm 1$ 代入方程, 左边 $= (\pm 1)' = 0$, 右边 $= \sqrt{1 - (\pm 1)^2} = 0$ 满足方程, 故 $y = \pm 1$ 是方程的解.

将方程改写为 $\dfrac{dy}{\sqrt{1-y^2}} = dx$, 两边分别对 y、x 积分得 $\arcsin y = x + C$, $y = \sin(x + C)$ 即为方程的通解. 当 $x = \pm \dfrac{\pi}{2}$ 时, $C = 0$ 时, 即有 $y = \pm 1$. 故 $y = \pm 1$ 包含在方程 $y' = \sqrt{1-y^2}$ 的通解之中.

2. $y = (C_1 + iC_2)x$ 是否是二阶微分方程 $y''' = 0$ 的通解.

解: 不是. 因为 C_1 和 C_2 不是独立二常数, 它们可以合并成一个常数 $C_1 + iC_2 = C$. 故 $y = (C_1 + iC_2)x$ 不是二阶微分方程 $y''' = 0$ 的通解.

(二) 一阶微分方程

1. $y' = \dfrac{1}{x-y} + 1$ 属于 $y' = f(ax + by)$ 这一类型的微分方程, 试将它化为可分离变量的微分方程求解.

解: 对 $y' = f(ax + by)$ 这类方程, 可用换元法化为可分离变量的方程.

令 $u = ax + by$, 则 $\dfrac{du}{dx} = a + b\dfrac{dy}{dx}$ 原方程化为 $\dfrac{du}{dx} - a = bf(u)$, 分离变量得 $\dfrac{du}{a + bf(u)} = dx$, 就本例 $y' = \dfrac{1}{x-y} + 1$, 令 $u = x - y$, 则 $\dfrac{du}{dx} = 1 - \dfrac{dy}{dx}$, 原方程化为 $\dfrac{du}{dx} - 1 = -f(\dfrac{1}{u} + 1)$, 分离变量得

$$u\,du = -dx$$

$$\dfrac{u^2}{2} = -x + C_1 \qquad u = \pm\sqrt{C - 2x} \qquad C = 2C_1$$

即 $x - y = \pm\sqrt{C - 2x}$, $y = x \mp \sqrt{C - 2x}$.

2. 形如 $y' + P(x)x = Q(x)y^n (n \neq 0, 1)$ 的方程称为伯努利方程, 作变换 $z = y^{1-n}$ 将其化为未知函数是 z 的一阶线性微分方程.

解: 原方程化为 $\quad y^{-n}y' + P(x)y^{1-n} = Q(x)$

令 $z = y^{1-n}$, 两边对 x 求导, $\dfrac{dz}{dx} = (1-n)y^{-n}\dfrac{dy}{dx}$, 即 $y^{-n}\dfrac{dy}{dx} = \dfrac{1}{1-n}\dfrac{dz}{dx}$

代入原方程得

$$\dfrac{1}{1-n}\dfrac{dz}{dx} + P(x)z = Q(x)$$

$$\frac{\mathrm{d}z}{\mathrm{d}x} + (1-n)P(x)z = (1-n)Q(x)$$

这即是关于未知函数 z 的一阶线性微分方程.

(三) 可降阶的二阶微分方程

1. 试求 $y^n = \sin x(n > 4)$ 的通解.

解: $y' = \sin x$ 　 $y = -\cos x + C_1 = \sin(x + \frac{\pi}{2}) + C_1$

$y'' = \sin x$ 　 $y' = -\cos x + C_1$

$y = -\sin x + C_1 x + C_2 = \sin(x + 2\frac{\pi}{2}) + C_1 x + C_2$

$y''' = \sin x$ 　 $y'' = -\cos x + C_1$ 　 $y' = -\sin x + C_1 x + C_2$

$y = -\cos x + \frac{C_1}{1 \cdot 2}x^2 + C_2 x + C_3 = \sin(x + 3\frac{\pi}{2}) + \frac{C_1}{2!}x^2 + \frac{C_2}{1!} + C_3$

同样可得,若 $y^{(4)} = \sin x$,则有

$$y = \sin(x + 4\frac{\pi}{2}) + \frac{C_1}{3!}x^3 + \frac{C_2}{2!}x^2 + \frac{C_3}{1!}x + C_4$$

一般来说,我们有方程 $y^n = \sin x$ 的通解为

$$y = \sin(x + n\frac{\pi}{2}) + \frac{C_1}{(n-1)!}x^{n-1} + \frac{C_2}{(n-2)!}x^{n-2} + \cdots + \frac{C_{n-1}}{1!}x + C_n.$$

(四) 二阶常系数线性齐次微分方程

1. 设函数 $y_1 = 3e^x \sin 2x$ 和 $y_2 = -e^x \sin x \cos x$ 都是某二阶常系数线性齐次方程的解,这两个解线性无关吗?能否找到另一个解 y_3,使 y_1 和 y_3 线性无关?

解: y_1 与 y_2 不是线性无关,而是线性相关,这是因为:

$$\frac{y_1}{y_2} = \frac{3e^x \sin 2x}{-e^x \sin x \cos x} = \frac{6\sin x \cos x}{-\sin x \cos x} = -6 = 常数$$

令 $y_3 = \sin 2x$ 即由于 $\frac{y_1}{y_2} = 3e^x \neq 常数$,知 y_1 和 y_3 线性无关.

(五) 微分方程在医学上的应用

1. 放射性 I^{131} 广泛用来研究甲状腺的功能,I^{131} 的瞬时放射速率与它当时所存在的量成正比,已知 I^{131} 初始质量为 M_o,I^{131} 半衰期为 8 天(即 $t = 8$ 时,$M = \frac{1}{2}M_o$).问 20 天后 I^{131} 还剩多少?

解:设时刻 t 时 I^{131} 的质量为 $M = M(t)$,则由题意有

$$\frac{\mathrm{d}M}{\mathrm{d}t} = -kM$$

其中 k 为常数,解此微分方程得通解为

$$M = Ce^{-kt}$$

由初始条件 $M(0) = M_o$ 得 $C = M_o$,从而
$$M = M_o e^{-kt}$$

又由半衰期为 8,知 $M(8) = \frac{1}{2}M_o$,故
$$\frac{1}{2}M_o = M_o e^{-8k}$$

解得 $k = \frac{1}{8}\ln2$,进而
$$M = M_o e^{-(\frac{1}{8}\ln2)t}$$
$$M(20) = M_o e^{-2.5\ln2} \approx M_o e^{-1.7329} \approx 0.1768M_o$$
即 20 天后 I^{131} 还剩原来的 18%。

四、配套教材习题五详解

1. 从以下等式中找出微分方程,再从微分方程中找出线性微分方程、常系数线性微分方程,并标明各微分方程的阶数:

(1) $y'' - 3y' + 2y = x$;   (2) $y^2 - 3y + 2 = x$;

(3) $y^2 - 3y' + 2 = 0$;   (4) $(y')^2 = 2x + 5$;

(5) $dy = (2x + 5)dx$;   (6) $y'' = \sin x$;

(7) $dy = (2x + 3y - 5)dx$;   (8) $y'' = \cos^2 y \sin x$;

(9) $y'' - (y')^2 + 2y = x$;   (10) $3y'' - 2y' + 4y = 0$;

(11) $xy''' + 2y'' + x(y')^4 + y = 0$;   (12) $2y'' = 3y'$.

解:除(2)式外,都是微分方程。其中(1)、(5)、(6)、(7)、(10)、(12)为线性方程,且都是常系数微分方程;所有微分方程中,除(3)、(4)、(5)、(7)为一阶的,(11)为三阶的,其他全是二阶的。

2. 判断下列函数是否是已给微分方程的解,如果是,指出是通解还是特解。

(1) $y = Ce^{-2x^2}$;$y' + 4xy = 0$.

解:将 $y = Ce^{-2x^2}$ 及 $y' = -4Cxe^{-2x^2}$ 代入方程,左边 $= -4Cxe^{-2x^2} + 4xCe^{-2x^2} = 0$ $=$ 右边,又 y 含有一个任意常数,故 y 是方程的通解。

(2) $y = -5e^{-2x^2}$;$y' + 4xy = 0$.

解:将 $y = -5e^{-2x^2}$ 及 $y' = 20xe^{-2x^2}$ 代入方程,左边 $= 20xe^{-2x^2} - 20xe^{-2x^2} = 0 =$ 右边,又 y 不含有任意常数,故 y 是方程的通解。

(3) $y = \frac{(C - x^2)}{2x}$;$(x + y)dx + dy = 0$.

解:将 $y = \frac{(C - x^2)}{2x}$ 及 $dy = \frac{-x^2 - c}{2x^2}dx$ 代入方程,

左边 $= (x + \frac{C - x^2}{2x})dx + \frac{-x^2 - C}{2x^2}dx = 0 =$ 右边,

这是一阶微分方程,又 y 含有一个任意常数,故 y 是方程的通解。

$(4) y = C_1 \cos\omega x + C_2 \sin\omega x; \dfrac{\mathrm{d}^2 y}{\mathrm{d}x^2} + \omega y = 0.$

解：将 y 及 $y'' = (-\omega C_1 \sin\omega x + \omega C_2 \cos\omega x)' = (-\omega^2 C_1 \cos\omega x + \omega^2 C_2 \sin\omega x)$ 代入

方程，左边 $= -\omega^2 C_1 \cos\omega x - \omega^2 C_2 \sin\omega x + \omega^2 C_1 \cos\omega x + \omega^2 C_2 \sin\omega x = 0 = $ 右边，

这是二阶微分方程，又 y 含有两个独立的任意常数，故 y 是方程的通解.

$(5) y = C_1 \mathrm{e}^{-x} + C_2 \mathrm{e}^{\frac{x}{2}}; 2y'' + y' = y.$

解：将 y 及 $y' = -C_1 \mathrm{e}^{-x} + \dfrac{1}{2}C_2 \mathrm{e}^{\frac{x}{2}}, y'' = -C_1 \mathrm{e}^{-x} + \dfrac{1}{4}C_2 \mathrm{e}^{\frac{x}{2}}$ 代入方程，

左边 $= 2C_1 \mathrm{e}^{-x} + \dfrac{1}{2}C_2 \mathrm{e}^{\frac{x}{2}} - C_1 \mathrm{e}^{-x} + \dfrac{1}{2}C_2 \mathrm{e}^{\frac{x}{2}} = C_1 \mathrm{e}^{-x} + C_2 \mathrm{e}^{\frac{x}{2}} = y = $ 右边，

这是二阶微分方程，又 y 含有两个独立的任意常数，故 y 是方程的通解.

$(6) y = \mathrm{e}^x; \dfrac{\mathrm{d}^4 y}{\mathrm{d}x^4} - 2\dfrac{\mathrm{d}^3 y}{\mathrm{d}x^3} - 3\dfrac{\mathrm{d}^2 y}{\mathrm{d}x^2} + 4\dfrac{\mathrm{d}y}{\mathrm{d}x} = 0.$

解：由于 $y = \mathrm{e}^x$ 的各阶导数都等于 e^x，故把 $y', y'', y''', y^{(4)}$ 代入方程后，

左边 $= \mathrm{e}^x - 2\mathrm{e}^x - 3\mathrm{e}^x + 4\mathrm{e}^x = 0 = $ 右边，

又 y 不含有任意常数，故 y 是方程的特解.

3. 一阶线性非齐次微分方程的通解是如何组成的？如何推导一阶线性非齐次微分方程的通解公式？

解：一阶线性非齐次方程

$$y' + P(x)y = Q(x) \qquad\qquad ①$$

的通解由两项构成，第一项 $C\mathrm{e}^{-\int P(x)\mathrm{d}x}$ 是对应齐次方程 $y' + P(x)y = 0$ 的通解；第二项 $\mathrm{e}^{-\int P(x)\mathrm{d}x}\int Q(x)\mathrm{e}^{\int P(x)\mathrm{d}x}\mathrm{d}x$ 是原非齐次方程的一个特解（通解中 $C = 0$ 即是它）.

方程 ① 的通解公式推导如下：

(1) 求 ① 对应的齐次方程

$$y' + P(x)y = 0$$

的通解，这不难用分离变量法得到

$$y = C\mathrm{e}^{-\int P(x)\mathrm{d}x}$$

(2) 设 ① 有形如上式的通解

$$y = C(x)\mathrm{e}^{-\int P(x)\mathrm{d}x} \qquad\qquad ②$$

这里 $C(x)$ 是待定函数

将 ② 两边对 x 求导，得

$$y' = C'(x)\mathrm{e}^{-\int P(x)\mathrm{d}x} - C(x)P(x)\mathrm{e}^{-\int P(x)\mathrm{d}x}$$

把 y, y' 代入方程 ①，得

$$C'(x)\mathrm{e}^{-\int P(x)\mathrm{d}x} - C(x)P(x)\mathrm{e}^{-\int P(x)\mathrm{d}x} + p(x)C(x)\mathrm{e}^{-\int p(x)\mathrm{d}x} = Q(x)$$

即 $C'(x)\mathrm{e}^{-\int P(x)\mathrm{d}x} = Q(x)$

$$C'(x)\mathrm{e}^{-\int P(x)\mathrm{d}x} = Q(x)\mathrm{e}^{\int p(x)\mathrm{d}x}$$

故有 $C(x) = \int Q(x) \mathrm{e}^{\int p(x)\mathrm{d}x} \mathrm{d}x + C$ 从而得到一阶线性非齐次微分方程 ① 的通解

$$y = \left[\int Q(x) \mathrm{e}^{\int p(x)\mathrm{d}x} \mathrm{d}x + C \right] \mathrm{e}^{-\int p(x)\mathrm{d}x}$$

即

$$y = C \mathrm{e}^{-\int p(x)\mathrm{d}x} + \mathrm{e}^{-\int p(x)\mathrm{d}x} \int Q(x) \mathrm{e}^{\int p(x)\mathrm{d}x} \mathrm{d}x.$$

4. 求下列微分方程的通解或特解.

$(1) xy' - y\ln y = 0;$

解: $x \dfrac{\mathrm{d}y}{\mathrm{d}x} = y\ln y$

$$\int \frac{\mathrm{d}y}{y\ln y} = \int \frac{1}{x}\mathrm{d}x$$

$y\ln y = \ln x + \ln C$

$\ln y = Cx$

$\therefore y = \mathrm{e}^{Cx}$ 即为所求的通解.

$(2)(1 + \mathrm{e}^x)yy' = \mathrm{e}^x;$

解: 分离变量并两边积分

$$\int y\mathrm{d}y = \int \frac{\mathrm{e}^x}{1 + \mathrm{e}^x}\mathrm{d}x$$

$$\frac{y^2}{2} = \ln(1 + \mathrm{e}^x) + C_1$$

故通解 $y^2 = 2\ln(1 + \mathrm{e}^x) + C(C = 2C_1).$

$(3) y' - xy' = a(y^2 + y);$

解: 分离变量

$(1 - x)y' = a(y^2 + y)$

$$\frac{\mathrm{d}y}{y^2 + y} = \frac{a}{1 - x}\mathrm{d}x$$

两边积分

$$\int \left(\frac{1}{y} - \frac{1}{y+1} \right)\mathrm{d}y = -a\int \frac{1}{x - 1}\mathrm{d}x$$

$$\ln \frac{y}{y + 1} = -a\ln(x - 1) + \ln C$$

$$\frac{y}{y + 1} = C(x - 1)^{-a}.$$

$(4) y' = 10^{x+y};$

解: 分离变量

$$\frac{\mathrm{d}y}{10^y} = 10^x \mathrm{d}x$$

两边积分

$$\int 10^{-y}\mathrm{d}y = 10^x \mathrm{d}x$$

$$-\frac{10^{-y}}{\ln 10} = \frac{10^x}{\ln 10} + \frac{C_1}{\ln 10}$$

$$10^x + 10^{-y} = C \qquad (C = -\frac{C_1}{\ln 10}).$$

(5) $xy' + y = x^2 + 3x + 2$;

解：$y' + \dfrac{1}{x} y = x + 3 + \dfrac{2}{x}$

$$y = e^{-\int \frac{1}{x} dx} [\int (x+3+\frac{2}{x}) e^{\int \frac{1}{x} dx} dx + C]$$

$$= e^{-\ln x} [\int (x+3+\frac{2}{x}) e^{\ln x} dx + C]$$

$$= \frac{1}{x} [\int (x^2 + 3x + 2) dx + C]$$

$$= \frac{1}{x} [\frac{x^3}{3} + \frac{3}{2} x^2 + 2x + C]$$

$$= \frac{x^2}{3} + \frac{3}{2} x + 2 + \frac{C}{x}.$$

(6) $y' + y = x$;

解：$y = e^{-\int dx} [\int x \cdot e^{\int dx} dx + C]$

$$= e^{-x} [\int x \cdot e^x dx + C]$$

$$= e^{-x} (xe^x - e^x + C)$$

$$= x - 1 + Ce^{-x}.$$

(7) $y' = y \ln y \cos x \quad y(\frac{\pi}{2}) = e$

解：$\dfrac{dy}{y \ln y} = \cos x \, dx$;

$$\int \frac{dy}{y \ln y} = \int \cos x \, dx$$

$$y \ln y = \sin x + C$$

由于 $y(\frac{\pi}{2}) = e$ 得 $C = -1$

$\therefore y \ln y = \sin x - 1$.

(8) $\sin y \cos x \, dy = \cos y \sin x \, dx \quad y(0) = \dfrac{\pi}{4}$;

解：$\int \tan y \, dy = \int \tan x \, dx$

$$\ln \cos y = \ln \cos x + \ln C$$

$$\cos y = C \cos x$$

由于 $y(0) = \dfrac{\pi}{4}$ 有 $\dfrac{\sqrt{2}}{2} = C$

$\therefore \cos y = \dfrac{\sqrt{2}}{2} \cos x$.

(9) $\dfrac{x}{1+y}\mathrm{d}x - \dfrac{y}{1+x}\mathrm{d}y = 0$ $y(0) = 1$;

解: $\dfrac{x}{1+y}\mathrm{d}x = \dfrac{y}{1+x}\mathrm{d}y$

$\displaystyle\int(y + y^2)\mathrm{d}y = \int(x + x^2)\mathrm{d}x$

$\dfrac{y^2}{2} + \dfrac{y^3}{3} = \dfrac{x}{2} + \dfrac{x^3}{3} + C$

由于 $y(0) = 1$, 有 $\dfrac{1}{2} + \dfrac{1}{3} = C, C = \dfrac{5}{6}$

$\therefore \dfrac{y^2}{2} + \dfrac{y^3}{3} = \dfrac{x^2}{2} + \dfrac{x^3}{3} + \dfrac{5}{6}$

即 $3y^2 + 2y^3 = 3x^2 + 2x^3 + 5$.

(10) $xy' + 1 = 4\mathrm{e}^{-y}$ $y(-2) = 0$;

解: $x\dfrac{\mathrm{d}y}{\mathrm{d}x} = \dfrac{4}{\mathrm{e}^y} - 1 = \dfrac{4 - \mathrm{e}^y}{\mathrm{e}^y}$

$\displaystyle\int\dfrac{\mathrm{e}^y}{4 - \mathrm{e}^y}\mathrm{d}y = \int\dfrac{\mathrm{d}x}{x}$

$-\ln(4 - \mathrm{e}^y) = \ln x + \ln C$

$\dfrac{1}{4 - \mathrm{e}^y} = Cx$

由于 $y(-2) = 0$, 有 $\dfrac{1}{4} = -2C, C = -\dfrac{1}{8}$

$\therefore \dfrac{1}{4 - \mathrm{e}^y} = -\dfrac{1}{8}x$

即 $x(4 - \mathrm{e}^y) = -8, x(\mathrm{e}^y - 4) = 8$.

(11) $\mathrm{e}^x\mathrm{d}x = \mathrm{d}x + \sin2y\,\mathrm{d}y$ $y\big|_{x=1} = \dfrac{\pi}{6}$;

解: $\displaystyle\int\sin2y\,\mathrm{d}y = \int(\mathrm{e}^x - 1)\mathrm{d}x$

$-\dfrac{1}{2}\cos2y = \mathrm{e}^x - x + C$

由于 $y\big|_{x=1} = \dfrac{\pi}{6}$, 有 $-\dfrac{1}{2} \times \dfrac{1}{2} = \mathrm{e} - 1 + C, C = \dfrac{3}{4} - \mathrm{e}$

$\therefore -\dfrac{1}{2}\cos2y = \mathrm{e}^x - x + \dfrac{3}{4} - \mathrm{e}$

即 $\cos2y = 2x - 2\mathrm{e}^x + 2\mathrm{e} - \dfrac{3}{2}$.

(12) $\cos x\dfrac{\mathrm{d}y}{\mathrm{d}x} + y\sin x = 1$ $y\big|_{x=0} = 0$;

解: $\dfrac{\mathrm{d}y}{\mathrm{d}y} + y\tan x = \sec x$

$$y = e^{-\int \tan x \, dx} \left(\int \sec x \, e^{\int \tan x \, dx} \, dx + C \right)$$

$$= e^{\ln \cos x} \left(\int \sec x \, e^{-\ln \cos x} \, dx + C \right)$$

$$= \cos x \left(\int \sec^2 x \, dx + C \right)$$

$$= \cos x (\tan x + C)$$

$$= \sin x + C \cos x$$

由于 $y \big|_{x=0} = 0$，有 $0 = C$

$\therefore y = \sin x$.

$(13)(t+2)\dfrac{dx}{dt} = 3x + 1 \quad x(0) = 0;$

解：$\displaystyle\int \dfrac{dx}{3x+1} = \int \dfrac{dt}{t+2}$

$$\dfrac{1}{3} \ln(3x+1) = \ln(t+2) + \ln C$$

$$\sqrt[3]{3x+1} = C(t+2)$$

由于 $x(0) = 0$，有 $1 = 2C, C = \dfrac{1}{2}$

$\therefore \sqrt[3]{3x+1} = \dfrac{1}{2}t + 1$

即 $x = \dfrac{1}{24}(t+2)^3 - \dfrac{1}{3}$.

$(14)xy' + y - e^x = 0 \quad y(1) = 3e;$

解：$y' + \dfrac{1}{x}y = \dfrac{1}{x}e^x$

$$y = e^{-\int \frac{1}{x} dx} \left(\int \dfrac{1}{x} e^x e^{\int \frac{1}{x} dx} \, dx + C \right)$$

$$= e^{-\ln x} \left(\int \dfrac{1}{x} e^x e^{\ln x} \, dx + C \right)$$

$$= \dfrac{1}{x} \left(\int e^x \, dx + C \right)$$

$$= \dfrac{1}{x}(e^x + C)$$

由于 $y(1) = 3e$，有 $3e = e + C, C = 2e$

$\therefore y = \dfrac{1}{x}(e^x + 2e)$.

$(15)\dfrac{dy}{dx} + \dfrac{y}{x} = \dfrac{\sin x}{x} \quad y(\pi) = 1;$

解：$y = e^{-\int \frac{1}{x} dx} \left(\displaystyle\int \dfrac{\sin x}{x} e^{\int \frac{1}{x} dx} \, dx + C \right)$

$$= \dfrac{1}{x} \left(\int \dfrac{\sin x}{x} x \, dx + C \right)$$

$$= \frac{1}{x}(-\cos x + C)$$

由于 $y(\pi) = 1$,有 $1 = \frac{1}{\pi}(1 + C)$,$C = \pi - 1$

$\therefore y = \frac{1}{x}(\pi - 1 - \cos x)$.

5.求下列二阶微分方程的通解或特解.

$(1) y'' = x + \sin x$;

解:$y' = \frac{x^2}{2} - \cos x + C_1$

$y = \frac{x^3}{6} - \sin x + C_1 x + C_2$.

$(2) y'' = \frac{1}{1 + x^2}$;

解:$y' = \arctan x + C_1$

$\begin{aligned} y &= \int \arctan x \, dx + C_1 x \\ &= x \arctan x - \int \frac{x}{1 + x^2} dx + C_1 x \\ &= x \arctan x - \frac{1}{2} \ln(1 + x^2) + C_1 x + C_2. \end{aligned}$

$(3) y'' = 1 + y'^2$;

解:令 $y' = p(x)$,则 $y'' = p'(x)$,原方程化为

$p' = 1 + p^2$

$\frac{dp}{1 + p^2} = dx$

$\arctan p = x + C_1$

$p = \tan(x + C_1)$

即 $y' = \tan(x + C_1)$

$\therefore y = -\ln\cos(x + C_1) + C_2$.

$(4) y'' = -\frac{y'}{x}$;

解:令 $y' = p(x)$,则 $y'' = p'(x)$,原方程化为

$P' = -\frac{P}{x}$

$\frac{dP}{P} = -\frac{dx}{x}$

$\ln P = -\ln x + \ln C_1$

$P = \frac{C_1}{x}$

即 $y' = \frac{C_1}{x}$

$y = C_1 \ln x + C_2.$

$(5) \begin{cases} y'' + (y')^2 = 1 \\ y \big|_{x=0} = 0 \\ y' \big|_{x=0} = 1 \end{cases}$.

解:令 $y' = p(x)$,则 $y'' = P\dfrac{\mathrm{d}P}{\mathrm{d}y}$,原方程化为

$P\dfrac{\mathrm{d}P}{\mathrm{d}y} + P^2 = 1$

$\displaystyle\int \dfrac{P\mathrm{d}P}{1 - P^2} = \int \mathrm{d}y$

$\dfrac{1}{2}\ln(P^2 - 1) = -y + C$

$P^2 - 1 = C_1 \mathrm{e}^{-2y} \quad (C_1 = \mathrm{e}^{2C})$

由于 $y\big|_{x=0} = 0, P\big|_{x=0} = y'\big|_{x=0} = 1$ 有 $0 = C_1$

$P = 1$ 即 $y' = 1, y = x + C_2$

又由于 $y\big|_{x=0}$,有 $0 = C_2$

$\therefore y = x.$

6.求下列二阶常系数线性齐次微分方程的通解或特解

$(1)4y'' - 20y' + 25y = 0;$

解:特征方程为 $4\lambda^2 - 20\lambda + 25 = 0, \lambda = \dfrac{5}{2}$

$\therefore$ 通解为 $y = (C_1 + C_2 x)\mathrm{e}^{\frac{5}{2}x}.$

$(2)2y'' + 2y' + 3y = 0;$

解:特征方程为 $2\lambda^2 + 2\lambda + 3 = 0, \lambda = -\dfrac{1}{2} \pm \dfrac{\sqrt{5}}{2}i$

$\therefore$ 通解为 $y = \mathrm{e}^{-\frac{x}{2}}\big[C_1\cos\dfrac{\sqrt{5}}{2}x + C_2\sin\dfrac{\sqrt{5}}{2}x\big].$

$(3)y'' - y' - 2y = 0;$

解:特征方程为 $\lambda^2 - \lambda - 2 = 0, \lambda_1 = 2, \lambda_2 = -1$

$\therefore$ 通解为 $y = C_1\mathrm{e}^{2x} + C_2\mathrm{e}^{-x}.$

$(4)y'' + 4y' + 4y = 0, y(0) = 1, y'(0) = 1;$

解:特征方程为 $\lambda^2 + 4\lambda + 4 = 0, \lambda = -2$

$\therefore$ 通解为 $y = (C_1 + C_2 x)\mathrm{e}^{-2x}$

由于 $y(0) = 1$,有 $1 = C_1, \therefore y = \mathrm{e}^{-2x} + C_2 x\mathrm{e}^{-2x}$

$y' = -2\mathrm{e}^{-2x} - 2C_2 x\mathrm{e}^{-2x} + C_2\mathrm{e}^{-2x}$

又由于 $y'(0) = 1$,有 $1 = -2 + C_2, C_2 = 3$

$\therefore$ 特解为 $y = (1 + 3x)\mathrm{e}^{-2x}.$

$(5)y'' - 5y' + 6y = 0, y(0) = \dfrac{1}{2}, y'(0) = 1;$

解:特征方程为 $\lambda^2 - 5\lambda + 6 = 0, \lambda_1 = 2, \lambda_2 = 3$

$\therefore$ 通解为 $y = C_1 e^{2x} + C_2 e^{3x}$

$y' = 2C_1 e^{2x} + 3C_2 e^{3x}$

由于 $y(0) = \dfrac{1}{2}, y'(0) = 1,$ 有 $\begin{cases} \dfrac{1}{2} = C_1 + C_2 \\ 1 = 2C_1 + 3C_2 \end{cases}$

解得 $\begin{cases} C_1 = \dfrac{1}{2} \\ C_2 = 0 \end{cases}$

$\therefore$ 特解为 $y = \dfrac{1}{2} e^{2x}.$

$(6) y'' + 4y' = 0, y(1) = 1, y'(1) = -4;$

解:特征方程为 $\lambda^2 + 4\lambda = 0, \lambda_1 = 0, \lambda_2 = -4$

$\therefore$ 通解为 $y = C_1 + C_2 e^{-4x}$

$y' = -4C_2 e^{-4x}$

由于 $y(1) = 1, y'(1) = -4,$ 有 $\begin{cases} 1 = C_1 + C_2 e^{-4} \\ -4 = -4C_2 e^{-4} \end{cases}$

解得 $\begin{cases} C_1 = 0 \\ C_2 = e^4 \end{cases}$

$\therefore$ 特解为 $y = e^4 e^{-4x} = e^{4(1-x)}.$

$(7) 3y'' - 2y' - 8y = 0, y(0) = 1, y'(0) = 2;$

解:特征方程为 $3\lambda^2 - 2\lambda - 8 = 0, \lambda_1 = 2, \lambda_2 = -\dfrac{4}{3}$

$\therefore$ 通解为 $y = C_1 e^{2x} + C_2 e^{-\frac{4}{3}x}$

$y' = 2C_1 e^{2x} - \dfrac{4}{3} C_2 e^{-\frac{4}{3}x}$

由于 $y(0) = 1, y'(0) = 2,$ 有 $\begin{cases} 1 = C_1 + C_2 \\ 2 = 2C_1 - \dfrac{4}{3} C_2 \end{cases}$

解得 $\begin{cases} C_1 = 1 \\ C_2 = 0 \end{cases}$

$\therefore$ 特解为 $y = 2e^{2x}.$

$(8) \dfrac{d^2 x}{dt^2} + 2 \dfrac{dx}{dt} + 5x = 0, x \big|_{t=0} = 0, x' \big|_{t=0} = 1.$

解:特征方程为 $\lambda^2 + 2\lambda + 5 = 0, \lambda = -1 \pm 2i$

$\therefore$ 通解为 $x = e^{-t}(C_1 \cos 2t + C_2 \sin 2t)$

由于 $x \big|_{t=0} = 0,$ 有 $0 = C_1, \therefore x = C_2 e^{-t} \sin 2t, x' = -C_2 e^{-t} \sin 2t + 2C_2 e^{-t} \cos 2t$

又由于 $x' \big|_{t=0} = 1,$ 有 $1 = 2C_2, C_2 = \dfrac{1}{2}$

$\therefore$ 特解为 $x = \dfrac{1}{2} e^{-t} \sin 2t.$

五、自测题

1. 选择题.

(1) 下列各函数中,在定义域内与 x 线性相关的是(　　)

A. $2x^2$　　　　　　B. $2x$　　　　　　C. $2x^3$　　　　　　D. x^3

(2) 方程 $xy' = y$ 的通解是(　　)

A. $y = Cx$　　　　　B. $y = 2x$　　　　　C. $y = 3x^2$　　　　　D. $y = Cx^2$

(3) 若 $y = \varphi_1(x)$, $y = \varphi_2(x)$ 是一阶线性非齐次微分方程的两个不同特解,则该方程的通解可以表示为(　　)

A. $y = \varphi_1(x) - \varphi_2(x)$　　　　　　　　B. $y = \varphi_1(x) + \varphi_2(x)$

C. $y = C[\varphi_1(x) - \varphi_2(x)] + \varphi_1(x)$　　D. $y = C\varphi_1(x) + \varphi_2(x)$

(4) 微分方程 $y\ln y \, \mathrm{d}x + (x - \ln y)\mathrm{d}y = 0$ 是(　　)

A. 可分离变量的方程　　　　　　　　B. 伯努利方程

C. 二阶线性方程　　　　　　　　　　D. 一阶线性方程

2. 填空题.

(1) 在下列方程中:①$y'' - 2y' + y = x$;②$y^2 + y - 3 = x$;③$y^2 - 3y' + 5 = 0$;④$\mathrm{d}y = (x+3)\mathrm{d}x$;⑤$y'' = x + \cos x$;⑥$3xy' - 2xy = \mathrm{e}^x$;⑦$(y')^2 - 2y - 3 = 0$;⑧$3y''' = 2y'$,是微分方程的有＿＿＿＿＿＿,是线性微分方程的有＿＿＿＿＿＿,是常系数线性微分方程的有＿＿＿＿＿＿;在各微分方程中,一阶微分方程有＿＿＿＿＿＿,二阶微分方程有＿＿＿＿＿＿,三阶微分方程有＿＿＿＿＿＿.(把符合题意的编号填入横线内)

(2) 设一曲线通过原点,且其在点 (x, y) 处的切线斜率等于 $2x + y$,则该曲线的方程为＿＿＿＿＿＿＿＿＿＿＿＿＿.

(3) $\dfrac{\mathrm{d}y}{\mathrm{d}x} + y\cos = \mathrm{e}^{-\sin x}$ 满足初始条件 $y|_{x=0} = 2$ 的特解是＿＿＿＿＿＿＿＿＿＿＿＿＿.

(4) $y = C_1\mathrm{e}^{-x} + C_2\mathrm{e}^{-3x}$ 是二阶常系数微分方程＿＿＿＿＿＿＿＿＿＿ 的通解.

3. 判断题.

(1) 微分方程的通解就是其特解.　　　　　　　　　　　　　　　(　　)

(2) n 阶常微分方程的特解中含有 n 个独立的任意常数.　　　　(　　)

(3) 微分方程中未知函数的导数或微分的最高阶数,称为微分方程的阶.　(　　)

(4) 若 $\dfrac{y_1(x)}{y_2(x)} = k$($k$ 为常数),则称 $y_1(x)$ 与 $y_2(x)$ 是线性无关的.　(　　)

4. 计算题.

(1) 判断下列各题中的函数 y 是不是所给微分方程的解:

① 函数 $y = C_1\mathrm{e}^{3x} + C_2\mathrm{e}^x$,微分方程 $y'' - 2y' - 3y = 0$;

② 函数 $y = Cx^4$,微分方程 $xy' = 3y$;

③ 函数 $y = \dfrac{x}{3}$,微分方程 $y^{(4)} + 4y^{(3)} + 3y = x$.

(2) 求下列一阶微分方程的解：

① $2x^2yy' + y^2 = 2$；

② $y' - xy^2 = 2xy$；

③ $xy' - y = x \cdot \sqrt{\dfrac{y}{x}}$；

④ $y^2 dx + x^2 dy = xy dy$；

⑤ $y' \sin x = y \ln y, y|_{x=\frac{\pi}{2}} = e$；

⑥ $xyy' = 1 + y^2, y|_{x=2} = 3$；

⑦ $x dy - y dx - \dfrac{x}{\ln x} dx = 0$；

⑧ $y' + y = \dfrac{x}{y}$；

⑨ $y' - \dfrac{y}{x+1} = (x+1)^3$；

⑩ $y' + \dfrac{3}{x}y = \dfrac{2}{x^3}, y|_{x=1} = 1$.

(3) 求下列各微分方程的解：

① $y'' = y' + x$；

② $xy'' + (x-1)y' = x^3$；

③ $yy'' - (y')^2 - y' = 0$；

④ $y^3 y'' + 1 = 0, y|_{x=1} = 1, y'|_{x=1} = 0$.

(4) 求下列二阶常系数线性微分方程的解：

① $y'' + 2y' + 3y = 0$；

② $y'' + y' + 2y = 0$；

③ $y'' - 4y' + 4y = 0$；

④ $y'' + y' - 2y = 3xe^x$；

⑤ $y'' - y' - 6y = e^x \sin 2x$；

⑥ $y'' - 3y' + 2y = e^x + e^{-x}$.

5. 综合题.

(1) 证明 $y = C_1 e^{3x} + C_2 e^{-x}$ 是二阶常系数齐次微分方程 $y'' - 2y' - 3y = 0$ 的通解，并求满足初始条件 $y|_{x=0} = 2, y'|_{x=0} = -1$ 的特解.

(2) 已知霍乱弧菌的繁殖速率与霍乱弧菌的数量成正比. 设开始时霍乱弧菌的数量为 200 个, 其倍增时间 $T_c = 30$ 分钟, 求 4 小时后霍乱弧菌的数量.

(3) 一容器内有 100L 盐溶液, 其中含盐 54g, 清水以 3L/min 的速度流入容器, 以同样的速度流出, 采用搅拌以使容器内各部具有相同浓度, 求 t 时刻及 1 小时后溶液内含多少盐?

(4) Logistic 曲线在现代医学中应用较多, 用于生物自然生长的一个数学模型是

$$N = \frac{C}{1 + \dfrac{C - N_0}{N_0} e^{-kC(t - t_0)}}$$

其中 N 表示生物的总数, 它是时间 t 的函数; N_0 表示 t_0 时刻的生物数; C 是生物总数的极限值, 也就是当 $t \to \infty$ 时, $N \to C$; k 表示生命系数, 求证该模型是微分方程 $\dfrac{dN}{dt} = k(C - N)N$, 当 $N(t_0) = N_0$ 时的特解.

参考答案(最终答案或提示)

1. (1)B；(2)A；(3)C；(4)D.

2. (1) 微分方程 ____①③④⑤⑥⑦⑧____ , 线性微分方程 ____①④⑤⑥⑧____ , 常系数线性微分方程 ____①④⑤⑧____ ; 一阶微分方程 ____③④⑥⑦____ , 二阶微分方程 ____①⑤⑦____ , 三阶微分方程 ____⑧____ .

(2) $y = 2(e^x - x - 1)$；(3) $y = e^{-\sin x}(x + 2)$；(4) $y'' - 4y' + 3y = 0$.

3. (1) ×;(2) √;(3) √;(4) ×.

4. (1) ① 否;② 否;③ 是.

(2) ① $2 - y^2 = Ce^{\frac{1}{x}}$; ② $\dfrac{y}{2+y} = Ce^{x^2}$; ③ $y = x\left(\dfrac{1}{2}\ln|x| + C\right)^2$; ④ $y = Ce^{\frac{y}{x}}$; ⑤ $\ln y$ $= \csc x - \cot x$; ⑥ $5x^2 - 2y^2 = 2$; ⑦ $y = Cx + x \cdot \ln|\ln x|$; ⑧ $y^2 = Ce^{-2x} - \dfrac{1}{2}(\sin x + \cos x)$; ⑨ $y = C(x+1) + \dfrac{1}{3}(x+1)^4$; ⑩ $y = \dfrac{2x-1}{x^3}$.

(3) ① $y = -\left(\dfrac{x^2}{2} + x\right) + C_1 e^x + C_2$; ② $y = C_1(x+1)e^{-x} + \dfrac{x^3}{3} - \dfrac{x^2}{2} + C_2$;

③ $y = \dfrac{1}{C_1}(e^{-C_1 x} + C_2)e^{C_1 x}$ 或 $C_1 y - 1 = C_2 e^{C_1 x}$; ④ $1 - y^2 = (x-1)^2$.

(4) ① $y = e^{-x}(C_1 \cos\sqrt{2}x + C_2 \sin\sqrt{2}x)$; ② $y = e^{-\frac{1}{2}x}\left(C_1 \cos\dfrac{\sqrt{7}}{2}x + C_2 \sin\dfrac{\sqrt{7}}{2}x\right)$; ③ $y = (C_1 + C_2 x)e^{2x}$; ④ $y = C_1 e^x + C_2 e^{-2x} + \left(\dfrac{1}{2}x^2 - \dfrac{1}{3}x\right)e^x$; ⑤ $y = C_1 e^{-2x} + C_2 e^{3x} - \dfrac{e^x}{52}(\cos 2x + 5\sin 2x)$; ⑥ $y = C_1 e^x + C_2 e^{2x} + \dfrac{1}{6}e^{-x} - xe^x$.

5. (1) 提示:将 $y = C_1 e^{3x} + C_2 e^{-x}$ 求导后代入方程即可验证结论.

所求特解为:$y = \dfrac{1}{4}e^{3x} - \dfrac{7}{4}e^{-x}$.

(2) 提示:由题意知 $\dfrac{dN(t)}{dt} = kN(t)$,$N(0) = 200$,$N(0.5) = 400$.

4 小时后霍乱弧菌的数量为 $N(4) = 200 \times 2^{2\times4} = 51200$(个).

(3) 提示:由题意知 $dx = -\dfrac{3x}{100}dt$,$x(0) = 54$.

t 时刻溶液内含盐 $x = 54e^{-\frac{3}{100}t}$(g),1 小时后溶液内含盐 $x(60) = 8.926$(g).

(4) 略.

（杨杲、蔡金明）

191

第六章　概率论基础

一、基本内容、要求及知识概要

（一）基本内容

1. 随机事件及概率：随机试验、随机事件，事件的关系与运算，概率的定义.

2. 概率的基本公式：概率的加法公式，概率的乘法公式，全概率公式和贝叶斯公式，独立重复试验和伯努利概型.

3. 随机变量及其概率分布：随机变量的概念，概率分布函数，离散型随机变量及其分布列，连续型随机变量及其概率密度函数.

4. 随机变量的数字特征：数学期望，方差，大数定理和中心极限定理.

（二）要求

1. 随机事件及概率：理解随机试验、随机事件的概念、熟悉事件的五种关系，了解概率的两种定义.

2. 概率的基本公式：掌握概率的加法公式、概率的乘法公式、全概率公式和贝叶斯公式，会熟练求条件概率及全概率，掌握伯努利概型的计算方法.

3. 随机变量及其概率分布：了解随机变量和概率分布函数的概念，会求离散型随机变量的分布列，掌握均匀分布、指数分布、正态分布的计算方法.

4. 随机变量的数字特征：掌握离散型和连续型随机变量数学期望的计算方法，理解数学期望和方差的性质，会求解离散型和连续型随机变量的方差，了解大数定理和中心极限定理.

（三）知识概要

1. 随机事件.

（1）样本点与样本空间.

随机试验的每一个可能出现的结果称为样本点或基本事件，用 e 表示，随机试验的样本点全体组成的集合称为样本空间，用 Ω 表示.

（2）随机事件.

由样本空间中若干个样本点组成的集合，称为随机事件.

（3）事件间的关系和运算.

包含　若事件 A 发生必然导致事件 B 发生，则称事件 B 包含事件 A，记为 $B \supset A$ 或 $A \subset B$.

事件的差　事件 A 发生而事件 B 不发生，这一事件称为事件 A 与事件 B 的差，记为 $A - B$.

事件的并　若事件 A 与事件 B 至少有一个发生，这一事件称为事件 A 与事件 B 的并或和，记为 $A \cup B$.

事件的交　若事件 A 与事件 B 同时发生，这一事件称为事件 A 与事件 B 的交或积，记为 $A \cap B$ 或 AB.

互斥事件　若事件 A 与事件 B 不能同时发生，即 $A \cap B = \Phi$，则称事件 A 和事件 B 互斥或互不相容.

对立事件　若事件 A 与事件 B，满足 $A \cup B = \Omega$ 且 $A \cap B = \Phi$，则称事件 A 和事件 B 互逆或相互对立.

事件的运算法则：

交换律：$A \cup B = B \cup A$，$A \cap B = B \cap A$；

结合律：$(A \cap B) \cap C = A \cap (B \cap C)$，$(A \cup B) \cup C = A \cup (B \cup C)$；

分配律：$(A \cup B) \cap C = (A \cap C) \cup (B \cap C)$，$(A \cap B) \cup C = (A \cup C) \cap (B \cup C)$；

对偶律：$\overline{A \cup B} = \overline{A} \cap \overline{B}$，$\overline{A \cap B} = \overline{A} \cup \overline{B}$.

2. 概率的性质.

（1）狭义加法公式　设事件 A 和事件 B 互斥，则 $P(A+B) = P(A) + P(B)$；

$P(A) + P(\overline{A}) = 1$.

（3）设事件 A 与事件 B 满足 $A \supset B$，则 $P(A-B) = P(A) - P(B)$.

（4）广义加法公式　设 A 和 B 为任意事件，则

$P(A+B) = P(A) + P(B) - P(AB)$.

三个事件时：

$P(A+B+C) = P(A) + P(B) + P(C) - P(AB) - P(AC) - P(BC) + P(ABC)$.

3. 条件概率和乘法公式.

设事件 B 的概率 $P(B) > 0$，在事件 B 发生的条件下，事件 A 发生的条件概率记为 $P(A|B)$，则 $P(A|B) = \dfrac{P(AB)}{P(B)}$.

乘法公式　设 A 和 B 为任意事件，$P(AB) = P(B)P(A|B) = P(A)P(B|A)$.

对 n 个事件 A_1，A_2，$\cdots$，A_n，有

$P(A_1 A_2 \cdots A_n) = P(A_1)P(A_2|A_1)P(A_3|A_1 A_2)\cdots P(A_n|A_1 A_1 \cdots A_{n-1})$.

4. 事件的独立性.

若事件 A 与事件 B 满足 $P(AB) = P(A)P(B)$，则称事件 A 和事件 B 相互独立，简称独立. 事件 A 和事件 B 相互独立的充要条件是 $P(B) = P(B|A)$ 或 $P(A) = P(A|B)$.

5. 全概率公式.

设事件组 A_1, A_2, $\cdots$, A_n 是样本空间 Ω 的一个划分，则对中的任意事件 B 有

$$P(B) = \sum_{i=1}^{n} P(A_i)P(B \mid A_i).$$

6. 贝叶斯公式(逆概率公式).

设事件组 $A_1, A_2, \cdots, A_n$ 是样本空间 Ω 的一个划分，则当 Ω 中的事件 B 发生时有

$$P(A_i \mid B) = \frac{P(A_i)P(B \mid A_i)}{\sum_{j=1}^{n} P(A_j)P(B \mid A_j)} (i = 1, 2, \cdots, n).$$

7. 伯努利概型.

伯努利概型的三个特征：① 可反复重复试验；② 每次试验的结果只有两个，即 A 和 $\bar{A}$；③ 每次试验的结果发生的概率相同.

在 n 重伯努利试验中，事件 A 发生 k 次的概率为：

$$b(k; n, p) = C_n^k p^k (1 - \mathrm{p})^{n-k} \quad (k = 0, 1, 2, \cdots, n).$$

8. 随机变量.

设 E 是一个随机试验，对于样本空间的一个事件 e，都有一个实数 $\mathrm{X}(e)$ 与之对应，则称 $\mathrm{X}(e)$ 为随机变量，简记为 X.

9. 离散型随机变量和概率函数.

如果一个随机变量的可能取值只有有限个或可列个，这种随机变量称为离散型随机变量. 设离散型随机变量 X 的所有可能取值为 $x_i (i = 1, 2, \cdots)$，相应地，取到这些值的概率为 $P(X = x_i) = p_i$，则称 $P(X = x_i) = p_i$ 为离散型随机变量 X 的分布律或概率函数. 随机变量 X 的分布律用表格形式表示，称为 X 的分布列.

10. 分布函数.

设 X 是随机变量，x 是任意实数，函数 $F(x) = P(X \leqslant x)(-\infty < x < +\infty)$，称为随机变量 X 的分布函数.

11. 概率密度函数.

对随机变量 X 的分布函数 $F(x)$，若存在非负可积函数 $p(x)$，使对任意实数 x 有 $F(x) = \int_{-\infty}^{x} p(t)\mathrm{d}t$，称 X 为连续性随机变量. 其中函数 $p(x)$ 称为 X 的概率密度函数，简称概率密度或密度函数.

12. 几种常见的随机变量的分布.

（1）二项分布.

设离散型随机变量 X 的分布律为 $P(X = k) = C_n^k p^k (1 - p)^{n-k} (k = 0, 1, 2, \cdots, n)$，其中 $0 < p < 1$，称随机变量 X 服从参数为 n, p 的二项分布，记为 $X \sim B(n, p)$.

（2）泊松分布.

若离散型随机变量 X 的分布律为：$P(X = k) = \frac{\lambda^k}{k!}\mathrm{e}^{-\lambda} (k = 0, 1, 2, \cdots, \lambda > 0)$，称随机变量 X 服从参数为 λ 的泊松分布，记为 $X \sim \pi(\lambda)$.

（3）均匀分布.

若连续型随机变量 X 的概率密度函数为 $p(x) = \begin{cases} \dfrac{1}{b-a}, & a \leqslant x \leqslant b \\ 0, & \text{其他} \end{cases}$,称随机变量

X 服从区间 $[a,b]$ 上的均匀分布,记为 $X \sim U[a,b]$.

（4）指数分布.

若连续型随机变量 X 的概率密度函数为 $p(x) = \begin{cases} \lambda \mathrm{e}^{-\lambda x}, & x \geqslant 0 \\ 0, & x < 0 \end{cases}$,称随机变量 X 服从

参数为 λ 的指数分布,记作 $X \sim E(\lambda)$.

（5）正态分布.

若连续型随机变量 X 的概率密度函数为 $p(x) = \dfrac{1}{\sqrt{2\pi}\sigma} \mathrm{e}^{-\frac{(x-\varphi)^2}{2\sigma^2}} (-\infty, +\infty)$,称随机变

量 X 服从参数为 μ, σ^2 的正态分布,记为 $X \sim N(\mu, \sigma^2)$.

特别地,当 $\mu = 0, \sigma^2 = 1$ 时,称随机变量 X 服从标准正态分布,记为 $X \sim N(0,1)$.

13. 随机变量的数字特征.

（1）数学期望.

设离散型随机变量 X 的分布律为 $P(X = x_i) = p_i$,若级数 $\sum\limits_{i=1}^{\infty} x_i p_i$ 绝对收敛,则称级

数和为离散型随机变量 X 的数学期望或均数,记为 $E(X)$ 或 EX ,即 $EX = \sum\limits_{i=1}^{\infty} x_i p_i$.

设连续型随机变量 X 的概率密度函数为 $p(x)$,若反常积分 $\int_{-\infty}^{+\infty} x p(x) \mathrm{d}x$ 绝对收敛,

则称此积分值为连续型随机变量 X 的数学期望或均数,记为 $E(X)$ 或 EX ,即 $EX = \int_{-\infty}^{+\infty} x p(x) \mathrm{d}x$.

（2）数学期望的性质: $E(aX + b) = aEX + b$,其中 a, b 为常数.

（3）方差.

设 X 为一随机变量,若 $E(X - EX)^2$ 存在,则称它为随机变量 X 的方差,记为 $V(X)$,并称 $\sqrt{V(X)}$ 为随机变量 X 的标准差,记作 SD ,即 $SD = \sqrt{V(X)}$.

方差的性质: $V(aX + b) = a^2 V(X)$,其中 a, b 为常数.

14. 几种常见分布的数字特征.

（1）二项分布:设 $X \sim B(n, p)$,则 $EX = np, V(X) = np(1-p)$.

（2）泊松分布:设 $Z \sim \pi(\lambda)$,则 $EX = \lambda, V(X) = \lambda$.

（3）均匀分布:设 $X \sim U[a, b]$,则 $EX = \dfrac{a+b}{2}, V(X) = \dfrac{(b-a)^2}{12}$.

（4）指数分布:设 $X \sim E(\lambda)$,则 $EX = \dfrac{1}{\lambda}, V(X) = \dfrac{1}{\lambda^2}$.

（5）正态分布:设 $X \sim N(\mu, \sigma^2)$,则 $EX = \mu, V(X) = \sigma^2$.

15. 大数定律.

伯努利大数定律:设 m 是 n 重伯努利试验中事件 A 发生的次数, p 是事件 A 在每次试

验中发生的概率,则对任意的正数 ε,总有 $\lim\limits_{n\to\infty}P(\left|\dfrac{m}{n}-p\right|<\varepsilon)=1$.

切比雪夫大数定律:设随机变量 $X_1,X_2,\cdots,X_n$ 相互独立且具有相同的数学期望 EX 和方差 $V(X)$,则对任意的正数 ε,总有 $\lim\limits_{n\to\infty}P(\left|\dfrac{1}{n}\sum\limits_{i=1}^{n}X_i-EX\right|<\varepsilon)=1$.

16. 中心极限定理.

林德贝格－勒维中心极限定理　随机变量 $X_1,X_2,\cdots,X_n$ 相互独立且具有相同的分布,又 $EX_i=\mu,V(X_i)=\sigma^2(i=1,2,\cdots,n)$,则有 $\lim\limits_{n\to\infty}P\left(\dfrac{\sum\limits_{i=1}^{n}X_i-n\mu}{\sigma\sqrt{n}}\leqslant x\right)=\int_{-\infty}^{x}\dfrac{1}{\sqrt{2\pi}}e^{-\frac{t^2}{2}}dt$.

二、典型例题

例 1　三台机器因故障要人看管的概率分别为 $0.1,0.2,0.15$,求:

(1) 没有一台机器要看管的概率;

(2) 至少有一台机器不要看管的概率;

(3) 至多一台机器要看管的概率.

解:以 A_j 表示"第 j 台机器需要人看管",$j=1,2,3$,则:

$P(A_1)=0.1,P(A_2)=0.2,P(A_3)=0.15$,由各台机器间的相互独立性可得

$P(\bar{A_1}\bar{A_2}\bar{A_3})=P(\bar{A_1})P(\bar{A_2})P(\bar{A_3})=0.9\times0.8\times0.85=0.612$

$P(\bar{A_1}\cup\bar{A_2}\cup\bar{A_3})=1-P(A_1A_2A_3)=1-0.1\times0.2\times0.15=0.997$

$P(A_1\bar{A_2}\bar{A_3}\cup\bar{A_1}A_2\bar{A_3}\cup\bar{A_1}\bar{A_2}A_3\cup\bar{A_1}\bar{A_2}\bar{A_3})$

$=P(A_1\bar{A_2}\bar{A_3})+P(\bar{A_1}A_2\bar{A_3})+P(\bar{A_1}\bar{A_2}A_3)+P(\bar{A_1}\bar{A_2}\bar{A_3})$

$=0.1\times0.8\times0.85+0.9\times0.2\times0.85+0.9\times0.8\times0.15+0.9\times0.8\times0.85$

$=0.941$

例 2　甲袋中有 n 只白球、m 只红球;乙袋中有 N 只白球、M 只红球. 今从甲袋任取一球放入乙袋后,再从乙袋任取一球. 问此球为白球的概率是多少?

解:以 $W_甲$ 表示"第一次从甲袋取出的为白球",$R_甲$ 表示"第一次从甲袋取出的为红球",$W_乙$ 表示"第二次从乙袋取出的为白球".

则所求概率为 $P(w_乙)=P(w_甲\,w_乙\cup R_甲\,w_乙)=P(w_甲\,w_乙)+P(R_甲\,w_乙)$

$=P(w_甲)P(w_乙|w_甲)+P(R_甲)P(w_乙|R_甲)=\dfrac{C_n^1}{C_{n+m}^1}\cdot\dfrac{C_{N+1}^1}{C_{N+M+1}^1}+\dfrac{C_m^1}{C_{n+m}^1}\cdot\dfrac{C_N^1}{C_{N+M+1}^1}$

$=\dfrac{nN+mN+n}{(n+m)(N+M+1)}$.

例 3　设随机变量 X 的概率密度为 $f(x)=\begin{cases}A\cos x, & |x|<\dfrac{\pi}{2}\\ 0, & 其他\end{cases}$,试求:(1) 常数

A;(2)分布函数 $F(x)$;(3)概率 $P\{0 < X < \frac{\pi}{4}\}$.

解:(1) 由归一性可得: $1 = \int_{-\infty}^{+\infty} f(x)\mathrm{d}x = \int_{-\frac{\pi}{2}}^{\frac{\pi}{2}} A\cos x\,\mathrm{d}x = 2A$,从而 $A = 0.5$.

$$(2)F(x) = \int_{-\infty}^{x} f(x)\mathrm{d}x = \begin{cases} \int_{-\infty}^{x} f(x)\mathrm{d}x, & x < -\frac{\pi}{2} \\ \int_{-\frac{\pi}{2}}^{x} f(x)\mathrm{d}x, & -\frac{\pi}{2} \leqslant x < \frac{\pi}{2} \\ \int_{-\frac{\pi}{2}}^{\frac{\pi}{2}} f(x)\mathrm{d}x, & \frac{\pi}{2} \leqslant x \end{cases}$$

$$= \begin{cases} 0, & x < -\frac{\pi}{2} \\ \frac{1}{2}(\sin x + 1), & -\frac{\pi}{2} \leqslant x < \frac{\pi}{2}. \\ 1, & \frac{\pi}{2} \leqslant x \end{cases}$$

$(3)P(0 < X < \frac{\pi}{4}) = F(\frac{\pi}{4}) - F(0) = \frac{\sqrt{2}}{4}$.

例4　已知男子有 5% 是色盲患者,女子有 0.25% 是色盲患者.今从男女人数相等的人群中随机地挑选一人,恰好是色盲患者,那么此患者是男性的概率是多少?

解:设 $A = \{$任意挑选一人为男性$\}$,$B = \{$患有色盲$\}$,

已知 $P(B \mid A) = 5\%$,$P(B \mid \bar{A}) = 0.25\%$,$P(A) = 0.5$,则有

$$P(A \mid B) = \frac{P(A)P(B \mid A)}{P(A)P(B \mid A) + P(\bar{A})P(B \mid \bar{A})} = \frac{0.5 \times 5\%}{0.5 \times 5\% + 0.5 \times 0.25\%}$$
$$= 0.9524.$$

例5　设电路供电网内有 10000 盏灯,夜间每一盏灯开着的概率为 0.7,假设各灯的开关是相互独立的,利用中心极限定理计算同时开着的灯数在 6900 与 7100 之间的概率.

解:设同时开的灯数为 X,$X \sim b(10000,0.7)$

$$\frac{X - 10000 \times 0.7}{\sqrt{10000 \times 0.7 \times (1 - 0.7)}} \sim N(0,1)(近似)$$

$$P\{6900 \leqslant X \leqslant 7100\} = 2\Phi(\frac{100}{\sqrt{2100}}) - 1 = 0.971$$

例6　设某人有 100 位朋友都会向他发送电子邮件,在一天中每位朋友向他发出电子邮件的概率都是 0.04,问一天中他至少收到 4 位朋友的电子邮件的概率是多少?试用二项分布公式和泊松近似律分别计算.

解:设一天中某人收到 X 位朋友的电子邮件,则 $X \sim B(100,0.04)$,一天中他至少收到 4 位朋友的电子邮件的概率是 $P(X \geqslant 4)$.

(1)用二项分布公式计算.

$$P(X \geqslant 4) = 1 - P(X < 4) = 1 - \sum_{k=0}^{3} C_{100}^{k} 0.04^{k} (1 - 0.04)^{100-k} = 0.5705.$$

(2) 用泊松近似律计算.

$$P(X \geqslant 4) = 1 - P(X < 4) = 1 - \sum_{k=0}^{3} C_{100}^{k} 0.04^{k} (1-0.04)^{100-k}$$

$$\approx 1 - \sum_{k=0}^{3} \frac{4^{k}}{k!} e^{-4} = 0.5665.$$

例 7 前列腺癌在男性中常见. 临床上,PSA 的高水平值被作为前列腺癌的诊断指标. 在检查 PSA 水平时,约有 26.8% 的前列腺癌患者其 PSA 值超标,若不是癌症患者,则其中约有 13.5% 的人 PSA 值超标,有一位病人前来就诊. 根据其他诊断途径,医生有 70% 的把握断定病人是前列腺癌患者,因此医生让病人作了 PSA 检验. 试根据以上信息,在检验给出阳性和阴性结果前提下,分别计算这位病人是前列腺癌患者的概率.

解: 记 E = 检验为阳性 = PSA 值超标,C = 病人是前列腺癌患者. 那么根据已知数据可得:

$$P(E|C) = 0.286, P(E|\bar{C}) = 0.135, P(C) = 0.7$$

根据条件概率公式,要先求出事件 E 的全概率:

$$P(E) = P(C)P(E|C) + P(\bar{C})P(E|\bar{C}) = 0.7 \times 0.268 + 0.3 \times 0.135 = 0.2281$$

$$P(\bar{E}) = 1 - P(E) = 1 - 0.2281 = 0.7719$$

病人是前列腺癌患者的概率,按照验结果是阳性还是阴性,分别是

$$P(C|E) = \frac{P(C)P(E|C)}{P(E)} = \frac{0.7 \times 0.268}{0.2281} = 0.8224,$$

$$P(C|\bar{E}) = \frac{P(C)P(\bar{E}|C)}{P(\bar{E})} = \frac{0.7 \times (1-0.268)}{0.7719} = 0.6638.$$

三、配套教材思考与练习解答

(一) 随机事件和概率

1. 射击 3 次,记 A = 恰好命中一次,B = 首发就命中,判断下列关系中哪些是正确的:

(1) $A \subset B$ (2) $A = B$ (3) $A \supset B$ (4) $AB = V$ (5) $A + B = U$ (6) $B = \bar{A}$

解: 记 A_k = 第 k 次命中,则

$$A = A_1 \bar{A_2} \bar{A_3} + \bar{A_1} A_2 \bar{A_3} + \bar{A_1} \bar{A_2} A_3, B = A_1 \bar{A_2} \bar{A_3} + A_1 A_2 \bar{A_3} + A_1 \bar{A_2} A_3 + A_1 A_2 A_3$$

容易看出,以上 6 个关系都不成立.

2. 若 A 和 B 互不相容且 $\bar{A}$ 和 $\bar{B}$ 亦互不相容,则 A 和 B 是相互对立的吗?

解: 若 A 和 B 互不相容则 $AB = V$. $\bar{A}$ 和 $\bar{B}$ 互不相容则 $\bar{A}\bar{B} = V$,两边一起取对立事件,有 $A + B = \overline{\bar{A}\bar{B}} = \bar{V} = U$. 综合 $A + B = U$ 和 $AB = V$ 知 A 和 B 是相对对立的.

3. 若 A 和 B 是相对对立的,是否也有 AC 和 BC 相对对立?

解:若 A 和 B 是相对对立的,有 $A + B = U$ 和 $AB = V$ 同时成立. 对 AC 和 BC,则有

$(AC)(BC) = ABC = VC = V$ 和 $(AC) + (BC) = (A + B)C = UC = C \neq U$

那么, AC 和 BC 仅仅互不相容而非相对对立.

4. 概率的统计意义是频率 $f_n(A)$ 来描述的,是否 $\lim\limits_{n \to \infty} f_n(A) = P(A)$ 成立?

解:若数列 x_n 以常数 p 为极限,那么,对于无论多么小的 ε,存在 n_0,只要 $n > n_0$,就有且一直有 $|x_n - p| < \varepsilon$.

但是,频率 $f_n(A)$ 是随机变量,其取值不但与试验次数 n 有关,更与试验中的偶然性有关. 因此,在试验次数足够大时,虽然 $f_n(A)$ 可以稳定地在某个常数值,譬如 p 的附近摆动,但却不是 n 越大,就一定有 $f_n(A)$ 与 p 越接近. 因为,大数定理只保证事件 $|f_n(A) - p| < \varepsilon$. 这正是确定性现象与随机现象的重要区别. [见大数定理的难点分析]. 不过,完全可以把 $\lim\limits_{n \to \infty} f_n(A) = P(A)$ 看作大数定理的符号化表示,实际上,国内外不少教科书都采用了这样的表达方式.

(二) 概率计算公式

1. 设 $P(A)P(B) > 0$,下列论断中哪些是正确的?

(1) 若 A 和 B 互不相容,则 A 和 B 互相独立;

(2) 若 A 和 B 相互对立,则 A 和 B 互相独立;

(3) 若 A 和 B 相互独立,则 A 和 B 互不相容;

(4) 若 A 和 B 相互独立,则 A 和 B 互相对立.

解:(1) 若 A 和 B 互不相容,则 $AB = V$,即 $P(AB) = 0$,但 $P(A)P(B) > 0$,则 $P(AB) \neq P(A)P(B)$,故 A 和 B 不相互独立.

(2) 若 A 和 B 相互对立,则 A 和 B 互不相容,由(1)分析结果知 A 和 B 不相互独立.

(3) 若 A 和 B 相互独立,则 $P(AB) = P(A)P(B) > 0$, $AB \neq V$ 知 A 和 B 不是互不相容的.

(4) 若 A 和 B 相互独立,由(3)分析结果知 A 和 B 不是互不相容的,故 A 和 B 不是相互对立的.

归纳起来,若 $P(A)P(B) > 0$,则独立不互斥,互斥不独立,相容才独立,独立才相容.

2. 设 $P(B) > 0$,事件 A 和 B 满足什么关系时,下列等式成立?

(1) $P(A \mid B) = 0$; (2) $P(A \mid B) = \dfrac{P(A)}{P(B)}$; (3) $P(A \mid B) = 1$.

解: $P(A \mid B) = \dfrac{P(AB)}{P(B)} = \begin{cases} 0, & AB = V, (B \neq V) \\ \dfrac{P(A)}{P(B)}, & A \subset B \\ 1, & B \subset A \end{cases}$.

3. 狱卒通告三个囚犯,他们中有一个已被随机选中,明日处决,而另外两人将随后释放. 因犯 A 拉住狱卒说:"请悄悄告诉我, B 和 C 中谁会被释放?我知道他们两个人中至少一人运气好. 您私自透点风声,无碍事体." 狱卒严词拒绝道:"我要是如了你意,你小子赴

黄泉的机会就从 1/3 升成 1/2,你干吗?"狱卒的理由是否成立?

解:如果狱卒向囚犯 A 透风后,才在囚犯 B 和 C 之一与囚犯 A 中随机选出一个来执行死刑,那么 A 的霉运自然为 1/2.但是实际上一切已经决定.所谓 A 的概率从 1/3 升到 1/2,那只是 A 的(推断性)条件概率,无论 A 的条件概率还是无条件概率,都不改变局势.对 B 和 C 来说,形势也是一样的.

4.证明或举反例:

(1) $P(B|A) \leqslant P(B) \Rightarrow P(A|B) \leqslant P(A)$;$P(B|A) \leqslant P(B) \Rightarrow P(B|\bar{A}) \geqslant P(B)$;

(2)若 $P(B|A) \leqslant P(B)$ 且 $P(C|B) \leqslant P(C) \Rightarrow P(C|A) \leqslant P(C)$.

解:(1) 若 $P(B|A) \leqslant P(B)$

则有 $P(B|A) = \dfrac{P(AB)}{P(A)} \leqslant P(B) \Rightarrow P(AB) \leqslant P(A)P(B)$.

由此有 $\dfrac{P(AB)}{P(B)} \leqslant P(A) \Rightarrow P(A|B) \leqslant P(A)$.

定义:如果 $P(B|A) \leqslant P(B)$ 则记 $A \searrow B$.上面讨论说明,$A \searrow B \Leftrightarrow B \searrow A$,称 A、B 是互损的.$P(B|A) \leqslant P(B)$

类似定义:如果则记 $A \nearrow B$.同样可以证明,$A \nearrow B \Leftrightarrow B \nearrow A$,称 A、B 是互益的.

因为 $P(\bar{A}B) = P(B) - P(AB)$,当有 $P(B|A) \leqslant P(B) \Rightarrow A \searrow B$ 时,成立

$$P(\bar{A}B) = P(B) - P(AB) \geqslant P(B) - P(A)P(B) = P(B)P(\bar{A})$$

即 $\dfrac{P(\bar{A}B)}{P(A)} = P(B|\bar{A}) \geqslant P(B) \Rightarrow \bar{A} \nearrow B$.

这个结论表明 $A \searrow B \Leftrightarrow \bar{A} \nearrow B \Leftrightarrow \bar{A} \searrow \bar{B} \Leftrightarrow \bar{B} \nearrow A$.

(2)要证明的论断是:若 A、B 互损且 B、C 互损,则 A、C 互损.但是,此性质不成立.一个反例如图 6-1.

设想一个花标形状如图 6-2,盘面分为五等份,分别标记为 1、2、3、4、5.假定飞镖击中 1、2、3、4、5 的概率是相等的.记 $A = \{1,5\}$,$B = \{3,4,5\}$,$C = \{2,5\}$.容易计算出

$P(A) = P(C) = 2/5$,$P(B) = 3/5$.

并且看到

$P(AB) = \dfrac{1}{5} < \dfrac{6}{25} = P(A)P(B) \Leftrightarrow A \searrow B$ 和 $P(BC) = \dfrac{1}{5} < \dfrac{6}{25} = P(A)P(C) \Leftrightarrow A \searrow C$

但是 $P(AC) = \dfrac{1}{5} = \dfrac{5}{25} > \dfrac{4}{25} = \dfrac{2}{5} \cdot \dfrac{2}{5} = P(A)P(C) \Leftrightarrow A \nearrow C$.

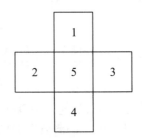

图 6-1   图 6-2

（三）随机变量和分布

1.把医学实验与随机变量联系起来有何意义?通常有哪些途径?

答:把医学实验与随机变量联系起来,为两个变化提供了良好的基础:定性化的研究转变为定量化的研究,描述性的研究转化为分析性的研究.众所周知,生命科学特别是社会心理学领域的临床研究,不但存在客观的随机干扰,也存在主观的随意误断.而医学研究方式的数学化转变,有利于经验上升为理论,实践发展为科学.面对随机现象和实验数据,在临床研究中引入概率方法和统计方法,有助于达到弃伪存真,去粗取精的目的.

一些医学实验的结果直接体现为数量,如病人的体温、血压、心律等指标是数量,而且可以客观地测量或计数,其读数本身不是离散型随机变量就是连续型随机变量.而病人的感觉、情绪、欲望等,通常只能由病人或医生主观表达,虽然都可以有程度差异,但其差异往往不以数量而以状态的形式呈现.人们引入一个随机变量,让其定义值与不同的状态相对应.例如,急性阑尾炎患者腹部有轻度压痛、中度压痛、重度压痛等状态,于是定义

$$\xi = \begin{cases} 0, 轻度压痛 \\ 1, 中度压痛 \\ 2, 重度压痛 \end{cases}$$，则 ξ 是阑尾炎患者腹部压痛程度的定量化指标.

把抽象的或定性的性质引入随机变量的方法丰富多彩,医学统计学里有很多详细介绍.

2.两个随机变量的分布函数完全相同,他们必是相等的随机变量吗?

解:相同的随机变量必有相同的分布函数,但是两个随机变量的分布函数即使完全相同,它们也未见得就是两个相同的随机变量.

人们打电话时,通话时间超出整分钟的秒数 $\eta \sim U[0,1]$,单位为分钟,若超出整分钟的秒数按 1 分钟计,则多计时间 $\xi = 1 - \eta$ 仍然服从 $[0,1]$ 区间上的均匀分布.这里,虽然 ξ 和 η 的分布函数完全相同,但是它们是两个不同的随机变量.

3.只要随机变量 ξ 的取值是连续的,ξ 就是连续型随机变量吗?

解:看一个随机变量 ξ 是否是连续型随机变量,不能只看 ξ 的取值是不是连续的,还要看有没有一个非负可积函数 $f(x)(-\infty < x < +\infty)$,使对任意的 $a < b$ 都有

$$P(a < \xi < b) = \int_a^b f(x)\mathrm{d}x$$

其中 $f(x)$ 是 ξ 的概率密度函数.满足这些条件,ξ 就是连续型随机变量.

或者看有没有一个非负可积函数 $f(x)$,使 ξ 的分布函数 $F(x)$ 可以由 $f(x)$ 表示:

$$F(x) = P(\xi \leqslant x) = \int_a^b f(x)\mathrm{d}x$$

4.设 ξ 是一个离散型随机变量,下述说法正确与否?

(1) 若 ξ 只取有限个整数值,则 ξ 服从二项分布;

(2) 若 ξ 可取无限个整数值,则 ξ 服从泊松分布;

(3) 若 ξ 可取无限个非负整数值,则 ξ 服从泊松分布.

解:(1) 不一定,不放回抽样中成功次数 ξ 服从超几何分布,并非二项分布.

(2) 也不一定,设想 Tom 和 Jerry 轮流掷一枚硬币.如果正面向上,Tom 给 Jerry 一元

钱,如果反面向上,Jerry 给 Tom 一元钱. 他们就这样一直玩下去. 记 ξ = Tom 所赢次数,则 ξ 可能取的整数值为 $-3,-2,-1,0,1,2,3,\cdots$,显然,ξ 并不服从泊松分布.

(3) 还是不一定,让 Tom 和 Jerry 再玩掷币游戏. 记 ξ = Jerry 第一次得到正面时的投掷次数. 则 取非负整数值 $1,2,3,\cdots$,但 ξ 服从几何分布,而不是泊松分布.

若 ξ 取值 $0,1,2,3,\cdots$,且 $\xi = k$ 的概率为

$$P(\xi = k) = \frac{\lambda^k e^{-\lambda}}{k!},(\lambda > 0, k = 1,2,3,\cdots)$$

ξ 才服从以 λ 为参数的泊松分布.

(四)随机变量的数字特征

1. 随机变量 ξ 服从柯西分布(Cauchy distribution),其概率密度函数为

$$f(x) = \frac{1}{\pi(1 + x^2)}$$

考察 ξ 是否有数学期望和方差.

解:根据数学期望的定义,若 $\int_{-\infty}^{+\infty} |x| f(x) \mathrm{d}x$ 存在,则 $E\xi = \int_{-\infty}^{+\infty} x f(x) \mathrm{d}x$. 由于

$$\int_{-\infty}^{+\infty} |x| f(x)\mathrm{d}x = \int_{-\infty}^{0} -x f(x)\mathrm{d}x + \int_{0}^{+\infty} x f(x)\mathrm{d}x$$

$$= \int_{-\infty}^{0} \frac{-x\mathrm{d}x}{\pi(1+x^2)} + \int_{0}^{+\infty} \frac{x\mathrm{d}x}{\pi(1+x^2)} = (+\infty) + \infty = \infty$$

所以 $E\xi$ 不存在.

$$E\xi^2 = \int_{-\infty}^{+\infty} x^2 f(x)\mathrm{d}x = \int_{-\infty}^{+\infty} \frac{x^2\mathrm{d}x}{\pi(1+x^2)} = \frac{1}{\pi}\int_{-\infty}^{+\infty}(1 - \frac{1}{1+x^2})\mathrm{d}x$$

$$= \frac{2}{\pi}\big[x - \arctan x\big]\Big|_{0}^{+\infty} = +\infty$$

而 $D\xi = E\xi^2 - (E\xi)^2$ 因此也不存在.

2. 设 ξ 的数学期望和方差都存在,且 $D\xi \neq 0$. 令 $\eta = \frac{\xi - E\xi}{\sqrt{D\xi}}$,证明:$E\eta = 0,D\eta = 1$.

证:$E\eta = E(\frac{\xi - E\xi}{\sqrt{D\xi}}) = \frac{1}{\sqrt{D\xi}}E(\xi - E\xi) = \frac{1}{\sqrt{D\xi}}\big[E\xi - E(E\xi)\big] = 0.$

$D\eta = D(\frac{\xi - E\xi}{\sqrt{D\xi}}) = \frac{1}{D\xi}D(\xi - E\xi) = \frac{1}{D\xi}D\xi = 1.$

3. 测量儿童身高时,舍去多出部分而记为 $x_1, x_2, \cdots, x_n$,舍去部分为 ξ,则原始数据为 $x_i + \xi$,若 $x_1, x_2, \cdots, x_n$ 的平均值为 $\bar{x}$,原始数据的均值可以认为是 $\bar{x} + E\xi = \bar{x} + 0.5$. 得出这样的结论涉及哪些随机变量和概率论理论?

解:首先确定 ξ 的分布. 由于是舍(入)误差,ξ 是均匀分布 $\xi - U[0,1]$.

其次,能够计算 $E\xi = \int_{-\infty}^{+\infty} x f(x)\mathrm{d}x = \int_{0}^{1} x\mathrm{d}x = 0.5$,其中,$f(x) = \begin{cases} 1, 0 \leqslant x \leqslant 1 \\ 0, \text{其他} \end{cases}$. 因为任何一个均匀分布 $U[a,b]$,其期望总等于 $[a,b]$ 区间的中点,计算过程可免.

最后,记 ξ_j = 第 j 次测量的舍(入)误差,$\xi_j \sim U[0,1]$ 则第 j 个原始数据为 $x_i + \xi_j$.
而原始数据的平均值 $\overset{\smile}{x}$ 为

$$\overset{\smile}{x} = \frac{(x_1 + \xi_1) + (x_2 + \xi_2) + \cdots (x_n + \xi_n)}{n} = \frac{x_1 + x_2 + \cdots x_n}{n} + \frac{\xi_1 + \xi_2 + \cdots \xi_n}{n} = \bar{x} + \bar{\xi}$$

根据期望预算的线性性质(注意到 $\bar{x}$ 是记录值之均值,已经不再变化,因而看作常数)

$$E\overset{\smile}{x} = E(\bar{x} + \bar{\xi}) = \bar{x} + E\bar{\xi} = \bar{x} + E(\frac{\xi_1 + \xi_2 + \cdots \xi_n}{n}) = \bar{x} + 0.5$$

用 $\overset{\smile}{x} = \bar{x} + 0.5$ 方式求原始数据之均值比通过原始数据直接计算更简便. 上面分析说明了这个方面的数据原理. 当 n 较大时,效果较好.

4. 独立重复试验满足大数定理和中心极限定理的条件吗?

解:大数定理和中心极限定理都各有一系列大小异同的定理,只是所需条件和所得结论的强弱有所差异. 一般来说,条件越强则结论越优,条件越弱则适用范围越广. 而最强的条件是独立 + 同分布 + 有限的期望方差. 独立重复试验满足这一组最强条件,故大数定理和中心极限定理对独立重复试验必然成立.

对于所有 k,设:如果某次实验出现事件 A,则 $\xi_k = 1$,否则 $\xi_k = 0$. 那么,ξ_k 服从两点分布,即:$P(\xi_k = 0) = q$,$P(\xi_k = 1) = p = P(A)$,取 $\eta_n = \xi_1 + \xi_2 + \cdots + \xi_n$,就有 $\eta_n \sim B(n,p)$. 那么对于前 n 次实验,η_n 是事件 A 出现的次数(频数),而事件 A 的频率以及诸 ξ_k 的均值都等于

$$f_n = \frac{\eta_n}{n} = \frac{\xi_1 + \xi_2 + \cdots + \xi_n}{n}$$

则大数定理和中心极限定理成立.

伯努利大数定理:频率趋于概率,均值趋于期望,即

$$\lim_{n \to \infty} P(|f_n(A) - p|) < \varepsilon = \lim_{n \to \infty} P(\left|\frac{\eta_n}{n} - p\right| < \varepsilon) = 1.$$

勒维中心极限定理:二项分布的标准化趋于标准正态分布

$$\lim_{n \to \infty} P\left\{\frac{\eta_n - np}{\sqrt{npq}} \leqslant x\right\} = \lim_{n \to \infty} P\left\{\frac{\frac{\eta_n}{n} - p}{\sqrt{pq/n}} \leqslant x\right\} = \int_{-\infty}^{x} \frac{1}{\sqrt{2\pi}} e^{-\frac{t^2}{2}} dt = \Phi(x)$$

不过,如果涉及的对象不是频率和均值,而是其他一些变量,大数定理可能不起作用.

例如掷一枚均匀硬币,正面和反面的概率都是 $1/2$. 记 ξ = 正面领先的次数. 假若前 10 次独立重复试验的结果是:正正正反反反正反反反. 那么,有:

$\xi_1 = 1, \xi_2 = 2, \xi_3 = 3, \xi_4 = 4, \xi_5 = 5, \xi_6 = 6, \xi_7 = 7, \xi_8 = 8, \xi_9 = 8, \xi_{10} = 8$

前 10 次正面领先 8 次,领先次数的平均值为:$\xi_k/k = 1,1,1,1,1,1,1,1,8/9,4/5$. 显然 ξ_k/k 并不趋于 $p = 1/2$. 这里,虽然前 10 次正面只出现了 4 次,频率为 0.4,但领先次数的平均值却为 0.8.

美国数学家 W. Feller 在 *An Introduction To Probabilty Theory and Its Applications* 中详细地讨论过这样的随机试验. 他和 K. L. Chung 证明了,$\xi_k/k = 1$ 或 0 的概率接近于 1,而 $\xi_k/k = 1/2$ 的概率接近于 0.

四、配套教材习题六详解

1.医院的信息管理系统把入院抢伤的病人按伤势(轻,中,重)和是否有意外保险(有,无)分类编码,观察一位新入院的病人,应该归于何类;① 写出该试验的基本事件组;② 设 A = 病人是重伤,B = 病人没有保险.写出 A,B 所包括的基本事件;③ 事件 $A + \bar{B}$ 包含哪些基本事件?

解:该试验的基本事件组为{(轻,有),(轻,无),(中,有),(中,无),(重,有)(重,无)}.则:

A = {(重,有),(重,无)},B = {(轻,无),(中,无),(重,无)},

$\bar{B}$ = {(轻,有),(中,有),(重,有)};

$A + \bar{B}$ = {(轻,有),(中,有),(重,有),(重,无)}

2.简化下列事件.

$(1)(A + B)(A + \bar{B})$;$(2)(A + B)(\bar{A} + B)(A + \bar{B})$;$(3)(A + B)(B + C)$.

解:本题必须应用事件运算的交换律、结合律、分配率以及吸收率:$A + A = A$ 和 $AA = A$.

$(1)(A + B)(A + \bar{B}) = A + A\bar{B} + BA = A + A(\bar{B} + B) = A + A = A$.

$(2)(A + B)(\bar{A} + B)(A + \bar{B}) = A(\bar{A} + B) = AB$.[利用(1)的结果,注意 $A\bar{A} = V$]

$(3)(A + B)(B + C) = A(B + C) + B(B + C) = AC + B$.

3.电话号码由 8 个数字组成,每个数字可以是 $0,1,\cdots,9$ 中的任一个,求下列事件的概率:

(1) 首位不为 0 的号码;　　　　(2) 没有重复数字的号码;

(3) 由奇数组成的号码;　　　　(4) 号码数字严格增加的号码.

解:用 10 个数码组成的不同的电话 8 位号码共有 $m = 10^8 = 10000000$ 个,得到其中任意一个都是一个基本随机事件.按照古典概型,只需计算以上各种特殊情形所包含的基本事件数 m_i:

$(1)m_1 = 9 \times 10^7$,P(首位不为 0 的号码)$= m_1/m = 9 \times 10^7 / 10^8 = 0.9$.

$(2)\because m_2 = P_{10}^8 = 10!/2!$ $\therefore P$(没有重复数字的号码)$= m_2/m = 0.018\,144$.

$(3)m_3 = 5^8$,P(全由奇数组成的号码)$= m_3/m = 5^8 / 10^8 = 0.5^8 = 0.003\,906$

$\because$ 若从 10 个数码中不重复的选出 8 个组成一个 8 位号码,其数码严格上升的只能有一种,这相当于 10 选 8 的组合数 $\therefore m_4 = C_{10}^8 = \dfrac{10!}{8!2!}$

P(号码数字严格增加的号码)$= m_4/m = 5 \times 9/ 10^8 = 0.00000045$.

4.为了减少比赛场次,设想把 20 个球队分成两组(每组 10 队)进行比赛,求最强的两队分在不同组内的概率.

解:若不计序 20 个球队等分成两组共有 $m = C_{20}^{10}$ 种不同分法.除去最强的两队后,剩下的 18 队平均分成两组共 C_{18}^9 种不同分法,最强的两队分到这两组去有两种不同的分法,故满足条件的分法有 $n = 2C_{18}^9$ 种,则所求概率 $= n/m = 2C_{18}^9/C_{20}^{10} = 10/19 = 0.526$.

那么,最强的两队同组的概率 $= 1 - 0.516 = 0.474$.

5. 在一副扑克牌(52 张) 中任取 4 张,求这 4 张牌花色全不相同的概率.

解:由古典概型,所求概率为:$(C_{13}^1)^4/C_{52}^4 = 0.105498$. 至少有两张牌花色相同的概率等于 $1 - 0.105498 = 0.8945021$.

6. 一个盒子里装有 5 个白球,4 个红球和 3 个黑球,另一个盒子里装有 5 个白球、6 个红球和 7 个黑球,从每个盒子中各取出一个,它们颜色相同的概率是多少?

解:设 $A =$ 两个都是白色的,$B =$ 两个都是红色的,$C =$ 两个都是黑色的,则 A、B、C 两两互不相容. 另外,两个盒子里取的什么颜色的球,是相互独立的,所以所求概率为:

$p = (5/12)(5/18) + (4/12)(6/18) + (3/12)(7/18) = 0.324\ 074$.

7. 期末复习时,数学课的张教授布置了 10 道综合练习题供学生考前热身,并告诉大家,期末考试将随机地包含其中 5 道题. 临考试时,一个学生已经能做其中的 7 道题. 求下列概率:(1) 她做对了 5 道题;(2) 她至少做对了 4 道题.

解:不失一般性,设她已经能做其中的 $1 \sim 7$ 题,不会做第 8、9、10 题. 张教授在 10 道题中随机的选出 5 道进入期末考试题,共有 $n = C_{10}^5 = 252$ 种不同的组合方式. 记 $A =$ 她做对了 5 道题 $=$ 选出的 5 道题都是她会做的. 于是:$P(A) = C_7^5/C_{10}^5 = 1/12$. 类似记 $B =$ 她做对了 4 道题,则 $A + B =$ 她至少做对了 4 道题. A 和 B 是互不相容的

$P(B) = C_7^4 C_3^1/C_{10}^5 = 5/12 \Rightarrow P(A + B) = P(A) + P(B) = 1/2 = 0.5$.

8. 有一种游戏用的转盘,盘面三等分,每一等份分别标一个号码. 随机转动转盘,得到每个号码的机会是相等的. Tom 和 Jerry 用三个转盘来玩游戏,转盘 a 上面的号码是 1、5、9,转盘 b 上面的号码是 3、4、8,而转盘 c 上面的号码是 2、6、7. 游戏规则是,Tom 和 Jerry 各选一个转盘并转动它,谁得到的号码大,谁就赢. 两人同意,Tom 先选一个转盘,然后,在剩下的两个中,Jerry 可以选一个. Tom 和 Jerry,谁的胜算更大?

解:依题意,每个转盘的三个号码的机会都是 1/3,还假定三个转盘转出的号码是相互独立的,记 $A = a > b = a$ 盘转出的号码大于 b 盘转出的号码;$B = b > c = b$ 盘转出的号码大于 c 盘转出的号码;$C = c > a = c$ 盘转出的号码大于 a 盘转出的号码. 首先两两比较三个转盘间的胜率.

(1)a 与 b:事件 A 发生需要下列结果,转盘 a 转出号码 9,或转盘 a 转出号码 5 时转盘 b 转出号码 3 和 4,则 $P(A) = P(a > b) = \frac{1}{3} + \frac{1}{3}(\frac{1}{3} + \frac{1}{3}) = \frac{5}{9}$.

(2)b 与 c:$P(B) = P(b > c) = \frac{1}{3} + \frac{1}{3} \cdot \frac{1}{3} + \frac{1}{3} \cdot \frac{1}{3} = \frac{5}{9}$.

(3)c 与 a:$P(C) = P(c > a) = \frac{1}{3} \cdot (\frac{1}{3} + \frac{1}{3}) + \frac{1}{3} \cdot (\frac{1}{3} + \frac{1}{3}) + \frac{1}{3} \cdot \frac{1}{3} = \frac{5}{9}$.

综合(1)、(2)、(3) 知,事件 A、B、C 的概率相同. 因此,后选者总是可以在剩下的两个转盘中选一个胜率较大者. 故后选者胜率更大.

9. 一份杂志在其订阅者中调查了 1000 人,以了解社会对于 $AIDS$ 病人的态度. 被问询者按其职业、婚否、受教育程度统计,初步获得数据:312 人有工作,470 人已婚,525 人大

学毕业;大学毕业且有工作者 42 人,大学毕业且已婚者 147 人,已婚且有工作者 86 人;大学毕业且有工作且已婚者 25 人,验证以上数据是否有误.

解:任意调查一位读者,记 A = 有工作;B = 已婚;C = 大学毕业. 根据以上数据,有:

$$P(A) = \frac{312}{1000} = 0.312, P(B) = \frac{417}{1000} = 0.470, P(C) = \frac{525}{1000} = 0.525,$$

$$P(AB) = \frac{86}{1000} = 0.086, P(AC) = \frac{42}{1000} = 0.042, P(BC) = \frac{147}{1000} = 0.147,$$

$$P(ABC) = \frac{25}{1000} = 0.025.$$

按照推广的概率加法公式,

$$P(A + B + C) = P(A) + P(B) + P(C) - [P(AB) + P(AC) + P(BC)] + P(ABC) = 1.055 > 1,$$因此推断以上数据是有误的.

10. 设 $A \subset B$,化简下列概率式.

$(1) P(A \mid B);(2) P(A \mid \bar{B});(3) P(B \mid A);(4) P(\bar{A} \mid \bar{B}).$

解:从 $A \subset B$ 知 $A\bar{B} = V$ 以及 $\bar{B} \subset \bar{A}$ 成立. 则

$$(1) P(A \mid B) = \frac{P(AB)}{P(B)} = \frac{P(A)}{P(B)}. \qquad (2) P(A \mid \bar{B}) = \frac{P(A\bar{B})}{P(\bar{B})} = 0.$$

$$(3) P(B \mid A) = \frac{P(AB)}{P(A)} = \frac{P(A)}{P(A)} = 1. \qquad (4) P(\bar{B} \mid \bar{A}) = \frac{P(\bar{A}\bar{B})}{P(\bar{A})} = \frac{P(\bar{B})}{P(\bar{A})}.$$

11. 证明:$(1) P(A \mid B) = 1 \Rightarrow P(\bar{B} \mid \bar{A}) = 1;(2) P(A \mid A + B) \geqslant P(A \mid B).$

证:(1) 由于 $P(A \mid B) = \frac{P(AB)}{P(B)} = 1$,即 $P(AB) = P(B)$. 故

$$P(\bar{B} \mid \bar{A}) = \frac{P(\bar{A}\bar{B})}{P(\bar{A})} = \frac{1 - P(A + B)}{1 - P(A)} = \frac{1 - [P(A) + P(B) - P(AB)]}{1 - P(A)}$$

$$= \frac{1 - P(A)}{1 - P(A)} = 1.$$

$$(2) P(A \mid A + B) - P(A \mid B) = \frac{P(A)}{P(A + B)} - \frac{P(AB)}{P(B)}$$

$$= \frac{P(A)P(B) - P(A + B)P(AB)}{P(A + B)P(B)}$$

$$= \frac{P(A)P(B) - [P(A) + P(B) - P(AB)]P(AB)}{P(A + B)P(B)}$$

$$= \frac{P(A)[P(B) - P(AB)] - P(AB)[P(B) - P(AB)]}{P(A + B)P(B)}$$

$$= \frac{[P(A) - P(AB)][P(B) - P(AB)]}{P(A + B)P(B)}$$

因为 $AB \subset A$ 且 $AB \subset B$,所以 $P(A) \geqslant P(AB)$,$P(B) \geqslant P(AB)$,即有
$P(A) - P(AB) \geqslant 0, P(B) - P(AB) \geqslant 0$,故 $P(A \mid A + B) - P(A \mid B) \geqslant 0$,即

$P(A \mid A+B) \geqslant P(A \mid B)$.

12. 下面的陈述中,哪些是正确的,哪些是不正确的?试证明或举反例说明.

(1) 若 $P(A) > 0$,则 $P(AB \mid A) \geqslant P(AB \mid A+B)$;

(2) 若 $P(A \mid C) > P(B \mid C)$ 且 $P(A \mid \bar{C}) > P(B \mid \bar{C})$,则 $P(A) > P(B)$;

(3) 若 $P(A \mid C) > P(A \mid \bar{C})$ 且 $P(B \mid C) > P(B \mid \bar{C})$,则 $P(AB \mid C) \geqslant P(AB \mid \bar{C})$.

解:(1) 正确.因为 $A \subset A+B \Rightarrow P(A) \leqslant P(A+B)$.

(2) 正确.因为 $P(A \mid C) > P(B \mid C) \Rightarrow \dfrac{P(AC)}{P(C)} > \dfrac{P(BC)}{P(C)} \Rightarrow P(AC) > P(BC)$

$$P(A \mid \bar{C}) > P(B \mid \bar{C}) \Rightarrow \frac{P(A\bar{C})}{P(\bar{C})} > \frac{P(B\bar{C})}{P(\bar{C})} \Rightarrow P(A\bar{C}) > P(B\bar{C})$$

把最右的不等式对应相加,得到 $P(A) > P(B)$.

(3) 不正确.设想一个正五边形转盘,分别标记号码 1、2、3、4、5. 转动转盘,得到号码 1、2、3、4、5 的机会均等.记 $A = \{1,3,5\}$,$B = \{3,4,5\}$,$C = \{1,4,5\}$,则成立

$$P(A \mid C) > P(A \mid \bar{C}) \text{ 和 } P(B \mid C) > P(B \mid \bar{C})$$

但是 $P(AB \mid C) < P(AB \mid \bar{C})$. 故原推断不成立(参考思考与练习相关内容的解答).

13. 下面的陈述中,哪些是正确的,哪些是不正确的?试证明或举反例说明之:

(1)A、B 相互独立 $\Leftrightarrow P(B \mid A) = P(B \mid \bar{A})$;

(2)A、B 相互独立 $\Leftrightarrow \bar{A}$、$\bar{B}$ 相互独立.

解:(1) 正确.A,B 相互独立 $\Leftrightarrow P(AB) = P(A)P(B) \Leftrightarrow P(B \mid A) = P(B)$. 则

$$P(B \mid \bar{A}) = \frac{P(\bar{A}B)}{P(\bar{A})} = \frac{P(B) - P(AB)}{P(\bar{A})} = \frac{P(B) - P(A)P(B)}{P(\bar{A})} = \frac{P(B)P(\bar{A})}{P(\bar{A})} = P(B)$$

所以 $P(B \mid A) = P(B \mid \bar{A})$.反过来也一样.即 A、B 相互独立 $\Leftrightarrow \bar{A}$、B 相互独立.

(2) 正确.循环运用(1)的结论,就能证明 A、B 相互独立 $\Leftrightarrow \bar{A}$、B 相互独立 $\Leftrightarrow \bar{A}$、$\bar{B}$ 相互独立 $\Leftrightarrow A$,$\bar{B}$ 相互独立.

14. 一护士负责监控三台理疗机,假定在 1 小时内这三台理疗机不需要护士照管的概率分别为 0.9、0.8 和 0.7,求在 1 小时内最多有 1 台需要护士照管的概率.

解:假设在 1 小时内这 3 台理疗机是否需要护士照管是相互独立的. 在 1 小时内最多有 1 台需要护士照管 = 在 1 小时内 3 台理疗机都不需要护士照管 + 在 1 小时内恰有 1 台需要护士照管,故

$p = 0.9 \times 0.8 \times 0.7 + 0.9 \times 0.8 \times 0.3 + 0.9 \times 0.2 \times 0.7 + 0.1 \times 0.8 \times 0.7 = 0.902$

15. A、B 两人决斗,规则是:两人同时拔枪并射击(只能打一发),若任有一人或两人都被击中,决斗结束,否则重复前面的步骤.设 A 击中 B 的概率为 $p_A = 0.3$,B 击中 A 的概率为 $p_B = 0.5$,

(1) 第 1 轮就结束决斗的概率;

(2) 若第 1 轮就结束了决斗，两人都被击中的概率；

(3) 打到第 3 轮决斗才结束了的概率.

解：设 $A = A$ 击中 B，$B = B$ 击中 A. 需要假设 A,B 是相互独立的

$(1) P(A+B) = 1 - P(\overline{AB}) = 1 - P(\overline{A})P(\overline{B}) = 1 - 0.7 \times 0.5 = 0.65.$

(2) 注意到 $AB \subset A + B$，$P(AB|A+B) = \dfrac{P(AB)}{P(A+B)} = \dfrac{0.3 \times 0.5}{0.65} = \dfrac{3}{13} \approx 0.231.$

(3) 进一步假设各轮决斗是相互独立的，因而可以把他们的决斗过程看作独立重复试验. 前两轮决斗都没有分出胜负，才需要进入第 3 轮. 记 $\{\xi = 3\}$ 为在第 3 轮决出胜负. 则

$$P(\xi = 3) = (0.35)^2 (0.65) = 0.079625.$$

更一般地，在第 k 轮才能决出胜负的概率为 $P(\xi = k) = (0.35)^{k-1}(0.65)$，是几何分布.

16. 某高校对于男性新生体验，除要求达到一般健康标准外，还要求没有色盲或色弱，没有近视，身高在 1.68 米以上，设某参加高考的学生色盲或色弱占 3%，近视占 21%，身高在 1.68 米以上占 18%，问考生符合该校体检的概率是多少？

解：假设一个人是否近视，是否色盲或色弱与身高都是相互独立的，则由乘积公式有
$p = P(\text{不近视})P(\text{无色盲或色弱})P(\text{身高在 1.68 米以上}) = 0.79 \times 0.97 \times 0.18 = 0.138.$

17. 某医院用 CT 机和超声仪对肝癌作检测，若单独使用这两种设备，知 CT 机的检出率为 0.8，超声仪的检出率为 0.7，现同时使用 CT 机和超声仪，问肝癌被检出的概率是多少？

解：根据实际情况可以假定两种仪器的检查结果是相互独立的，且假设只有一种仪器检查出肝癌，就可以认为检查出肝癌，则
$$P(\text{肝癌被检出}) = 1 - (1 - 0.8)(1 - 0.7) = 0.94.$$

18. 某地区的成年人中，曾经有 3% 的人有过自杀企图，有 20% 的人生活水平在贫困线之下. 假定，贫困人口有自杀企图的比例是非贫困人口的 3 倍. 有自杀企图的人中，多大比例是贫困人口？

解：任意调查一位居民，设 $S = $ 有自杀企图，$L = $ 生活在贫困线之下，已知
$$P(S) = 0.03, P(L) = 0.2 \text{ 和 } P(S|L) = 3P(S|\overline{L})$$
需要先确定出上面两个条件概率，为此把 $P(S)$ 按照是否成立 L 来展开：
$$0.03 = P(S) = P(L)P(S|L) + P(\overline{L})P(S|\overline{L})$$
$$= 0.2 P(S|L) + 0.8 \times \frac{1}{3}P(S|L) = \frac{7}{15}P(S|L)$$

所以，$P(L|S) = \dfrac{P(LS)}{P(S)} = \dfrac{P(S|L)P(L)}{P(S)} = \dfrac{(15/7)0.03 \times 0.2}{0.03} = \dfrac{3}{7}.$

19. Jerry 参加一门限时 60 分钟的考试. 假若他在 x 小时内完成考试的概率是 $x/2$，$(0 \leqslant x \leqslant 1)$ 已知到 45 分钟时，他尚未完成全部试题，他将用完全部时间的可能性有多大？

解：记 $J_x = $ Jerry 完成全部试题所用时间少于 x 小时，$F = $ Jerry 用完全部时间. 则 F

$$= \overline{J}_1.$$

$$P(J_x) = x/2 \text{ 和 } P(F) = P(\overline{J}_1) = 1 - 0.5 = 0.5$$

所求条件概率为　$P(F \mid \overline{J}_{0.75}) = \dfrac{P(\overline{J}_{0.75}F)}{P(\overline{J}_{0.75})} = \dfrac{P(F)}{1 - P(J_{0.75})} = \dfrac{0.5}{1 - 0.375} = 0.8.$

20. 某种动物由出生活到 20 岁的概率为 0.8,活到 25 岁的概率为 0.4,问现年 20 岁的这种动物活到 25 岁的概率为多少?

解:令 X 表示动物的寿命,则知 $P(X \geqslant 20) = 0.8$ 且 $P(X \geqslant 25) = 0.4$. 一个动物活了 25 岁,它当然就活到了 20 岁,即 $(X \geqslant 25) \subseteq (X \geqslant 20)$,所以 $(X \geqslant 25 \text{ 且 } X \geqslant 20) = (X \geqslant 25)$,于是所求概率为 $P(X \geqslant 25 \mid X \geqslant 20) = P(X \geqslant 25 \text{ 且 } X \geqslant 20)/P(X \geqslant 20) = P(X \geqslant 25)/P(X \geqslant 20) = 0.4/0.8 = 0.5.$

21. 在 1、2、3 号盒中都各有 10 个球,1 号是 2 黑 8 白,2 号是 6 黑 4 白,3 号是 7 黑 3 白. 另有一盒,里面有 10 张卡片,5 红 3 黄 2 蓝. 先任取一张卡片,视颜色在某盒中取出一球,红色取 1 号盒,黄色取 2 号盒,蓝色取 3 号盒:

(1) 已知取出了黑球,问有可能是抽出了哪种颜色的卡片?

(2) 若取出了白球,又是什么结果?

解:令 R = 抽出了红色的卡片,Y = 抽出了黄色的卡片,B = 抽出了蓝色的卡片,W = 取出了白球,W_i = 在盒 i 中取出了白球,则由试验条件知:

$P(R) = 0.5, P(Y) = 0.3, P(B) = 0.2$ 且 $P(W \mid R) = 0.8, P(W \mid Y) = 0.4, P(W \mid B) = 0.3$

在这个试验中,W 发生时必有 R、Y、B 之一发生,故 R、Y、B 构成完备事件组. 由全概率公式 $P(W) = P(W \mid R)P(R) + P(W \mid Y)P(Y) + P(W \mid B)P(B) = 0.8 \times 0.5 + 0.4 \times 0.3 + 0.3 \times 0.2 = 0.58$

$P(\text{取出了黑球}) = P(\overline{W}) = 1 - P(W) = 1 - 0.58 = 0.42$

当取出了白球时,由逆概率公式有

$P(R \mid W) = \dfrac{P(RW)}{P(W)} = \dfrac{P(W \mid R)P(R)}{P(W)} = \dfrac{0.8 \times 0.5}{0.58} = 0.689655$

$P(Y \mid W) = (0.4 \times 0.3)/0.58 = 0.206897, P(B \mid W) = (0.3 \times 0.2)/0.58 = 0.103448.$

22. 游艺活动中,一项比赛很受欢迎,参加者向一个小盒子扔 3 个白乒乓球,有几个没投进去,工作人员就在一个空袋子数几个白乒乓球,同时还数进一个黄乒乓球,然后请刚才的参加者从中任意摸出一个,如果摸出黄乒乓球就可以去领一份奖品,若三个白乒乓球都投了,则袋中只有一个黄球,那肯定获奖,即使一个不中,也还有 1/4 的获奖机会,假若你每个球投中的概率都是 0.2,你获奖的可能有多少?

解:设 X = 三个白乒乓球的投中个数,$X = 0, 1, 2, 3$,且设各次投中与否是相互独立的,知 X 服从二项分布,即 $X \sim B(3, 0.2)$:$P(X = k) = C_3^k 0.2^k 0.8^{3-k}, k = 0, 1, 2, 3$,又设 Y = 摸出黄乒乓球,于是按游戏规则可推知

$P(Y \mid X = 0) = 1/4, P(Y \mid X = 1) = 1/3,$

$P(Y|X = 2) = 1/2, P(Y|X = 3) = 1/1 = 1$

把 $X = 0,1,2,3$，作为完备事件组则由全概率公式得：

$$P(Y) = \sum_{k=0}^{3} P(Y|X = k)P(X = k) = \sum_{k=0}^{3} \frac{1}{4-k} C_3^k 0.2^k 0.8^{3-k} = 0.312.$$

23. X 光室还有 10 盒同种类的 X 光感光片，其中 5 盒为甲厂生产，3 盒为乙厂生产，2 盒为丙厂生产，因存放了一段时间，故甲乙丙三厂的失效率依次为 $1/10、1/15、1/20$，从这 10 盒中任取一盒，再从取得的这一盒中任取一张 X 光片，求取得有效品的概率.

解：令 $A =$ 取出甲厂的 X 光片，$B =$ 取出乙厂的 X 光片，$C =$ 取出丙厂的 X 光片，$D =$ 取出一张 X 光片是有效品，则 $A、B、C$ 为完备事件组.

$P(D) = P(D|A)P(A) + P(D|B)P(B) + P(D|C)P(C)$
$= (9/10)(5/10) + (14/15)(3/10) + (19/20)(2/10) = 0.92.$

24. 某医院采用 Ⅰ、Ⅱ、Ⅲ、Ⅳ 四种方法医治某种癌症，在该癌症患者中采用这 4 种方案的百分比分别为 $0.1、0.2、0.25、0.45$，其中有效率分别为 $0.85、0.80、0.70、0.60$.问：

(1) 到该院接受治疗的患者，治疗有效的概率为多少？

(2) 如果一患者经治疗而有效，最有可能接受哪种方案的治疗？

解：令 $B =$ 治疗有效，$A_i =$ 采用第 i 种方案，诸 A_i 为完备事件组，则

$P(B) = \sum_{i=1}^{4} P(B|A_i)P(A_i)$
$= 0.85 \times 0.1 + 0.80 \times 0.2 + 0.70 \times 0.25 + 0.60 \times 0.45 = 0.69$

由于在上式中 $P(B|A_4) = 0.60 \times 0.45 = 0.27$ 最大，则

$P(A_4|B) = 0.27/0.69 = 0.391304$ 在 $P(A_i|B)$ 中最大，故当 B 出现时，最有可能是 A_4 发生，即最有可能采用第四种方法.

25. 一束中子流照射两层的目标，中子被一层吸收的概率为 0.8，在穿过第一层后被第二层吸收的概率是 0.15，问中子穿过了两层的概率有多大？

解：令 $A_1 = 0.08, P(\bar{A_1}) = 0.92, P(A_2|\bar{A_1}) = 0.15$，且 $P(\bar{A_2}|\bar{A_1}) = 0.85$.

于是，所求概率为：$P(\bar{A_1}\bar{A_2}) = P(\bar{A_2}/\bar{A_1})P(\bar{A_1}) = 0.85 \times 0.92 = 0.782.$

也可以先计算中子被吸收的概率，即：

$P(\text{中子被吸收}) = P(A_1) + P(\bar{A_1})P(A_2|\bar{A_1}) = 0.08 + 0.92 \times 0.15 = 0.218,$

从而有，$P(\bar{A_1}\bar{A_2}) = 1 - P(\text{中子被吸收}) = 1 - 0.218 = 0.782.$

26. 某种眼病可致盲，若第一次患病，致盲率为 0.2，第一次未致盲第二次患病致盲的概率为 0.5，前两次未致盲第三次再患病，致盲率为 0.8，试求：(1) 某人两次患病致盲的概率；(2) 三次患病致盲的概率.

解：设 $B_i =$ 第 i 次患病致盲，则已知条件为

$P(B_1) = 0.2, P(B_2|\bar{B_1}) = 0.5, P(B_3|\bar{B_1}\bar{B_2}) = 0.8,$

(1) 患病两次致盲的概率为

$P(B_1 + B_2) = P(B_1) + P(B_2|\bar{B_1})P(\bar{B_1}) = 0.2 + 0.5 \times 0.8 = 0.6.$

（2）患病三次都未致盲的概率为

$$P(\bar{B_1}\bar{B_2}\bar{B_3}) = P(\bar{B_3}|\bar{B_1}\bar{B_2})P(\bar{B_1}\bar{B_2}) = P(\bar{B_3}|\bar{B_1}\bar{B_2})P(\bar{B_2}|\bar{B_1})P(\bar{B_1}) = 0.2 \times$$
$$0.5 \times 0.8 = 0.08$$

则所求患病三次致盲概率为：

$$P(B_1 + B_2 + B_3) = 1 - P(\bar{B_1}\bar{B_2}\bar{B_3}) = 1 - 0.08 = 0.92$$

也可以这样计算：

$$P(B_1 + B_2 + B_3) = P(B_1) + P(B_2|\bar{B_1})P(\bar{B_1}) + P(B_3|\bar{B_1}\bar{B_2})P(\bar{B_1}\bar{B_2}) = 0.2 +$$
$$0.5 \times 0.8 + 0.8 \times 0.5 \times 0.8 = 0.92.$$

27. 设某地区消化性溃疡患病率是 0.03，用钡餐透视进行检验，溃疡患者被诊断为有溃疡的占 82%，不是溃疡患者而被诊断为有溃疡的占 2%，某人经钡餐透视后被判断为有溃疡，求他确实是溃疡病人的概率是多少？

解：设 A = 一个人患消化性溃疡，B = 一个人被诊断为患消化性溃疡，则题设条件用概率的语言来表述，可得下列式子：

$$P(A) = 0.03, P(B|A) = 0.82, P(B|\bar{A}) = 0.02$$

相应的对立事件的概率为：

$$P(\bar{A}) = 0.97, P(\bar{B}|A) = 0.18, P(\bar{B}|\bar{A}) = 0.98$$

一个人被诊断为患消化性溃疡的概率是

$$P(B) = P(B|A)P(A) + P(B|\bar{A})P(\bar{A}) = 0.82 \times 0.03 + 0.02 \times 0.97 = 0.044$$

一个人被诊断为患消化性溃疡而确实是溃疡病人的概率是

$$P(A|B) = \frac{P(AB)}{P(B)} = \frac{P(B|A)P(A)}{P(B)} = \frac{0.82 \times 0.03}{0.044} = 0.559.$$

28. Tom 和 Jerry 都是医学院学生. Jerry 有一盆月季花，因病快要枯萎了. Jerry 委托 Tom 假期里给花浇水. 若 Tom 记得浇水，这盆月季花仍有 0.15 的可能要枯萎；若 Tom 不记得浇水，这盆月季花有 0.8 的可能要枯萎. Jerry 有 90% 的把握相信 Tom 会记得浇水，试求下列概率：(1)Jerry 返校时月季花还活着；(2) 若 Jerry 返校时月季花死了，是因为 Tom 忘记了浇水.

解：设 W = Tom 记住了浇水，L = 月季花还活着. 已知概率有：

$$P(W) = 0.9, P(\bar{W}) = 0.1 \text{ 和 } P(L|W) = 0.85, P(L|\bar{W}) = 0.2, P(\bar{W}) = 0.1 \text{ 和}$$
$$P(L|W) = 0.85$$

按照全概率公式，

$$P(L) = P(W)P(L|W) + P(\bar{W})P(L|\bar{W}) = 0.9 \times 0.85 + 0.1 \times 0.2 = 0.785 \text{ 和}$$
$$P(\bar{L}) = 0.215$$

根据逆概率公式，$P(\bar{W}|\bar{L}) = \dfrac{P(\bar{L}|\bar{W})P(\bar{W})}{P(\bar{L})} = \dfrac{0.8 \times 0.1}{0.215} = 0.3721.$

29. Ms Aquina 的乳腺瘤被怀疑是恶性的，所以刚做了一项病理学检查，过几天就会出结果. 由于担心自己的情绪会影响周末的家庭聚会气氛,她要求她的医生 Tom 按如下方式通知她检验结果:Tom 自己扔一次硬币,如果正面向上,有好消息就打电话,否则不打电话;如果反面向上,则无论消息好坏,都不打电话. 这样这样一来,即使 Tom 没有给她打电话,也不一定是只有坏消息. 设 $\alpha = P$(Ms Aquina 的乳腺瘤是恶性的). $\beta = P$(Ms Aquina 的乳腺瘤是恶性的,Tom 没有给她打电话).

(1) 比较 α 和 β 的大小;(2) 用 α 表示 β,并证明(1) 的结论.

解:见重点和难点分析例 7.

30. 设母鼠一胎生 4、5、6、7 只小鼠的概率分别为 1/4、1/3、1/4、1/6,每只小鼠能安然活过哺乳期的概率为 3/4,求有 5 只小鼠度过哺乳期的概率.

解:令 $X =$ 母鼠一胎生下的小鼠数,则 X 的分布列如下:

X	4	5	6	7
P	1/4	1/3	1/4	1/6

令 $Y =$ 能安然活过哺乳期的小鼠数,假设每只小鼠能否安然活过哺乳期是相互独立的,则 Y 应当服从二项分布,即:

$$P(Y = k \mid X = m) = C_m^k \left(\frac{3}{4}\right)^k \left(\frac{1}{4}\right)^{m-k}, k = 0, 1, 2, \cdots, m$$

显然,当 $k > m$ 时有 $P(Y = k \mid X = m) = 0$. 于是,

$$P(Y = 5) = \sum_5^7 P(X = 5 \mid X = m) P(X = m) = \sum_5^7 P(Y = 5 \mid X = m) P(X = m)$$
$$= 0.220001$$

31. 在某些发展中国家里,由于传统和经济方面的因素,大多数家庭都想要男孩. 卫生和医疗条件的不足,使 20% 的新生儿在成年前夭折. 假设出生率无性别差异,生了 5 个孩子而至少得到一名成年男子的概率有多大?

解:令 $X =$ 生 5 个孩子其中的男孩数,若出生率无性别差异,则 $X \sim B(5, 1/2)$. 又设 $Y = X$ 个男孩中长大成人的个数,则 $P(Y = k \mid X = m) = C_m^k 0.8^k 0.2^{m-k}, m < k$ 时此条件概率为零. 于是,所求概率为:

$$P(Y \geqslant 1) = \sum_{k=1}^5 P(Y = k) = \sum_{k=1}^5 \left[\sum_{m=0}^5 P(Y = k \mid X = m) P(X = m)\right] = 0.92224$$

这也可计算:生了一个孩子(或男或女) 却没有得到成年男子的可能性为 $q = 0.5 + 0.5 \times 0.2 = 0.6$,则生了 5 个孩子没得到成年男子的可能性为 q^5,则 $1 - q^5 = 1 - 0.07776 = 0.92224$ 为所求.

32. 某类灯泡使用寿命在 1000 小时以上的概率为 0.2,求 3 个灯泡在使用 1000 小时以后最多只有一个仍未损坏的概率.

解:假设每个灯泡损坏与否是相互独立的,则所求概率为:

$$p = 0.8^3 + 3 \times 0.8^2 \times 0.2 = 0.896.$$

33. 如果下面表中列出的是某个随机变量的分布列,未知常数 k 等于多少?

(1)

ξ	-1	0	1
P	$0.5-k$	k	$0.2+k$

(2)

ξ	1	2	3	4
P	$4k$	$3k$	$2k$	k

解:如果表列中列出的为某个随机变量的分布列,则第二行所列概率是非负的,且各概率之和应等于 1.

(1) 令$(0.5-k)+k+(0.2+k)=0.7+k=1$ 则 $k=0.3$. 当 $k=0.3$ 时,第二行各项非负,故可确定,$k=0.3$ 为所求解.

(2) 显然应要求 $k \geqslant 0$. 由 $4k+3k+2k+k=10k=1$ 知 $k=0.1$.

34. 设某种药物对痔疮的治愈率为 80%,现独立地对 4 名痔疮病人用药,求治愈病人数 ξ 的分布列,并指出能治愈几人的概率最大?

解:由于是独立地对 4 名痔疮病人用药,故可以看成是 4 次独立重复试验,因而 ξ 服从二项分布 $B(4,0.8)$,即 $P(\xi=k)=C_4^k 0.8^k 0.2^{4-k}$,$k=0,1,2,3,4$.

因为 $E\xi=np=4\times0.8=3.2$,故 $P(\xi=k)$ 可能取 3 或 4,比较 $P(\xi=3)=P(\xi=4)$,故治愈 3 人或 4 人的概率最大.

35. 周末,Tom 和 Jerry 打了乒乓球. 每球 Tom 得分的概率皆为 $p=0.6$. 求下列概率:(1) 在前五球中,Tom 仅得 2 分;(2) 到第 4 球 Tom 才得第 1 分;(3) 在前 5 球中,没有出现平分;(4)Tom 以 5:4 胜第一局.(设 9 局 5 胜)

解:设每分的胜负是相互独立的,Tom 和 Jerry 打乒乓球就是独立重复试验.

(1) 按照二项分布,P(Tom 仅得 2 分)$=C_5^2(0.6)^2(0.4)^3=0.2304$.

(2) 按照几何分布,P(到第 4 球 Tom 才得第 1 分)$=(0.4)^3(0.6)=0.0384$.

(3) 第 5 球不会出现平分;在前 4 球中,如果出现平分,只能是 1:1 或 2:2.

P(前 5 球没有平分)$=1-C_2^1\times0.6\times0.4-C_4^2(0.6)^2(0.4)^2=0.6544$.

(4) 按照帕斯卡分布,P(Tom 以 5:4 胜)$=C_9^5(0.6)^5(0.4)^4=0.1393$.

36. 某种溶液中含微生物的浓度为 0.3 只／毫升,现从 500 毫升溶液中随机地抽出 1 毫升,问其中含有 2 只微生物的概率是多少?

解:按生物学的常识,可以认为单位体积内的微生物数量服从泊松分布. 因此,若 ξ 表示 1 毫升溶液中微生物的个数,则 $\xi \sim \pi(0.3)$. 故所求概率为

$$P(\xi=2)=\frac{0.3^2}{2!}e^{-0.3}=0.033337$$

37. 为了研究一种专灭某一种昆虫的杀虫剂的效能,在较大面积上喷洒了杀虫剂后,把这一片面积分成若干等面积的小块,然后从中随意选出若干块并计数里面还活着的这种虫子. 据过去的经验,每块面积上平均可以发现 0.5 个活虫子. 如果活虫子的数量服从泊松分布,求随意一块上发现至少一个虫子的概率有多大?

解:设每一块单位面积上可找到的活虫子个数 ξ 服从参数为 $\lambda=0.5$ 的泊松分布,则有

$$P(\xi \geqslant 1)=\sum_{k=1}^{\infty}\frac{0.5^k}{k!}e^{-0.5}=1-\frac{0.5^0}{0!}e^{-0.5}=1-0.606531=0.393469.$$

38. 据统计,全球每月的民航空难数约为 3.5 次. 求下列概率:

(1) 一个月中,至少有两次坠机事故;

(2) 一个月中,至多有一次坠机事故;

(3) 一个月中有坠机事故时,至少有两次坠机事故.

解:记 ξ = 全球每月的民航空难数. 据统计分析,可以认为 ξ 服从泊松分布. 设 $\xi \sim \pi(3.5)$.

$$P(\xi = 0) = e^{-3.5} = 0.030197$$

$$P(\xi = 1) = \lambda P(\xi = 0) = 3.5 e^{-3.5} = 0.105691$$

$$P(\xi = 2) = \frac{\lambda}{2} P(\xi = 1) = \frac{3.5^2}{2} e^{-3.5} = 0.184959$$

(1) $p_1 = P(\xi \geqslant 2) = 1 - 4.5 e^{-3.5} = 0.864112$

(2) $p_2 = P(\xi \leqslant 1) = 4.5 e^{-3.5} = 1 - p_1 = 0.135888$

(3) $p_3 = P(\xi \geqslant 2 \mid \xi \geqslant 1) = \frac{P(\xi \geqslant 2)}{P(\xi \geqslant 1)} = \frac{1 - 4.5 e^{-3.5}}{1 - e^{-3.5}} = 0.891018.$

39. 某实验常用较大型动物,第一次做实验成功率为 0.4;第一次失败的可用第二只再做,其成功率为 0.6;若失败可用第三只再做,成功率为 0.8;第三次失败的还可以用第四只再做. 这次无论成功与否,均应结束实验.

(1) 求一个实验结束所用动物数的分布列;

(2) 若有 5 人进行实验,平均需要多少只动物?

解:令 A_k = 第 k 次实验成功,$\bar{A}_k$ = 第 k 次试验失败,ξ = 试验结束时所用动物只数. 则知

$$P(\xi = 1) = P(A_1) = 0.4,$$

$$P(\xi = 2) = P(\bar{A}_1) P(A_2 \mid \bar{A}_1) = 0.6 \times 0.6 = 0.36,$$

$$P(\xi = 3) = P(\bar{A}_1 \bar{A}_2) P(A_3 \mid \bar{A}_1 \bar{A}_2) = 0.6 \times 0.4 \times 0.8 = 0.192,$$

$$P(\xi = 4) = P(\bar{A}_1 \bar{A}_2 \bar{A}_3)[P(A_4 \mid \bar{A}_1 \bar{A}_2 \bar{A}_3) + P(A_4 \mid \bar{A}_1 \bar{A}_2 \bar{A}_3)] = P(\bar{A}_1 \bar{A}_2 \bar{A}_3) = 0.6 \times 0.4 \times 0.2 = 0.048$$

因此,一个人做实验所用动物数的期望为 $E\xi = \sum\limits_{k=1}^{4} k P(\xi = k) = 1.888$,则 5 个人独立地进行实验平均需要 $1.888 \times 5 = 9.44$ 只动物,而实验室可准备 10 只.

40. 设随机变量 ξ 的概率分布为 $P(\xi = x) = \dfrac{A}{3^x}, x = 1,2,3,4$ 确定 A 的值,并写出 ξ 的分布函数.

解:显然 ξ 是离散型随机变量,故

$$\sum_{x=1}^{4} P(\xi = x) = 1 \text{ 即 } \sum_{x=1}^{4} \frac{A}{3^x} = \frac{40}{81} A = 1$$

所以 $A = 81/40$. ξ 的分布函数,按定义是 $F(x) = P(\xi \leqslant x) = \begin{cases} 0, & x < 1 \\ 27/40, & 1 \leqslant x < 2 \\ 9/10, & 2 \leqslant x < 3. \\ 39/40, & 3 \leqslant x < 4 \\ 1, & 4 \leqslant x \end{cases}$

41. 设连续型随机变量 ξ 的概率密度为

$$f(x) = \begin{cases} Ax, & 0 \leqslant x \leqslant 1 \\ 0, & \text{其他} \end{cases}.$$

(1) 确定 A 的值;(2) 求 ξ 的分布函数;(3) 求 ξ 落在区间 $(0.3, 0.7)$ 内的概率.

解:(1)ξ 是连续型随机变量,所以有 $\int_{-\infty}^{+\infty} f(x)\mathrm{d}x = 1$. 因 $f(x)$ 是分段函数(三段),故此积分为三个子区间上的积分之和;所以,$A = 2$.

(2)ξ 的分布函数 $F(x)$ 按定义为密度函数 $f(x)$ 从 $-\infty$ 到 x 的积分,若积分区间 $(-\infty, x)$ 跨过了密度函数 $f(x)$ 的不同的定义区间,则此积分也应分段处理.

所以,当 $x < 0$ 时,$F(x) = \int_{-\infty}^{x} f(t)\mathrm{d}t = \int_{-\infty}^{x} 0\mathrm{d}t = 0$.

当 $0 \leqslant x < 1$ 时,区间 $(-\infty, x]$ 可分为 $(-\infty, 0)$ 和 $[0, x]$,故

$$F(x) = \int_{-\infty}^{x} f(t)\mathrm{d}t = \int_{-\infty}^{0} 0\mathrm{d}t + \int_{0}^{x} 2t\,\mathrm{d}t = x^2$$

当 $1 \leqslant x$ 时,区间 $(-\infty, x]$ 可分为 $(-\infty, 0]$,$[0, 1]$ 和 $(1, x]$,

$$F(x) = \int_{-\infty}^{x} f(t)\mathrm{d}t = \int_{-\infty}^{0} 0\mathrm{d}t + \int_{0}^{1} 2t\,\mathrm{d}t + \int_{1}^{x} 0\mathrm{d}t = 1,$$

归纳起来,

$$F(x) = \begin{cases} 0, & x < 0 \\ x^2, & 0 \leqslant x < 1 \\ 1, & 1 \leqslant x \end{cases}$$

有了分布函数,很容易计算概率 $p = P(0.3 < \xi < 0.7)$.

(3)$p = P(0.3 < \xi < 0.7) = P(\xi < 0.7) - P(\xi < 0.3) = F(0.7) - F(0.3) = 0.7^2 - 0.3^2 = 0.49 - 0.09 = 0.4$.

42. 随机变量 ξ 的概率密度函数为 $f(x) = \begin{cases} x, & 0 < x \leqslant 1 \\ 2 - x, & 1 < x \leqslant 2 \\ 0, & \text{其他} \end{cases}$. 求:(1)$\xi$ 的分布函数 $F(x)$;(2)$P(\xi < 0.5)$,$P(\xi \geqslant 1.3)$,$P(0.2 < \xi < 1.2)$.

解:由于密度函数的分段函数,故分布函数也是分段函数,为方便计算,先逐段求出分布函数的表达式.

(1) 当 $x < 0$ 时,$F(x) = 0$.

当 $0 \leqslant x < 1$ 时,$F(x) = \int_{-\infty}^{x} f(t)\mathrm{d}t = \int_{0}^{x} t\,\mathrm{d}t = \frac{x^2}{2}$

当 $1 \leqslant x < 2$ 时,

$$F(x) = \int_{-\infty}^{x} f(t)\mathrm{d}t = \int_{0}^{x} t\,\mathrm{d}t + \int_{1}^{x} (2 - t)\mathrm{d}t = \frac{1}{2} + \frac{1}{2}\left[1 - (2 - x)^2\right] = 1 - \frac{1}{2}(2 - x)^2$$

当 $2 \leqslant x$ 时，$F(x) = 1$. 综合起来得到 $F(x) = \begin{cases} 0, & x < 0 \\ \dfrac{x^2}{2}, & 0 \leqslant x < 1 \\ 1 - \dfrac{1}{2}(2-x)^2, & 1 \leqslant x < 2 \\ 1, & 2 \leqslant x \end{cases}$.

(2) 略.

43. 设随机变量 ξ 的分布函数为 $F(x) = A + B\arctan x$，求常数 A、B 及 ξ 的概率密度函数.

解：由 $\lim\limits_{x \to \pm\infty} \arctan x = \pm \dfrac{\pi}{2}$，首先有 $F(+\infty) = A + B\pi/2 = 1$ 和 $F(-\infty) = A - B\pi/2 = 0$，得 $A = 1/2$ 和 $B = 1/\pi$，即 $F(x) = 1/2 + \arctan x/\pi$. 于是，$f(x) = \dfrac{1}{\pi}\dfrac{1}{1+x^2}$.

44. A、B 两个警察分局皆有警车在各自的责任区内巡逻. 某街口正好在两个责任区的结合部，因此，每隔 10 分钟有一辆 A 局的警车通过，每隔 15 分钟有一辆 B 局的警车通过，两车通过此处的时间相互独立. 一个小姑娘拾得巨款，她不露神色地来到街口等待警车通过，哪个车先到就乘坐哪一辆车去警察分局上交拾款.

(1) 求小姑娘候车时间不超过 3 分钟的概率；

(2) 如果小姑娘候车时间不超过 3 分钟，她去了 B 局的概率.

解：设 A = 小姑娘等到 A 局车的时间不超过 3 分钟，B = 小姑娘等到 B 局车的时间不超过 3 分钟. 由于巡逻车每隔固定长的时间就通过街口的一次，候车时间服从均匀分布. 由题设 $P(A) = 0.3$，$P(\bar{A}) = 0.7$ 和 $P(B) = 0.2$，$P(\bar{B}) = 0.8$

(1) 两车通过此处的时间相互独立，所以

$$P(A+B) = 1 - P(\bar{A}\bar{B}) = 1 - P(\bar{A})P(\bar{B}) = 1 - 0.7 \times 0.8 = 0.44$$

(2) B 局车先于 A 车通过街口有两种情况：3 分钟内 B 局车到但 A 局车未到，或 3 分钟内 A 局车也达到但 B 局车先到（在这种情况下，B 局车先于 A 局车或晚于 A 局车到达的机会各占一半）. 故 B 局车先于 A 局车通过街口的概率为

$$p_B = \frac{1}{2}\left(\frac{3}{10} \times \frac{1}{5}\right) + \frac{7}{10} \times \frac{1}{5} = \frac{17}{100}$$

类似，A 局车先于 B 局车通过街口的概率为

$$p_A = \frac{1}{2}\left(\frac{3}{10} \times \frac{1}{5}\right) + \frac{3}{10} \times \frac{4}{5} = \frac{27}{100}$$

于是，小姑娘候车时间不超过 3 分钟，她去了 B 局的概率为：

$$p = \frac{p_B}{p_A + p_B} = \frac{17/100}{(27+17)/100} = \frac{17}{44}$$

这样就能够看到，按照下面方式求此概率是不全面的：

$$P(AB|A+B) = \frac{P(B)}{P(A+B)} = \frac{0.2}{0.44} = \frac{5}{22} \quad \text{或} \quad P(\bar{A}B|A+B) = \frac{P(\bar{A}B)}{P(A+B)} =$$

$$\frac{0.7 \times 0.2}{0.44} = \frac{7}{22}.$$

45.军演时,参演部队沿 A、B 之间长 100 公里的山区公路展开.指挥部决定沿线设 3 个急救站,A、B 点及其中间点各设一个,任何人员发生伤病,皆送往最近的急救站.假定,在这 100 公里的区间内任何一点出现伤病员的可能性是相等的.一位参谋建议,把急救站设在距 A 点 25、50 和 75 公里处.指挥部采纳了他的建议,为什么?

解:既然假设了 100 公里的区间内任何一点出现伤病员的可能性是相等的,如果以 A 点为零点,出现伤病员的位置 ξ,服从均匀分布:$\xi \sim U[0,100]$,其密度函数是

$$f(x) = \begin{cases} \dfrac{1}{100}, & 0 \leqslant x \leqslant 100, \\ 0, & \text{其他} \end{cases}$$

设指挥部原来方案下,任意一位伤病员离最近的急救站的距离为 X,参谋建议新方案下,此距离为 Y,则有

$$X = \begin{cases} \xi, & 0 \leqslant \xi < 25 \\ 50 - \xi, & 25 \leqslant \xi < 50 \\ \xi - 50, & 50 \leqslant \xi < 75 \\ 100 - \xi, & 75 \leqslant \xi \leqslant 100 \end{cases} \quad \text{和} \quad Y = \begin{cases} 25 - \xi, & 0 \leqslant \xi < 25 \\ \xi - 25, & 25 \leqslant \xi < 37.5 \\ 50 - \xi, & 37.5 \leqslant \xi < 50 \\ \xi - 50, & 50 \leqslant \xi < 62.5 \\ 75 - \xi, & 62.5 \leqslant \xi < 75 \\ \xi - 75, & 75 \leqslant \xi \leqslant 100 \end{cases}$$

比较这两个方案的方法之一,是比较它们的期望 EX 和 EY.由于 X 和 Y 都是用随机变量 ξ 来表示的,计算其期望时,既要涉及 ξ 的分布,还要考虑是在哪个区间上与 ξ 相联系.

$$EX = \int_0^{25} \frac{x}{100} \mathrm{d}x + \int_{25}^{50} \frac{50 - x}{100} \mathrm{d}x + \int_{50}^{75} \frac{x - 50}{100} \mathrm{d}x + \int_{75}^{100} \frac{100 - x}{100} \mathrm{d}x = 12.5$$

$$EY = \int_0^{25} \frac{25 - x}{100} \mathrm{d}x + \int_{25}^{37.5} \frac{x - 25}{100} \mathrm{d}x + \int_{37.5}^{50} \frac{50 - x}{100} \mathrm{d}x +$$

$$+ \int_{50}^{62.5} \frac{x - 50}{100} \mathrm{d}x + \int_{62.5}^{75} \frac{75 - x}{100} \mathrm{d}x + \int_{75}^{100} \frac{x - 75}{100} \mathrm{d}x = 9.375$$

因为 $EX > EY$,故认为新方案较好.如果只设三个急救站,且只考虑期望的大小,则还有使期望更小的方案.

46.假设人们打一个电话,通话时间服从参数为 $\lambda = 1/10$ 的指数分布.当 Jerry 来到电话亭时,Tom 抢先挤了进去.求下列概率:

(1)Jerry 至少等待了 10 分钟;

(2)Jerry 至少等待了 20 分钟;

(3)Jerry 等待了 10 分钟,他还得再等 10 分钟以上.

解:假设通话时间服从参数为 $\lambda = 1/10$ 的指数分布.已知 $e(\lambda)$ 的分布函数是 $F(x) = 1 - \mathrm{e}^{-\lambda x}$.设 Tom 的通话时间为 $\xi \sim e(1/10)$,则

(1)$P(\xi \geqslant 10) = 1 - P(\xi \leqslant 10) = 1 - F(10) = \mathrm{e}^{-(1/10) \times 10} = \mathrm{e}^{-1} = 0.368.$

(2)$P(\xi \geqslant 20) = 1 - P(\xi \leqslant 20) = 1 - F(20) = \mathrm{e}^{-(1/10) \times 20} = \mathrm{e}^{-2} = 0.135.$

(3)$P(\xi \geqslant 20 \mid \xi \geqslant 10) = \dfrac{P(\xi \leqslant 20)}{P(\xi \leqslant 10)} = \mathrm{e}^{\frac{-(1/10) \times 20}{-(1/10) \times 10}} = \mathrm{e}^{-1} = P(\xi \geqslant 10).$

47. 设 $\xi \sim N(3,2^2)$，试求：

(1) $P(2 < \xi \leqslant 5)$； (2) $P(-3 \leqslant \xi \leqslant 8)$； (3) $P(\xi > 3)$； (4) $P(-2 \leqslant \xi \leqslant 8)$.

解：(1) $P(2 < \xi \leqslant 5) = \Phi(\frac{5-3}{2}) - \Phi(\frac{2-3}{2}) = \Phi(1) - \Phi(-0.5) = 0.8413 - (1$
$-0.6915) = 0.5328.$

(2) $P(-3 \leqslant \xi \leqslant 8) = \Phi(2.5) - \Phi(-3) = \Phi(2.5) - [1 - \Phi(3)] = 0.9938 - [1 -$
$0.9987] = 0.9925.$

(3) $P(\xi > 3) = 1 - P(\xi \leqslant 3) = 1 - \Phi(0) = 1 - 0.5 = 0.5.$

(4) $P(-2 \leqslant \xi \leqslant 8) = \Phi(2.5) - \Phi(-2.5) = 2\Phi(2.5) - 1 = 2 \times 0.9938 - 1$
$= 0.9876.$

48. 从服用放射性标记药物的动物尿样中测到的放射量服从 $N(284,20^2)$ 的正态分布（按单位／分钟计算），求：(1) 放射量大于 300 单位／分钟的概率；(2) 放射量在 $[250,300]$ 单位／分钟的概率.

解：(1) $p_1 = 1 - \Phi(\frac{300-284}{20}) = 1 - \Phi(0.8) = 1 - 0.7881 = 0.2119.$

(2) $p_2 = \Phi(\frac{300-284}{20}) - \Phi(\frac{250-284}{20}) = 0.7881 - 0.04457 = 0.74353.$

49. 指纹鉴别中的一个重要指标是 10 个手指中共有多少个脊纹，假定其数量近似服从 $N(140,50^2)$，试求下列概率：(1) 一个人的脊纹数等于或大于 200 个；(2) 少于或等于 100 个；(3) 在 100 个到 200 个之间；(4) 如果某一人群共有 10000 人，预期其中有多少人至少有 200 个脊纹？

解：(1) $p_1 = 1 - \Phi(\frac{200-140}{50}) = 1 - \Phi(1.2) = 1 - 0.8849 = 0.1151.$

(2) $p_2 = \Phi(\frac{100-140}{50}) = \Phi(-0.8) = 1 - \Phi(0.8) = 1 - 0.7881 = 0.2119.$

(3) $p_3 = \Phi(\frac{200-140}{50}) - \Phi(\frac{100-140}{50}) = 0.8849 - 0.2119 = 0.673.$

(4) 既然 $p_1 = P$（一个人的脊纹数等于或大于 200 个）$= 0.1151$，则平均地，在 10000 人中大约有 1151 人的脊纹数等于或大于 200 个.

50. 有些遗传性疾病的初发年龄近似服从正态分布，假定对杜兴氏肌萎缩综合征来说，这个年龄服从 $N(9.5,9)$，那么一个男孩因此病第一次被送到医院来时，他的年龄在：(1)8.5 至 11.5 岁间的概率；(2) 大于 10 岁的概率；(3) 小于 12.5 岁的概率.

解：依题意，设该病发病年龄 ξ 合于 $(\xi - 9.5)/3 \sim N(0,1)$，故

(1) $p_1 = P(8.5 < \xi < 11.5) = P(\frac{8.5-9.5}{3} < \frac{\xi-9.5}{3} < \frac{11.5-9.5}{3}) = \Phi(2/3)$
$-\Phi(-1/3) = 0.3779$

(2) $p_2 = P(\xi > 10) = 1 - P(\xi \leqslant 10) = 1 - \Phi(0.167) = 1 - 0.5675 = 0.4325$

(3) $p_3 = P(\xi < 12.5) = \Phi(1) = 0.8413.$

51. 某大学新生中有 5000 名男同学，其身高（cm）服从分布 $N(168,5^2)$. 若要求战斗机飞行员的身高在 $168 \sim 175$cm 之间，大约多少名男同学，其身高合乎其要求？如果男同

学中仅 0.5％ 的视力达到飞行员的标准,综合考虑身高视力,又有多少名男同学合乎其要求?

解:设 ξ 任意一名男同学的身高.则 $\xi \sim N(168,5^2)$.任意一名男同学的身高在 $168 \sim 175$cm 之间的概率为

$$P(168 \leqslant \xi \leqslant 175) = \Phi(\frac{175-168}{5}) - \Phi(\frac{168-168}{5}) = \Phi(1.4) - \Phi(0) = 0.919 - 0.5 = 0.419.$$

那么,5000 名男同学中大约有 $5000 \times 0.419 \approx 2096$ 人合乎身高要求.若身高与视力相互独立,则有 10.48 人身高和视力皆合乎战斗机飞行员的要求.

52.某省若干年里高考总分的分布服从 $N(440,10^2)$,预计当年录取率为 10％,那么录取线会划到多少分以上?

解:以 ξ 表考试总分,设录取分数线划到 t 分以上,则 t 应满足关系:$P(\xi > t) < 0.1$,即

$$P(\xi > t) = P(\frac{\xi-440}{10} > \frac{t-440}{10}) = 1 - P(\frac{\xi-440}{10} \leqslant \frac{t-440}{10}) = 1 - \Phi(\frac{t-440}{10}) < 0.1$$

此即 $\Phi(\frac{t-440}{10}) > 0.9$.当 $u > 1.29$ 时 $\Phi(u) > 0.9$,则 $\frac{t-440}{10} \geqslant u > 1.29$.由此解出:$t \geqslant 452.9$.

53.拔河比赛,双方各出 3 男 2 女,成单列对阵,从中心往两边的位置依次记为 1、2、3、4、5 号,以 ξ 表两边相同位置上两选手同性别的对数,则 ξ 的分布列为:

ξ	1	3	5
P	0.3	0.6	0.1

求 ξ 的数学期望、方差和标准差.

解:由 ξ 的分布列得:

$E\xi = 1 \times 0.3 + 3 \times 0.6 + 5 \times 0.1 = 2.6$

$E\xi^2 = 1 \times 0.3 + 3^2 \times 0.6 + 5^2 \times 0.1 = 8.2$

而标准差为 $\sqrt{D\xi} = \sqrt{1.44} = 1.2$.

54.设随机变量 ξ 有:$P(\xi=a) = 0.5, P(\xi=1) = b, P(\xi=6) = 0.2$,且 $E\xi = 1$.求 a、b 和 $D\xi$.

解:由随机变量概率的归一化性质,有:$0.5 + b + 0.2 = 1$ 则 $b = 0.3$.又由期望的定义

$E\xi = 0.5a + 0.3 \times 1 + 0.2 \times 6 = 1$ 得 $a = -1$.

于是,按照定义求方差,得:

$D\xi = 0.5(-1-1)^2 + 0.3(1-1)^2 + 0.2(6-1)^2 = 2 + 5 = 7$.

也可以按照公式求方差:$E\xi^2 = 0.5(-1)^2 + 0.3 \times 1^2 + 0.2 \times 6^2 = 8$.则 $D\xi = E\xi^2 - (E\xi)^2 = 7$.

55. 随机变量 ξ 分别以概率 0.4、a、b 和 c 取值 1、2、3、4,并且 $E\xi = 2$,$D\xi = 1$. 求 a、b、c.

解:由期望和方差的关系,$E\xi^2 = D\xi + (E\xi)^2 = 1 + 4 = 5$.

$E\xi = 1 \times 0.4 + 2a + 3b + 4c = 2 \Rightarrow 2a + 3b + 4c = 1.6$

$E\xi^2 = 1 \times 0.4 + 4a + 9b + 16c = 5 \Rightarrow 4a + 9b + 16c = 4.6$

把上面两式与归一化条件 $0.4 + a + b + c = 1$ 联立,解出 $a = 0.3, b = 0.2, c = 0.1$.

56. 设随机变量 ξ 具有密度函数:

$$f(x) = \begin{cases} A\cos^2 x, & |x| \leqslant \dfrac{\pi}{2} \\ 0, & |x| > \dfrac{\pi}{2} \end{cases}$$

试求:$(1)A$ 的值;$(2)E\xi, D\xi$.

解:(1) 由 $1 = \displaystyle\int_{-\infty}^{+\infty} f(x)\mathrm{d}x = \int_{-\frac{\pi}{2}}^{\frac{\pi}{2}} A\cos^2 x\,\mathrm{d}x = A\frac{\pi}{2}$ 解出 $A = 2/\pi$.

(2) 由这个密度函数的对称性知

$$E\xi = \int_{-\infty}^{+\infty} xf(x)\mathrm{d}x = \int_{-\frac{\pi}{2}}^{\frac{\pi}{2}} Ax\cos^2 x\,\mathrm{d}x = 0$$

而 $D\xi = E\xi^2 - (E\xi)^2 = \displaystyle\int_{-\infty}^{+\infty} x^2 f(x)\mathrm{d}x = \int_{-\frac{\pi}{2}}^{\frac{\pi}{2}} \frac{2}{\pi}x^2\cos^2 x\,\mathrm{d}x = \frac{1}{2}\left(\frac{\pi^2}{6} - 1\right)$

$= 0.322467$.

57. 设在 1 小时内 1 名男子分泌的胆固醇量 T 在 $[0, M]$ 之间,其密度函数为:

$$f(t) = \frac{t}{1 + t^2} \quad (0 \leqslant t \leqslant M).$$

$(1)M$ 的含义是什么?等于多少?$(2)1$ 小时内分泌的胆固醇量 T 少于 $M/2$ 的概率有多大?$(3)T$ 在 $[0, 2]$ 之内的概率有多大?(4)试求出 $E(T)$ 和 $D(T)$;(5)任选三男子,求至少一人 $T > 2$ 的概率;(6) 求 $t_{1/2}$,使 $t_{1/2}$ 满足 $P(T < t_{1/2}) = P(T > t_{1/2}) = 0.5$.

解:由连续型随机变量的性质有

$(1)1 = \displaystyle\int_{-\infty}^{+\infty} f(t)\mathrm{d}t = \int_0^M \frac{t}{1 + t^2}\mathrm{d}t = \frac{1}{2}\ln(1 + t^2)\Big|_0^M = \frac{1}{2}\ln(1 + M^2)$

由此解出:$M = \sqrt{\mathrm{e}^2 - 1} = 2.527658$.

$(2)p_1 = P(T < M/2) = F(M/2) = 0.477229$.

$(3)p_2 = P(T < 2) = F(2) = \ln(5)/2 = 0.804719$.

$(4)ET = \displaystyle\int_{-\infty}^{+\infty} tf(t)\mathrm{d}t = \int_0^M \frac{t}{1 + t^2}\mathrm{d}t = M - \arctan M = 1.333589$

$ET^2 = \displaystyle\int_{-\infty}^{+\infty} t^2 f(t)\mathrm{d}t = (M^2/2) - 1 = 2.194528$ 则 $DT = ET^2 - [ET]^2 = 0.416084$.

$(5)p_3 = 1 - (p_2)^3 = 1 - (0.804719)^3 = 0.521114$.

(6) 由 $P(T < t_{1/2}) = F(t_{1/2}) = 1/2$ 的条件和分布函数的表达式有:

$$F(t_{1/2}) = \frac{1}{2}\ln(1 + t_{1/2}{}^2) = 1/2$$

则得到 $t_{1/2} = \sqrt{e-1} = 1.310832$. 这就是说,约一半的成年男子 T 值小于 $t_{1/2} = 1.310832$,约一半的成年男子 T 值大于 $t_{1/2} = 1.310832$,故 $t_{1/2}$ 称为 T 的中位数(median).

58. 某医院每周一次从血液中心补充其血液储备. 假若每周消耗 ξ 单位,ξ 的密度函数是 $f(x) = 5(1-x)^4,0 < x < 1$. 医院的储备规模应该有多大,才能保证一周内血液被用完的可能性小于 0.01?

解:设医院的储备规模至少为 u 时,一周内血液被用完的可能性小于 0.01. 即:

$$P(\xi \geqslant u) = 1 - P(\xi < u) = 1 - \int_0^u 5(1-x)^4 \mathrm{d}x = 1 - [1 - (1-u)^5] < 0.01$$

由此解出:$u > 1 - \sqrt[5]{0.01} = 0.601892$.

59. 用 B 超测量胎儿顶径时,会有一定误差,假设误差服从 $N(0,1.25^2)$. 为确定分娩方案,医生要求测量误差不超过一个单位. 问测量三次至少一次达到要求的概率有多大?

解:设 $A = $ 在一次测量中测量误差 ξ 不超过一个单位,则:

$$p_0 = P(A) = P(|\xi| < 1) = P(-1 < \xi < 1) = \Phi\left(\frac{1}{1.25}\right) - \Phi\left(-\frac{1}{1.25}\right)$$

$$= 2\Phi(0.8) - 1 = 2 \times 0.7881 - 1 = 0.5762$$

则测量三次至少一次达到要求的概率是

$$p = 1 - (1-p_0)^3 = 1 - 0.4238^3 = 1 - 0.076117 = 0.923888.$$

60. 美国某个州的居民月自杀率为 $p = 1/100000$(每 100000 人中有一人.) 这个州的州府有人口约 40 万人,求下列概率:

(1) 一个月中至少有 8 人自杀;

(2) 一年里至少有两个月,每月自杀人数大于等于 8 人.

解:(1) 记 $\xi = $ 每月该州居民中的自杀人数,则 $\xi \sim B(400000,0.00001)$. 所求概率为 $P(\xi \geqslant 8)$. 按照正态近似,取 $\sqrt{npq} = \sqrt{400000 \times 0.00001 \times 0.99999} \approx 2,np = 4$,则

$$P(\xi \geqslant 8) = 1 - P(\xi \leqslant 7) = 1 - \Phi\left(\frac{7 + 0.5 - 4}{2}\right) = 1 - \Phi(1.75) = 1 - 0.959941$$

$$= 0.040059.$$

(2) 记 $X = $ 一年里月自杀人数大于等于 8 的月数,如果每个月的自杀人数是相互独立的,则 $X \sim B(n,p)$,其中,$n = 12,p = 0.040059$. 记 $q = 1 - p = 0.959941$,那么,

$$P(X \geqslant 2) = 1 - P(X = 0) - P(X = 1) = 1 - [q^{12} + 12 \times pq^{11}] = 1 - 0.918857$$

$$= 0.081143.$$

61. 10 只野鸭从 10 名猎人头上飞过,这 10 名猎人独立地瞄准任意一只鸭子,并且一起开火. 他们击中目标的概率都是 0.6. 求:(1) 平均有几只野鸭成为目标?(2)10 只野鸭都被击中的概率;(3) 平均有几只野鸭被击中?

解:见综合例题之例 13.

62. 预警系统发现有 10 枚弹道导弹来袭,立刻发射了 50 枚反弹道导弹. 假设每枚反导弹都独立地等可能地盯住这 10 枚弹道导弹中的某一枚,并且以 0.1 的概率命中所瞄准的目标.

(1) 对于弹道导弹 k,求瞄准它的反导弹数的分布,$k = 1,2,\cdots,10$(提示:考虑泊松近

（2）求平均有几枚弹道导弹被盯住；

（3）求平均有几枚弹道导弹被击中．

解：见上题，把来袭的 10 枚弹道导弹当作 10 只野鸭，50 枚反弹道导弹当作 50 名猎人．

63. Tom 初次下井去了解矿工们的健康条件时，就赶上了事故．事发时他正独处矿道的 Y 型结合部．不熟悉环境的他，黑暗中只好摸索着随机地从一条矿道走开．如果他选中矿道 A，3 个小时后能平安到达地面；若选中矿道 B，5 个小时后他将回到原处；要是他从矿道 C 离开，则会在 7 个小时后转回原处．问：（1）平均要多少小时，他能平安到达地面？（2）假定他不停地在黑暗中走着．如果他最多只能坚持 24.5 小时，他最终自己走出地面的概率．

解：设 $X = $ Tom 走出矿井所用时间，EX 是其期望．分别以 A、B、C 表示 Tom 选择了矿道 A、B 或 C．则

$$P(X = 3) = P(A) = \frac{1}{3}, \quad P(X = 5 + EX) = P(B) = \frac{1}{3}, \quad P(X = 7 + EX) = P(C) = \frac{1}{3}$$

（1）按照期望的定义

$$EX = \sum x_k P(X = x_k) = 3 \times \frac{1}{3} + (5 + EX) \times \frac{1}{3} + (7 + EX) \times \frac{1}{3} \Rightarrow EX = 15.$$

（2）在 Tom 最多只能坚持 24.5 小时的假设下，Tom 在选择了矿道 A 之前，最多只能浪费 21.5 小时．

如果以 5 和 7 分别表示 Tom 选择了矿道 B 和矿道 C，那么，前四次为 7×4，$7 \times 3 + 5$，$7 \times 2 + 5 \times 2$，$7 + 5 \times 3$ 模式或前五次为 5×5，$5 \times 4 + 7$ 模式都会导致 Tom 突破 21.5 小时的限制．Tom 随机地选择到了这些组合的概率是：

$$q = \left(\frac{1}{3}\right)^4 [C_4^4 + C_4^3 + C_4^2 + C_4^1] + \left(\frac{1}{3}\right)^5 (1 + 1) = 0.193\ 416$$

于是，Tom 平安到达地面的概率为 $p = 1 - q = 0.806584.$

五、自测题

1. 选择题．

（1）设 A, B, C 为三个随机事件，其概率均大于 0，且 A 与 B 相互独立，A 与 C 相互独立，B 与 C 不相容，则下列命题中成立的是（　　）

A. A, B, C 相互独立　　　　　　　B. C 与 $A \cup B$ 相互独立

C. A 与 $B \cup C$ 相互独立　　　　　D. B 与 $A \cup C$ 相互独立

（2）在一系列独立重复试验中，每次试验成功的概率为 p，则 5 次试验中前 2 次试验成功后 3 次试验失败的概率为（　　）

A. $4p^2 (1 - p)^3$　　　　　　　　　B. $4p (1 - p)^3$

C. $10p (1 - p)^3$　　　　　　　　　D. $p^2 (1 - p)^3$

(3) 设随机变量 ξ 的分布函数为 $F(x) = \begin{cases} 0, & x < a \\ x^2 + c, & a \leqslant x < b, \\ 1, & x \geqslant b. \end{cases}$ 且已知 $P(\xi \leqslant \frac{1}{2})$

$= \frac{1}{4}$，则 a, b, c 的取值分别为（　　）

A. $a = 0, b = 1, c = 0$　　　　　　　B. $a = 0, b = 2, c = -4$

C. $a = 1, b = 2, c = -3$　　　　　　D. $a = 0, b = 2, c = 0$

(4) 设 ξ 是一随机变量，c 为任意实数，$E\xi$ 为随机变量 ξ 的数学期望，则（　　）

A. $E(\xi - c)^2 = E(\xi - E\xi)^2$　　　　B. $E(\xi - c)^2 \geqslant E(\xi - E\xi)^2$

C. $E(\xi - c)^2 \leqslant E(\xi - E\xi)^2$　　　　D. $E(\xi - c)^2 = 0$

(5) 设随机变量 X, Y 相互独立，服从两点分布 $\begin{bmatrix} -1 & 1 \\ 1/3 & 2/3 \end{bmatrix}$，则下列式子中正确的

是（　　）

A. $P(X = Y) = \frac{1}{2}$　　　　　　　B. $P(X = Y) = \frac{4}{9}$

C. $P(X = Y) = \frac{5}{9}$　　　　　　　D. $P(X = Y) = 1$

(6) 已知人的血型为 O、A、B、AB 的概率分别是 $0.4, 0.3, 0.2, 0.1$. 现任选 4 人，则 4 人血型全不相同的概率为（　　）

A. 0.0024　　　　　B. 0.0024^4　　　　C. 0.24　　　　　D. 0.24^2

2. 填空题.

(1) 已知事件 A, B 有概率 $P(A) = 0.4, P(B) = 0.5$，条件概率 $P(B \mid A) = 0.3$，则 $P(A \cup B) = $ _____.

(2) 设随机变量 X 的分布律为 $\begin{pmatrix} 1 & 2 & 3 & 4 \\ 0.2 & 0.1 + a & 0.4 - b & c \end{pmatrix}$，则常数 a, b, c 应满足的条件为 _____.

(3) 一批电子元件共有 100 个，次品率为 0.05. 连续两次不放回地从中任取一个，则第二次才取到正品的概率为 _____.

(4) 设函数 $F(x) = \begin{cases} a - be^{-2x}, & x \geqslant 0 \\ 0, & x < 0 \end{cases}$ 为连续型随机变量 X 的分布函数，则

$a = $ _____ $, b = $ _____.

3. 计算题.

(1) 已知某地区男子寿命超过 55 岁的概率为 84%，超过 70 岁以上的概率的 63%. 试求任一刚过 55 岁生日的男子将会活到 70 岁以上的概率为多少？

(2) 一盒乒乓球有 6 个新球、4 个旧球. 不放回抽取，每次任取一个，共取两次，

① 求第二次才取到新球的概率；

② 发现其中之一是新球，求另一个也是新球的概率.

(3) 某人在每天上班途中要经过 3 个设有红绿灯的十字路口. 设每个路口遇到红灯的

事件是相互独立的,且红灯持续 24 秒而绿灯持续 36 秒.试求他途中遇到红灯的次数的概率分布及其期望值和方差.

(4) 学校食堂出售盒饭,共有三种价格:4 元、4.5 元、5 元. 出售哪一种盒饭是随机的,售出三种价格盒饭的概率分别为 0.3,0.2,0.5.已知某天共售出 200 盒,试用中心极限定理求这天收入在 910 元至 930 元之间的概率.

参考答案(最终解答或提示)

1. (1)C;(2)D;(3)A;(4)B;(5)C;(6)A.

2. (1)0.62;(2)$a - b + c = 0.3$ 且 $a \geqslant -0.1, b \leqslant 0.4, c \geqslant 0$;(3)1/22;(4)$a = 1, b = 1$.

3. (1)0.75. (2)① $\dfrac{4}{15}$;② $\dfrac{5}{13}$.

(3) 解:① 途中遇到红灯的次数 $X \sim B(3, 0.4)$.其概率分布列如下表:

X_i	0	1	2	3
$P(X = xi)$	0.216	0.432	0.288	0.064

②$EX = 1.2$;③$DX = 0.72$.

(4)$P(912 \leqslant X \leqslant 928) \approx 2\Phi(1.289) - 1 = 0.8064$.

（王国庆、黄霞）

第七章 线性代数初步

一、基本内容、要求及知识概要

（一）基本内容

1. 行列式：行列式的概念，性质，计算；克拉默法则.

2. 矩阵：矩阵的概念，运算（矩阵的加法，数乘，矩阵的乘法，矩阵的转置），矩阵的逆.

3. 矩阵的初等变换和线性方程组：矩阵的秩和初等变换，利用初等变换求矩阵的秩、逆矩阵，线性方程组解存在的条件.

4. 向量组与线性方程组解的结构：向量组的线性相关性，向量组的极大无关组与秩，线性方程组的解的结构，线性方程组的解法.

5. 矩阵的特征值与特征向量.

（二）要求

1. 行列式：理解二阶、三阶、n 阶行列式的概念，掌握行列式的性质，并能熟练运用性质进行行列式计算；掌握克拉默法则的内容，并能够熟练运算克拉默法则解简单的线性方程组.

2. 矩阵：理解矩阵的概念，熟练掌握矩阵的加法，矩阵的数乘和矩阵的乘法运算.熟练掌握求逆矩阵的两种方法：利用伴随矩阵法和初等变换法；了解分块矩阵的概念及分块矩阵在矩阵运算中的应用.

3. 矩阵的初等变换和线性方程组：理解矩阵的初等变换的三种变换形式，了解等价矩阵的性质，能熟练运算初等变换求矩阵的秩；理解方程组解存在的条件，掌握利用初等变换法解线性方程组的方法.

4. 向量组与线性方程组解的结构：了解向量组的概念，理解向量组线性相关性的定义、性质，理解向量组的极大无关组与相量组的秩的关系，会利用初等变换的方法求向量组的秩；理解并掌握线性方程组解的结构，齐次方程组和非齐次方程组的解之间的关系，能够熟练求出简单线性齐次方程组的基础解系和线性非齐次方程组的全部解；能熟练求出简单矩阵的特征值和特征向量.

5. 矩阵的特征值与特征向量：能熟练求出简单矩阵的特征值和特征向量.

（三）知识概要

1. n 阶行列式 $D = \begin{vmatrix} a_{11} & a_{12} & \cdots & a_{1n} \\ a_{21} & a_{22} & \cdots & a_{2n} \\ \vdots & \vdots & & \vdots \\ a_{n1} & a_{n2} & \cdots & a_{nn} \end{vmatrix} = a_{11}A_{11} + a_{12}A_{12} + \cdots + a_{1n}A_{1n}$

其中 A_{1j} 是行列式 D 中第一行的元素 a_{1j} 的代数余子式.

2. 行列式的性质.

性质1 行列式的行列互换，其值不变.

性质2 对换行列式中任意两行，行列式改变符号.

性质3 行列式有两行元素对应相等，则其值等于零.

性质4 行列式的某行元素都乘以常数 k，等于将行列式乘以 k.

性质5 行列式的某行各元素都是两项的和，则行列式等于此行元素分置两行所得的相应两个行列式的和.

性质6 把行列式中某行各元素乘以同一常数后，加到另一行的对应元素上，行列式值不变.

性质7 行列式 D 等于它任何一行各个元素与它们相应的代数余子式乘积的和.

3. 克莱默法则.

（1）设线性方程组（以三元为例）为 $\begin{cases} a_{11}x_1 + a_{12}x_2 + a_{13}x_3 = b_1 \\ a_{21}x_1 + a_{22}x_2 + a_{23}x_3 = b_2 \\ a_{31}x_1 + a_{32}x_3 + a_{33}x_3 = b_3 \end{cases}$

若方程组的系数行列式：$D = \begin{vmatrix} a_{11} & a_{12} & a_{13} \\ a_{21} & a_{22} & a_{23} \\ a_{31} & a_{32} & a_{33} \end{vmatrix} \neq 0$

则这方程组有唯一解：$x_1 = \dfrac{D_1}{D}$，$x_2 = \dfrac{D_2}{D}$，$x_3 = \dfrac{D_3}{D}$

其中 $D_1 = \begin{vmatrix} b_1 & a_{12} & a_{13} \\ b_2 & a_{22} & a_{23} \\ b_3 & a_{32} & a_{33} \end{vmatrix}$，$D_2 = \begin{vmatrix} a_{11} & b_1 & a_{13} \\ a_{21} & b_2 & a_{23} \\ a_{31} & b_3 & a_{33} \end{vmatrix}$，$D_3 = \begin{vmatrix} a_{11} & a_{12} & b_1 \\ a_{21} & a_{22} & b_2 \\ a_{31} & a_{32} & b_3 \end{vmatrix}$.

（2）若齐次线性方程组（以三元为例）

$$\begin{cases} a_{11}x_1 + a_{12}x_2 + a_{13}x_3 = 0 \\ a_{21}x_1 + a_{22}x_2 + a_{23}x_3 = 0 \\ a_{31}x_1 + a_{32}x_3 + a_{33}x_3 = 0 \end{cases}$$

的系数行列式 $D \neq 0$，则此方程组仅有零解.

4. 矩阵的概念.

（1）矩阵的定义.

由 $m \times n$ 个数字排成 m 行 n 列的矩形数表

$$A = \begin{bmatrix} a_{11} & a_{12} & \cdots & a_{1n} \\ a_{21} & a_{22} & \cdots & a_{2n} \\ \vdots & \vdots & & \vdots \\ a_{n1} & a_{n2} & \cdots & a_{nn} \end{bmatrix}$$

称为 $m \times n$ 矩阵，期中 a_{ij} 表示位于矩阵中第 i 行第 j 列的数，称为矩阵的元素. 矩阵 A 可简记为 $A = (a_{ij})_{m \times n}$.

（2）一些特殊形式矩阵.

零矩阵　所有元素都是零的矩阵称为零矩阵，记为 0.

对角矩阵　除了对角线上的元素，其他元素都为零的方阵.

单位矩阵　主对角线上的元素全为 1 的对角矩阵.

上三角矩阵　主对角线下方的元素全为零的方阵.

5．矩阵的线性运算.

若同类矩阵 $A = (a_{ij})_{m \times n}$，$B = (b_{ij})_{m \times n}$，则分别定义矩阵加法和数量积（简称数乘）为

$$A + B = (a_{ij} + b_{ij})_{m \times n}, \quad \lambda A = (\lambda a_{ij})_{m \times n}$$

加法运算满足：

①$A + B = B + A$；　②$(A + B) + C = A + (B + C)$；

③$A + 0 = A$；　④$A + (-A) = 0$.

数乘运算满足：

①$\lambda (A + B) = \lambda A + \lambda B$；　②$(\lambda + \mu)A = \lambda A + \mu A$；

③$\lambda (\mu A) = (\lambda \mu)A$；　④$1 \cdot A = A$.

6．矩阵的乘法.

（1）乘法定义.

设矩阵 $A = (a_{ij})_{m \times s}$，$B = (b_{ij})_{s \times n}$，而 $m \times n$ 矩阵 $C = (c_{ij})_{m \times n}$ 的元素

$$c_{ij} = \sum_{k=1}^{s} a_{ik}b_{kj} = a_{i1}b_{1j} + a_{i2}b_{2j} + \cdots + a_{is}b_{sj}$$

则称矩阵 C 为矩阵 A 与 B 的乘积，记为 AB，即 $C = AB$.

乘法运算满足：

①$(AB)C = A(BC)$；　②$(A + B)C = AC + BC$，$C(A + B) = CA + CB$；

③$\lambda (AB) = (\lambda A)B = A(\lambda B)$.

（2）线性方程组的矩阵形式.

设线性方程组为 $\begin{cases} a_{11}x_1 + a_{12}x_2 + \cdots + a_{1n}x_n = b_1 \\ a_{21}x_1 + a_{22}x_2 + \cdots + a_{2n}x_n = b_2 \\ \qquad\qquad \cdots \\ a_{m1}x_1 + a_{m2}x_2 + \cdots + a_{mn}x_n = b_m \end{cases}$，

记 $A = \begin{bmatrix} a_{11} & a_{12} & \cdots & a_{1n} \\ a_{21} & a_{22} & \cdots & a_{2n} \\ \vdots & \vdots & & \vdots \\ a_{m1} & a_{m2} & \cdots & a_{mn} \end{bmatrix}$，$X = \begin{bmatrix} x_1 \\ x_2 \\ \vdots \\ x_n \end{bmatrix}$，$B = \begin{bmatrix} b_1 \\ b_2 \\ \vdots \\ b_m \end{bmatrix}$，则方程组可表示为矩阵形式

$AX = B$.

7. 矩阵的转置.

设 $m \times n$ 矩阵 $A = \begin{bmatrix} a_{11} & a_{12} & \cdots & a_{1n} \\ a_{21} & a_{22} & \cdots & a_{2n} \\ \vdots & \vdots & & \vdots \\ a_{m1} & a_{m2} & \cdots & a_{mn} \end{bmatrix}$，将 A 的行列互换所得到 $m \times n$ 矩阵称为

A 的转置矩阵，简称 A 的转置，记为 A^T，即 $A = \begin{bmatrix} a_{11} & a_{21} & \cdots & a_{m1} \\ a_{12} & a_{22} & \cdots & a_{m2} \\ \vdots & \vdots & & \vdots \\ a_{1n} & a_{2n} & \cdots & a_{mn} \end{bmatrix}$.

转置运算满足：①$(A^T)^T = A$；　　②$(A + B)^T = A^T + B^T$；

　　　　　　　　③$(\lambda A)^T = \lambda A^T$；　　④$(AB)^T = B^T A^T$.

8. 逆矩阵.

（1）逆矩阵的定义：设 A 是方阵，若存在方阵 B，使得 $AB = E$ 或 $BA = E$ 成立，则称 A 是可逆的，B 称为 A 的逆矩阵，记为 A^{-1}，即 $B = A^{-1}$.

（2）伴随矩阵和可逆矩阵的充要条件.

设方阵 $A = \begin{bmatrix} a_{11} & a_{12} & \cdots & a_{1n} \\ a_{21} & a_{22} & \cdots & a_{2n} \\ \vdots & \vdots & & \vdots \\ a_{n1} & a_{n2} & \cdots & a_{nn} \end{bmatrix}$，$A_{ij}$ 是 $|A|$ 中 a_{ij} 的代数余子式，则称矩阵 $A^* = $

$\begin{bmatrix} A_{11} & A_{21} & \cdots & A_{n1} \\ A_{12} & A_{22} & \cdots & A_{n2} \\ \vdots & \vdots & & \vdots \\ A_{1n} & A_{2n} & \cdots & A_{nn} \end{bmatrix}$ 为 A 的伴随矩阵.

可逆的充要条件 方阵 A 可逆的充要条件是 $|A| \neq 0$；且当 A 可逆时 $A^{-1} = \dfrac{1}{|A|} A^*$.

奇异矩阵　　若 n 阶方阵 A 的行列式 $|A| = 0$，则称 A 为奇异（或退化）矩阵；反之，若 $|A| \neq 0$，则称 A 为非奇异（或非退化）矩阵.

9. 矩阵的初等变换.

（1）初等变换的定义.

对矩阵 A 作如下变换，称为矩阵的初等行变换：①互换 A 的两行；②将 A 的某行各元素乘以同一非零常数；③把 A 的某行各元素乘以同一常数后加到另一行的相应元素上.

类似地，也可以定义矩阵的初等列变换. 矩阵的初等行变换和列变换统称为矩阵的

初等变换.

（2）矩阵的秩.

在矩阵 $A=(a_{ij})_{m\times n}$ 中任取 k 行 k 列，在这些行、列交叉位置上的 k^2 个元素保持相应位置不变构成的 k 阶行列式称为 A 的 k 阶子式. 而矩阵 A 中不等于零的子式的最高阶数，称为矩阵 A 的秩，记为 r (A).

①矩阵初等变换的重要性质：初等变换不改变矩阵的秩.

②利用初等变换求逆矩阵：将矩阵 A 与单位矩阵合在一起构成矩阵 $(A\mid E)$，对这个矩阵进行初等行变换，当左边一半化为单位矩阵时，右边的一半就化为了 A^{-1}，即

$$(A\mid E)\xrightarrow{\text{初等行变换}}(E\mid A^{-1}).$$

10. 用初等变换解线性方程组

（1）线性方程组 $AX=B$ 的系数矩阵和增广矩阵分别为 A 和 $\overline{A}$，那么有：①当 r $(\overline{A})$ $>r$ (A) 时，方程组无解；②当 r $(\overline{A})$ $=r$ (A) $=n$ 时，方程组有唯一解；③当 r $(\overline{A})$ $=r$ (A) $=r<n$ 时，方程组有无穷多解（有 $n-r$ 个自由未知量）.

特别是对齐次线性方程组 $AX=0$，①当 r (A) $=n$ 时，仅有零解；②当 r (A) $=r<n$ 时，方程组有无穷多解（有 $n-r$ 个自由未知量）.

（2）方程组的解法：用初等变换将增广矩阵 $\overline{A}$ 化为标准阶梯形就可以求出方程组的解.

11. 向量组的线性相关与线性无关.

（1）定义：设 a_1，a_2，$\cdots$，a_m 是 m 个 n 维向量，若存在不全为零的数 k_1，k_2，$\cdots$，k_m 使得 $k_1a_1+k_2a_2+\cdots+k_ma_m=0$，则称 a_1，a_2，$\cdots$，a_m 线性相关，否则称 a_1，a_2，$\cdots$，a_m 线性无关.

（2）重要结论：①m 个 n 维向量线性相关的充要条件是其中一个向量可以由其余 $m-1$ 个向量线性表出；②两个 n 维向量线性相关的充要条件是对应分量成比例；③一个向量线性相关的充要条件是它是零向量.

12. 向量组的秩.

（1）定义：设 a_1，a_2，$\cdots$，a_m 是一组 n 维向量，若其中 r 个，满足：①a_1，a_2，$\cdots$，a_r 线性无关；②a_1，a_2，$\cdots$，a_m 中任一向量都可以由 a_1，a_2，$\cdots$，a_r 线性表出，则称 a_1，a_2，$\cdots$，a_r 是向量组 a_1，a_2，$\cdots$，a_m 的一个最大线性无关组（简称最大无关组）；而把最大无关组的向量个数 r 称为向量组 a_1，a_2，$\cdots$，a_m 的秩，记为 r $(a_1$，a_2，$\cdots$，$a_m)$.

（2）重要结论：①向量组与它的最大无关组是等价的；②若向量组 a_1，a_2，$\cdots$，a_r 中每个向量都可以由向量组 β_1，β_2，$\cdots$，β_t 线性表出，且 a_1，a_2，$\cdots$，a_r 线性无关，那么 $t\geqslant r$.

13. 线性方程组解的结构.

（1）基础解系：设 η_1，η_2，$\cdots$，η_s 都是齐次线性方程组 $AX=0$ 的解向量，且①η_1，η_2，$\cdots$，η_s 线性无关；②齐次线性方程组的任一解都可以由 η_1，η_2，$\cdots$，η_s 线性

表出，则称 $\boldsymbol{\eta}_1$，$\boldsymbol{\eta}_2$，$\cdots$，$\boldsymbol{\eta}_s$ 为此方程组的基础解系.

基础解系的求法：当方程组有 $n-r$ 个自由未知量时，取某个自由未知量非零，而取其他自由未知量为零就可得到非零解向量，这样共有 $n-r$ 个解向量，这些解向量是线性无关的，而且其他的解向量可以由它们线性表出，它们就是基础解系.

（2）非齐次方程组解的结构：若非齐次线性方程组 $\boldsymbol{AX}=\boldsymbol{B}$ 的系数矩阵为 $\boldsymbol{A}$，且 $r(\overline{\boldsymbol{A}})=r(\boldsymbol{A})=r<n$，$\boldsymbol{\gamma}$ 是此方程组的一个解向量，$\boldsymbol{\eta}_1$，$\boldsymbol{\eta}_2$，$\cdots$，$\boldsymbol{\eta}_{n-r}$ 是对应齐次方程组 $\boldsymbol{AX}=0$ 的基础解系，则

$$\boldsymbol{\gamma}+k_1\boldsymbol{\eta}_1+k_2\boldsymbol{\eta}_2+\cdots+k_{n-r}\boldsymbol{\eta}_{n-r} \quad (k_1，k_2，\cdots，k_{n-r} \text{为任意常数})$$

给出了非齐次线性方程组 $\boldsymbol{AX}=\boldsymbol{B}$ 的所有解. $\boldsymbol{\gamma}$ 称为非齐次线性方程组 $\boldsymbol{AX}=\boldsymbol{B}$ 的特解. 而上式称为非齐次方程组 $\boldsymbol{AX}=\boldsymbol{B}$ 的通解.

14. 特征值与特征向量.

（1）定义：设 $\boldsymbol{A}=(a_{ij})_{n\times n}$ 是 n 阶方阵，若存在数 λ 和非零 n 维向量 a，使得 $\boldsymbol{A}a=\lambda a$ 成立，则称 λ 是 $\boldsymbol{A}$ 的特征值，而称 a 为 $\boldsymbol{A}$ 的对应特征值 λ 的特征向量.

（2）矩阵 $\boldsymbol{A}$ 的特征值和特征向量的求法.

①由特征方程 $|\lambda\boldsymbol{E}-\boldsymbol{A}|=0$，求出特征值 λ_1，λ_2，$\cdots$，λ_s；②求基础线性方程组 $(\lambda_i\boldsymbol{E}-\boldsymbol{A})\boldsymbol{X}=0$ 的非零解向量，就得到对应特征值 λ_i 的特征向量.

二、典型例题

例1 计算行列式 $\begin{vmatrix} 1 & -1 & 1 & x-1 \\ 1 & -1 & x+1 & -1 \\ 1 & x-1 & 1 & -1 \\ x+1 & -1 & 1 & -1 \end{vmatrix}$

解：注意到此行列式的行和相等

$$原式 \xrightarrow{c_1+(c_2+c_3+c_4)} \begin{vmatrix} x & -1 & 1 & x-1 \\ x & -1 & x+1 & -1 \\ x & x-1 & 1 & -1 \\ x & -1 & 1 & -1 \end{vmatrix} = x\begin{vmatrix} 1 & -1 & 1 & x-1 \\ 1 & -1 & x+1 & -1 \\ 1 & x-1 & 1 & -1 \\ 1 & -1 & 1 & -1 \end{vmatrix}$$

$$\xrightarrow[\substack{-c_1+c_3x \\ c_1+c_4}]{c_1+c_2} \begin{vmatrix} 1 & 0 & 0 & x \\ 1 & 0 & x & 0 \\ 1 & x & 0 & 0 \\ 1 & 0 & 0 & 0 \end{vmatrix} = x^4.$$

例2 计算行列式 $\begin{vmatrix} x-1 & 3 & -3 \\ -3 & x+5 & -3 \\ -6 & 6 & x-4 \end{vmatrix}$.

解：原行列式可化为 $=(x-1)\begin{vmatrix} x+5 & -3 \\ 6 & x-4 \end{vmatrix} -3\begin{vmatrix} -3 & -3 \\ -6 & x-4 \end{vmatrix} +$

$$(-3)\begin{vmatrix} -3 & x+5 \\ -6 & 6 \end{vmatrix} = (x+2)^2(x-4) = x^3-12x-16.$$

例3　试问 λ 取何值时，齐次线性方程组 $\begin{cases} 3x_1 + x_2 + \lambda x_3 = 0 \\ 2x_2 - x_3 = 0 \\ x_1 - x_2 - 2x_3 = 0 \end{cases}$ 有非零解？

解：系数行列式为：$\begin{vmatrix} 3 & 1 & \lambda \\ 0 & 2 & -1 \\ 1 & -1 & -2 \end{vmatrix} = \begin{vmatrix} 1 & -1 & -2 \\ 0 & 4 & \lambda+6 \\ 0 & 2 & -1 \end{vmatrix} = \begin{vmatrix} 1 & -1 & -2 \\ 0 & 2 & -1 \\ 0 & 0 & \lambda+8 \end{vmatrix}$

所以，当 $\lambda = -8$ 时，该齐次线性方程组有非零解.

例4　解线性方程组 $\begin{cases} 2x_1 - 5x_2 + 3x_3 + 2x_4 = 1 \\ 5x_1 - 8x_2 + 5x_3 + 4x_4 = 3 \end{cases}$.

解：对增广矩阵施以初等行变换：

$$\bar{A} = \begin{bmatrix} 2 & -5 & 3 & 2 & 1 \\ 5 & -8 & 5 & 4 & 3 \end{bmatrix} \rightarrow \begin{bmatrix} 2 & -5 & 3 & 2 & 1 \\ 0 & \dfrac{9}{2} & -\dfrac{5}{2} & -1 & \dfrac{1}{2} \end{bmatrix} \rightarrow \begin{bmatrix} 1 & -\dfrac{5}{2} & \dfrac{3}{2} & 1 & \dfrac{1}{2} \\ 0 & \dfrac{9}{2} & -\dfrac{5}{2} & -1 & \dfrac{1}{2} \end{bmatrix} \rightarrow$$

$$\begin{bmatrix} 1 & -\dfrac{5}{2} & \dfrac{3}{2} & 1 & \dfrac{1}{2} \\ 0 & 1 & -\dfrac{5}{9} & -\dfrac{2}{9} & \dfrac{1}{9} \end{bmatrix} \rightarrow \begin{bmatrix} 1 & 0 & \dfrac{1}{9} & \dfrac{4}{9} & \dfrac{7}{9} \\ 0 & 1 & -\dfrac{5}{9} & -\dfrac{2}{9} & \dfrac{1}{9} \end{bmatrix}$$

与原方程组同解的方程组为：$\begin{cases} x_1 + \dfrac{1}{9}x_3 + \dfrac{4}{9}x_4 = \dfrac{7}{9} \\ x_2 - \dfrac{5}{9}x_3 - \dfrac{2}{9}x_4 = \dfrac{1}{9} \end{cases}$

所以，方程组的一般解为：$\begin{cases} x_1 = -\dfrac{1}{9}x_3 - \dfrac{4}{9}x_4 + \dfrac{7}{9} \\ x_2 = \dfrac{5}{9}x_3 + \dfrac{2}{9}x_4 + \dfrac{1}{9} \end{cases}$ （x_3，x_4 是自由未知量）.

例5　设矩阵 $A = \begin{bmatrix} 2 & 2 & 1 \\ 1 & 1 & 0 \\ -1 & 2 & 3 \end{bmatrix}$，求矩阵 B，使 $A + 2B = AB$.

解：由 $A + 2B = AB$，有 $(A - 2E)B = A$，从而 $B = (A - 2E)^{-1}A$

$$(A - 2E \mid A) = \begin{bmatrix} 0 & 2 & 1 & 2 & 2 & 1 \\ 1 & -1 & 0 & 1 & 1 & 0 \\ -1 & 2 & 1 & 0 & 0 & 1 \end{bmatrix} \rightarrow \begin{bmatrix} 1 & 0 & 0 & 3 & 0 & -2 \\ 0 & 1 & 0 & 2 & -1 & -2 \\ 0 & 0 & 1 & -2 & 4 & 5 \end{bmatrix}.$$

所以 $B = \begin{bmatrix} 3 & 0 & -2 \\ 2 & -1 & -2 \\ -2 & 4 & 3 \end{bmatrix}$.

例6　已知向量组 $\boldsymbol{\alpha}_1 = \begin{bmatrix} 1 \\ 2 \\ 3 \\ -1 \end{bmatrix}$，$\boldsymbol{\alpha}_2 = \begin{bmatrix} 3 \\ 2 \\ 1 \\ -1 \end{bmatrix}$，$\boldsymbol{\alpha}_3 = \begin{bmatrix} 2 \\ 3 \\ 1 \\ 1 \end{bmatrix}$，$\boldsymbol{\alpha}_4 = \begin{bmatrix} 2 \\ 2 \\ 2 \\ -1 \end{bmatrix}$

分别判定向量组 $\boldsymbol{\alpha}_1$，$\boldsymbol{\alpha}_2$，$\boldsymbol{\alpha}_3$ 与向量组 $\boldsymbol{\alpha}_1$，$\boldsymbol{\alpha}_2$，$\boldsymbol{\alpha}_3$，$\boldsymbol{\alpha}_4$ 的线性相关性，并说明理由.

解：因为 $(\boldsymbol{\alpha}_1, \boldsymbol{\alpha}_2, \boldsymbol{\alpha}_3, \boldsymbol{\alpha}_4) = \begin{bmatrix} 1 & 3 & 2 & 2 \\ 2 & 2 & 3 & 2 \\ 3 & 1 & 1 & 2 \\ -1 & -1 & 1 & -1 \end{bmatrix} \rightarrow$

$\begin{bmatrix} 1 & 3 & 2 & 2 \\ 0 & -4 & -1 & -2 \\ 0 & -8 & -5 & -4 \\ 0 & 2 & 3 & 1 \end{bmatrix} \rightarrow \begin{bmatrix} 1 & 3 & 2 & 2 \\ 0 & 2 & 3 & 1 \\ 0 & -4 & -1 & -2 \\ 0 & -8 & -5 & -4 \end{bmatrix} \rightarrow \begin{bmatrix} 1 & 3 & 2 & 2 \\ 0 & 2 & 3 & 1 \\ 0 & 0 & 5 & 0 \\ 0 & 0 & 7 & 0 \end{bmatrix} \rightarrow \begin{bmatrix} 1 & 3 & 2 & 2 \\ 0 & 2 & 3 & 1 \\ 0 & 0 & 5 & 0 \\ 0 & 0 & 0 & 0 \end{bmatrix}$

所有 $\boldsymbol{\alpha}_1, \boldsymbol{\alpha}_2, \boldsymbol{\alpha}_3$ 线性无关，$\boldsymbol{\alpha}_1, \boldsymbol{\alpha}_2, \boldsymbol{\alpha}_3, \boldsymbol{\alpha}_4$ 线性相关.

例 7 给定线性方程组 $\begin{cases} x_1 + x_2 + x_3 = 4 \\ x_1 + \lambda x_2 + x_3 = 3 \\ x_1 + 2\lambda x_2 + x_3 = 4 \end{cases}$，

（1）问 λ 在什么条件下，方程组有解？又在什么条件下方程组无解？

（2）当方程组有解时，求出通解.

解：（1）$\bar{\boldsymbol{A}} = \begin{bmatrix} 1 & 1 & 1 & 4 \\ 1 & \lambda & 1 & 3 \\ 1 & 2\lambda & 1 & 4 \end{bmatrix} \rightarrow \begin{bmatrix} 1 & 1 & 1 & 4 \\ 0 & \lambda-1 & 0 & -1 \\ 0 & 2\lambda-1 & 0 & 0 \end{bmatrix}$

所以，当 $\lambda = 0.5$ 时，$r(\boldsymbol{A}) = r(\bar{\boldsymbol{A}}) = 2$，方程组有无穷多解；

当 $\lambda \neq 0.5$ 时，方程组无解.

（2）当 $\lambda = 0.5$ 时 $\bar{\boldsymbol{A}} \rightarrow \begin{bmatrix} 1 & 1 & 1 & 4 \\ 0 & -0.5 & 0 & -1 \\ 0 & 0 & 0 & 0 \end{bmatrix} \rightarrow \begin{bmatrix} 1 & 0 & 1 & 2 \\ 0 & 1 & 0 & 2 \\ 0 & 0 & 0 & 0 \end{bmatrix}$，通解为 $\boldsymbol{x} = \begin{bmatrix} 2 \\ 2 \\ 0 \end{bmatrix} +$

$k \begin{bmatrix} -1 \\ 0 \\ 1 \end{bmatrix}$，$k$ 为任意常数.

三、配套教材思考与练习解答

1. 一个非零矩阵的行最简形与行阶梯形有什么区别和联系？

解：首先，行最简形、行阶梯形都是矩阵作初等行变换所获得的化简形式. 任何一个矩阵总可经有限次初等行变换化为行阶梯形和行最简形. 这是矩阵的一个非常重要的运算.

其次，行最简形是一个行阶梯形，但行阶梯形未必是行最简形. 其区别在于前者的非零行的首位非零元必须是 1，且该元所在之列中其他元均为 0，因而，该元所在列是一个单元坐标列向量；而后者则无上述要求. 另一方面，矩阵的行阶梯形不是唯一的，但它的行最简形则是唯一的. 所谓最简形，就是矩阵经过初等行变换能得到的"最简单"形状. 在 $m \times n$ 矩阵的行最简形中，非零行的首位非零元所在列中，零的个数达到最多. 一般来说，一个矩阵中零越多，其形状看上去就越简单.

2. 举例说明下列命题是错误的.

（1）若 $\boldsymbol{A}^2 = \boldsymbol{0}$，则 $\boldsymbol{A} = \boldsymbol{0}$；

（2）若 $A \neq 0$，则 $|A| \neq 0$；

（3）若 $AX = AY$ 且 $A \neq 0$，则 $X = Y$。

解：（1）若 $A = \begin{bmatrix} 1 & 1 \\ -1 & -1 \end{bmatrix}$，则 $A^2 = \begin{bmatrix} 1 & 1 \\ -1 & -1 \end{bmatrix}\begin{bmatrix} 1 & 1 \\ -1 & -1 \end{bmatrix} = \begin{bmatrix} 0 & 0 \\ 0 & 0 \end{bmatrix} = 0$，但

$A = \begin{bmatrix} 1 & 1 \\ -1 & -1 \end{bmatrix} \neq 0$；

（2）$A = \begin{bmatrix} 1 & 2 \\ 2 & 4 \end{bmatrix} \neq 0$，但 $|A| = 0$；

（3）若 $A = \begin{bmatrix} 1 & -2 \\ -1 & 2 \end{bmatrix}$，$X = \begin{bmatrix} 4 \\ 3 \end{bmatrix}$，$Y = \begin{bmatrix} 2 \\ 2 \end{bmatrix}$，则 $AX = \begin{bmatrix} 1 & -2 \\ -1 & 2 \end{bmatrix}\begin{bmatrix} 4 \\ 3 \end{bmatrix} = \begin{bmatrix} -2 \\ 2 \end{bmatrix}$，

$AY = \begin{bmatrix} 1 & -2 \\ -1 & 2 \end{bmatrix}\begin{bmatrix} 2 \\ 2 \end{bmatrix} = \begin{bmatrix} -2 \\ 2 \end{bmatrix}$，故 $AX = AY$ 且 $A \neq 0$，但也可能 $X \neq Y$。

3. 设 $A = \begin{bmatrix} 2 & 1 & -3 \\ 1 & 2 & -2 \\ -1 & 3 & 2 \end{bmatrix}$，$b_1 = \begin{bmatrix} 1 \\ 2 \\ -2 \end{bmatrix}$，$b_2 = \begin{bmatrix} -1 \\ 0 \\ 5 \end{bmatrix}$，求线性方程组 $Ax = b_1$ 和 $Ax = b_2$ 的解。

解：本例的目的是搞清楚若干个相同系数矩阵的向量方程与矩阵方程的联系。x_i 是向量方程 $Ax = b_i$ 的解，$i = 1, 2 \Leftrightarrow$ 矩阵 $X = (x_1, x_2)$ 是矩阵方程 $AX = B$ 的解，这里 $B = (b_1, b_2)$。特别当 $A \neq 0$ 时，$X = A^{-1}B$。

4. 设 a_1、a_2 线性相关，b_1、b_2 也线性相关，问 $a_1 + b_1$，$a_2 + b_2$ 是否一定线性相关？

解：（1）不一定。例如取 $a_1 = \begin{bmatrix} 1 \\ 0 \end{bmatrix}$，$a_2 = \begin{bmatrix} 2 \\ 0 \end{bmatrix}$；$b_1 = \begin{bmatrix} 0 \\ 1 \end{bmatrix}$，$b_2 = \begin{bmatrix} 0 \\ 2 \end{bmatrix}$，则向量组 a_1、a_2 和 b_1、b_2 都是线性相关；而向量组 $a_1 + b_1 = \begin{bmatrix} 1 \\ 1 \end{bmatrix}$，$a_2 + b_2 = \begin{bmatrix} 2 \\ 2 \end{bmatrix}$ 线性相关；向量组 $a_1 + b_2 = \begin{bmatrix} 1 \\ 2 \end{bmatrix}$，$a_2 + b_1 = \begin{bmatrix} 2 \\ 1 \end{bmatrix}$ 线性无关。

（2）进一步讨论两个一般性问题，设 a_1、a_2 线性相关。

问题 1：是否一定存在 b_1、b_2，满足 b_1、b_2 线性相关性，且 $a_1 + b_1$，$a_2 + b_2$ 线性相关？答案是肯定的。事实上取 $b_1 = a_1$，$b_2 = a_2$，则向量 b_1、b_2 满足要求。

问题 2：是否一定存在 b_1、b_2，满足 b_1、b_2 线性相关性，且 $a_1 + b_1$，$a_2 + b_2$ 线性无关？首先，若 $a_1 = a_2 = 0$，则因 $a_1 + b_1 = b_1$，$a_2 + b_2 = b_2$，故不存在 b_1、b_2 满足要求。

不妨设 $a_1 \neq 0$，因 a_1、a_2 线性相关性，故可假设 $a_2 = \lambda a_1$。因 $n \geq 2$，R^n 中至少存在向量 β，使 a_1、β 线性无关。然后取 $b_1 = \beta$，$b_2 = (1 + \lambda)\beta$，则 $(a_1 + b_1, a_2 + b_2) = (a_1, \beta)\begin{bmatrix} 1 & \lambda \\ 1 & 1+\lambda \end{bmatrix}$。记 $K = \begin{bmatrix} 1 & \lambda \\ 1 & 1+\lambda \end{bmatrix}$，则 K 是可逆矩阵。由 a_1、β 线性无关，知 $(a_1 + b_1, a_2 + b_2)$ 线性无关。

四、配套教材习题七详解

1. 计算下列各行列式的值：

$$(1)\ \begin{vmatrix} 3 & 1 & -1 & 2 \\ -5 & 1 & 3 & -4 \\ 2 & 0 & 1 & -1 \\ 1 & -5 & 3 & -3 \end{vmatrix};\quad (2)\ \begin{vmatrix} 1 & 0 & 1 & 3 \\ 1 & -1 & 4 & 3 \\ -1 & -1 & 2 & 3 \\ 0 & 0 & 1 & 3 \end{vmatrix};\quad (3)\ \begin{vmatrix} 1 & 1 & 1 & 1 \\ 1 & 2 & 3 & 4 \\ 1 & 3 & 6 & 10 \\ 1 & 4 & 10 & 20 \end{vmatrix}.$$

解：（1）和（2）类同下列（3）的解法.

$$D = \begin{vmatrix} 1 & 1 & 1 & 1 \\ 1 & 2 & 3 & 4 \\ 1 & 3 & 6 & 10 \\ 1 & 4 & 10 & 20 \end{vmatrix} \xlongequal{(1)行*(-1)+(2)行} \begin{vmatrix} 1 & 1 & 1 & 1 \\ 0 & 1 & 2 & 3 \\ 0 & 2 & 5 & 9 \\ 0 & 3 & 9 & 19 \end{vmatrix} = \begin{vmatrix} 1 & 2 & 3 \\ 2 & 5 & 9 \\ 3 & 9 & 19 \end{vmatrix} \xlongequal[(1)行*(-3)+(3)行]{(1)行*(-2)+(2)行}$$

$$\begin{vmatrix} 1 & 2 & 3 \\ 0 & 1 & 3 \\ 0 & 3 & 10 \end{vmatrix} = \begin{vmatrix} 1 & 3 \\ 3 & 10 \end{vmatrix} = 1.$$

2. 计算下列行列式：

$$\begin{vmatrix} -ab & ac & ae \\ bd & -cd & de \\ bf & cf & -ef \end{vmatrix};\quad (2)\ \begin{vmatrix} a+b & c & c \\ a & b+c & a \\ b & b & c+a \end{vmatrix}.$$

解：（1） $\begin{vmatrix} -ab & ac & ae \\ bd & -cd & de \\ bf & cf & -ef \end{vmatrix} = bce \begin{vmatrix} -a & a & a \\ d & -d & d \\ f & f & -f \end{vmatrix} = abcdef \begin{vmatrix} -1 & 1 & 1 \\ 1 & -1 & 1 \\ 1 & 1 & -1 \end{vmatrix}$

$$\xlongequal[(1)列+(3)列]{(1)列+(2)列} \begin{vmatrix} -1 & 0 & 0 \\ 1 & 0 & 2 \\ 1 & 2 & 0 \end{vmatrix} = 4abcdef.$$

（2） $D = \begin{vmatrix} a+b & c & c \\ a & b+c & a \\ b & b & c+a \end{vmatrix} \xlongequal[(-1)r_3+r_1]{(-1)r_2+r_1} \begin{vmatrix} 0 & -2b & -2a \\ c & b+c & a \\ b & b & c+a \end{vmatrix} = (-2) \begin{vmatrix} 0 & b & a \\ a & b+c & a \\ b & b & c+a \end{vmatrix}$

$$\xlongequal[(-1)r_1+r_3]{(-1)r_1+r_2} (-2) \begin{vmatrix} 0 & b & a \\ a & c & 0 \\ b & 0 & c \end{vmatrix} = 4abc.$$

3. 计算 n 阶行列式：

$$\begin{vmatrix} a & b & 0 & \cdots & 0 & 0 \\ 0 & a & b & \cdots & 0 & 0 \\ \cdots & \cdots & \cdots & \cdots & \cdots & \cdots \\ 0 & 0 & 0 & \cdots & a & b \\ 0 & 0 & 0 & \cdots & 0 & a \end{vmatrix};\quad (2)\ \begin{vmatrix} 1 & 2 & 3 & n-1 & n \\ 1 & -1 & 0 & 0 & 0 \\ 0 & 2 & -2 & 0 & 0 \\ \cdots & \cdots & \cdots & \cdots & \cdots \\ 0 & 0 & 0 & n-1 & 1-n \end{vmatrix}.$$

解：（1） $D = \begin{vmatrix} a & b & 0 & \cdots & 0 & 0 \\ 0 & a & b & \cdots & 0 & 0 \\ \cdots & \cdots & \cdots & \cdots & \cdots & \cdots \\ 0 & 0 & 0 & \cdots & a & b \\ 0 & 0 & 0 & \cdots & 0 & a \end{vmatrix} \xlongequal{按第一列展开}$

$$a \cdot \begin{vmatrix} a & b & 0 & \cdots & 0 & 0 \\ 0 & a & b & \cdots & 0 & 0 \\ \cdots & \cdots & \cdots & \cdots & \cdots & \cdots \\ 0 & 0 & 0 & \cdots & 0 & a \end{vmatrix} + (-1)^{n+1} b \begin{vmatrix} b & 0 & 0 & \cdots & 0 & 0 \\ a & b & 0 & \cdots & 0 & 0 \\ \cdots & \cdots & \cdots & \cdots & \cdots & \cdots \\ 0 & 0 & 0 & \cdots & a & b \end{vmatrix}$$

$$= a \cdot a^{n-1} + (-1)^{n+1} b \cdot b^{n-1} = a^n + (-1)^{n+1} b^n.$$

(2) $\begin{vmatrix} 1 & 2 & 3 & \cdots & n-2 & n-1 & n \\ 1 & -1 & 0 & \cdots & 0 & 0 & 0 \\ 0 & 2 & -2 & \cdots & 0 & 0 & 0 \\ \cdots & \cdots & \cdots & \cdots & \cdots & \cdots & \cdots \\ 0 & 0 & 0 & \cdots & n-2 & 2-n & 0 \\ 0 & 0 & 0 & \cdots & 0 & n-1 & 1-n \end{vmatrix}$ 依次加下去,最后得

$$\begin{vmatrix} \dfrac{n(n+1)}{2} & \dfrac{n(n+1)}{2}-1 & \dfrac{n(n+1)}{2}-3 & \cdots & 3n-3 & 2n-1 & n \\ 0 & -1 & 0 & \cdots & 0 & 0 & 0 \\ 0 & 0 & -2 & \cdots & 0 & 0 & 0 \\ \cdots & \cdots & \cdots & \cdots & \cdots & \cdots & \\ 0 & 0 & 0 & \cdots & 0 & 2-n & 0 \\ 0 & 0 & 0 & \cdots & 0 & 0 & 1-n \end{vmatrix}$$

$$= (-1)(-2)(-3)\cdots(2-n)(1-n)\frac{n(n+1)}{2} = (-1)^{n-1}\frac{(n+1)!}{2}.$$

4. 计算 n 阶范德蒙行列式

$$D_n = \begin{vmatrix} 1 & 1 & 1 & \cdots & 1 \\ a_1 & a_2 & a_3 & \cdots & a_n \\ a_1^2 & a_2^1 & a_3^2 & \cdots & a_n^2 \\ \cdots & \cdots & \cdots & \cdots & \cdots \\ a_1^{n-1} & a_2^{n-1} & a_3^{n-1} & \cdots & a_n^{n-1} \end{vmatrix}.$$

解:

$$D_n = (a_2 - a_1)(a_3 - a_1)\cdots(a_n - a_1)\begin{vmatrix} 1 & 1 & \cdots & 1 \\ a_1 & a_2 & \cdots & a_n \\ a_1^2 & a_2^2 & \cdots & a_n^2 \\ \cdots & \cdots & \cdots & \cdots \\ a_1^{n-2} & a_2^{n-2} & \cdots & a_n^{n-2} \end{vmatrix}$$

$$= (a_2 - a_1)(a_3 - a_1)\cdots(a_n - a_1)D_{n-1}$$

$$= (a_2 - a_1)(a_3 - a_1)\cdots(a_n - a_1)\times(a_3 - a_2)(a_4 - a_2)\cdots(a_n - a_2)D_{n-2}$$

$$= \cdots$$

$$= (a_2 - a_1)(a_3 - a_1)\cdots(a_n - a_1)(a_3 - a_2)(a_4 - a_2)\cdots(a_n - a_2)\cdots(a_n - a_{n-1}).$$

$$D_2 = \begin{vmatrix} 1 & 1 \\ a_{n-1} & a_n \end{vmatrix} = a_n - a_{n-1}.$$

即 n 阶范德蒙行列式等于 $a_1, a_2, \cdots, a_n$ 这 n 个数的所有可能的差 $a_i - a_j$ 的乘积

$$D_n = \prod_{1 \le j \le i \le n} (a_i - a_j).$$

5. 问 λ 取何值时,下列齐次线性方程组有非零解?

$$\begin{cases} (1-\lambda)\,x_1 -2x_2 +4x_3 =0 \\ 2x_1 +(3-\lambda)\,x_2 +x_3 =0 \\ x_1 +x_2 +(1-\lambda)\,x_3 =0 \end{cases}$$

解：只要用克莱默法则的推论即可．令方程组的系数行列式

$$D = \begin{vmatrix} 1-\lambda & -2 & 4 \\ 2 & 3-\lambda & 1 \\ 1 & 1 & 1-\lambda \end{vmatrix} =0$$

为简化计算，先化其中一个常数元素为零，提取 λ 的一次公因式，得

$$D \xlongequal{2r_3+r_1} \begin{vmatrix} -(\lambda-3) & 0 & -2(\lambda-3) \\ 2 & 3-\lambda & 1 \\ 1 & 1 & 1-\lambda \end{vmatrix} = (\lambda-3) \begin{vmatrix} -1 & 0 & -2 \\ 2 & 3-\lambda & 1 \\ 1 & 1 & 1-\lambda \end{vmatrix}$$

$$\xlongequal{-2c_1+c_3} (\lambda-3) \begin{vmatrix} -1 & 0 & 0 \\ 2 & 3-\lambda & -3 \\ 1 & 1 & -(\lambda+1) \end{vmatrix}$$

$$= (-1)(\lambda-3)[-(3-\lambda)(\lambda+1)+3] = -(\lambda-3)(\lambda-2)\lambda=0,$$

故 $\lambda=0$、2、3 时，该方程组有非零解．

6．试确定矩阵中的未知数 a、b、c．

(1) $\begin{bmatrix} 2 & 3 \\ 1 & c \end{bmatrix} + \begin{bmatrix} a & -1 \\ 0 & b \end{bmatrix} = \begin{bmatrix} 3 & b \\ 1 & 0 \end{bmatrix}$；

(2) $\begin{bmatrix} a^2 & 1 & b^2 \\ 0 & -2 & 3 \end{bmatrix} - 2 \begin{bmatrix} a & 2 & 1 \\ -1 & c & 4 \end{bmatrix} = \begin{bmatrix} 15 & -3 & 7 \\ 2 & -8 & -5 \end{bmatrix}$．

解：(1) 和 (2) 类似．

(2) 原矩阵方程左边 $= \begin{bmatrix} a^2 & 1 & b^2 \\ 0 & -2 & 3 \end{bmatrix} - \begin{bmatrix} 2a & 4 & 2 \\ -2 & 2c & 8 \end{bmatrix} = \begin{bmatrix} a^2-2a & -3 & b^2-2 \\ 2 & -2(1+c) & -5 \end{bmatrix}$

所以 $a^2-2a=15$，$b^2-2=7$，$-2(c+1)=-8$．

得 $a=-3$ 或 5，$b=\pm3$，$c=3$．

7．设矩阵

$$A = \begin{bmatrix} 1 & 2 & 1 & 2 \\ 2 & 1 & 2 & 1 \\ 1 & 2 & 3 & 4 \end{bmatrix}, \quad B = \begin{bmatrix} 4 & 3 & 2 & 1 \\ -2 & 1 & -2 & 1 \\ 0 & -1 & 0 & -1 \end{bmatrix}.$$

(1) 求 $3A-B$；

(2) 解矩阵方程 $A+X=B$，求 X；

(3) 解矩阵方程 $(2A+Y)+2(B-Y)=\mathbf{0}_{3\times4}$，求 Y．

解：(1) 和 (2) 类同下列 (3) 的解法．

(3) 原解矩阵方程得 $2A+2B+Y-2Y=\mathbf{0}$，所以

$$Y=2(A+B)=2\left(\begin{bmatrix} 1 & 2 & 1 & 2 \\ 2 & 1 & 2 & 1 \\ 1 & 2 & 3 & 4 \end{bmatrix} + \begin{bmatrix} 4 & 3 & 2 & 1 \\ -2 & 1 & -2 & 1 \\ 0 & -1 & 0 & -1 \end{bmatrix} \right)$$

$$=2\begin{bmatrix}5&5&3&3\\0&2&0&2\\1&1&3&3\end{bmatrix}=\begin{bmatrix}10&10&6&6\\0&4&0&4\\2&2&6&6\end{bmatrix}.$$

8. 计算下列矩阵的乘积：

(1) $\begin{bmatrix}1&0&-1&2\\-1&1&3&0\\0&5&-1&4\end{bmatrix}\begin{bmatrix}0&3&4\\1&2&1\\3&1&-1\\-1&2&1\end{bmatrix}$；

(2) $\begin{bmatrix}2&3&4\end{bmatrix}\begin{bmatrix}2\\3\\4\end{bmatrix}$；

(3) $\begin{bmatrix}2\\3\\4\end{bmatrix}\begin{bmatrix}2&3&4\end{bmatrix}$；

(4) $\begin{bmatrix}1&0\\1&1\end{bmatrix}^5$.

解：（1）和（2）类同下列（3）的解法.

(3) $\begin{bmatrix}2\\3\\4\end{bmatrix}\begin{bmatrix}2&3&4\end{bmatrix}=\begin{bmatrix}2\times2&2\times3&2\times4\\3\times2&3\times3&3\times4\\4\times2&4\times3&4\times4\end{bmatrix}=\begin{bmatrix}4&6&8\\6&9&12\\8&12&16\end{bmatrix}.$

(4) $\begin{bmatrix}1&0\\1&1\end{bmatrix}\begin{bmatrix}1&0\\1&1\end{bmatrix}=\begin{bmatrix}1&0\\2&1\end{bmatrix}$，$\begin{bmatrix}1&0\\2&1\end{bmatrix}\begin{bmatrix}1&0\\2&1\end{bmatrix}=\begin{bmatrix}1&0\\4&1\end{bmatrix}$，$\cdots$，$\begin{bmatrix}1&0\\1&1\end{bmatrix}^5=\begin{bmatrix}1&0\\5&1\end{bmatrix}.$

9. 设矩阵 $\boldsymbol{A}=\begin{bmatrix}1&-1&2\end{bmatrix}$，$\boldsymbol{B}=\begin{bmatrix}2&-1&0\\1&1&3\\4&2&1\end{bmatrix}$，求 $(\boldsymbol{AB})^{\mathrm{T}}$.

解：$\boldsymbol{A}^{\mathrm{T}}=\begin{bmatrix}1\\-1\\2\end{bmatrix}$，$\boldsymbol{B}^{\mathrm{T}}=\begin{bmatrix}2&1&4\\-1&1&2\\0&3&1\end{bmatrix}$，$(\boldsymbol{AB})^{\mathrm{T}}=\boldsymbol{B}^{\mathrm{T}}\boldsymbol{A}^{\mathrm{T}}=\begin{bmatrix}2&1&4\\-1&1&2\\0&3&1\end{bmatrix}\begin{bmatrix}1\\-1\\2\end{bmatrix}$，

$=\begin{bmatrix}9\\2\\-1\end{bmatrix}.$

10. 设矩阵 $\boldsymbol{A}=\begin{bmatrix}2&4\\1&-1\\3&1\end{bmatrix}$，$\boldsymbol{B}=\begin{bmatrix}2&3&1\\2&1&0\end{bmatrix}$，验证 $(\boldsymbol{AB})^{\mathrm{T}}=\boldsymbol{B}^{\mathrm{T}}\boldsymbol{A}^{\mathrm{T}}$.

解：$\boldsymbol{AB}=\begin{bmatrix}12&10&2\\0&2&1\\8&10&3\end{bmatrix}$，$(\boldsymbol{AB})^{\mathrm{T}}=\begin{bmatrix}12&0&8\\10&2&10\\2&1&3\end{bmatrix}$，另一方面：$\boldsymbol{A}^{\mathrm{T}}=\begin{bmatrix}2&1&3\\4&-1&1\end{bmatrix}$，

$\boldsymbol{B}^{\mathrm{T}}=\begin{bmatrix}2&2\\3&1\\1&0\end{bmatrix}$，$\boldsymbol{B}^{\mathrm{T}}\boldsymbol{A}^{\mathrm{T}}=\begin{bmatrix}12&0&8\\10&2&10\\2&1&3\end{bmatrix}$，$\therefore\ (\boldsymbol{AB})^{\mathrm{T}}=\boldsymbol{B}^{\mathrm{T}}\boldsymbol{A}^{\mathrm{T}}.$

11. 用伴随矩阵的方法求矩阵的逆矩阵：

(1) $\begin{bmatrix}\cos a&-\sin a\\\sin a&\cos a\end{bmatrix}$；

(2) $\begin{bmatrix}1&1&1\\0&1&1\\0&0&1\end{bmatrix}$；

$$(3) \begin{bmatrix} 1 & 0 & 0 & 0 \\ 0 & 2 & 0 & 0 \\ 0 & 0 & 3 & 0 \\ 0 & 0 & 0 & 4 \end{bmatrix}; \qquad (4) \begin{bmatrix} 1 & 2 & 3 \\ 2 & 2 & 1 \\ 3 & 4 & 3 \end{bmatrix}.$$

解：（1）和（2）类同（4）的解法.

$$(3) \begin{bmatrix} 1 & 0 & 0 & 0 \\ 0 & 2 & 0 & 0 \\ 0 & 0 & 3 & 0 \\ 0 & 0 & 0 & 4 \end{bmatrix}^{-1} = \begin{bmatrix} 1 & 0 & 0 & 0 \\ 0 & \dfrac{1}{2} & 0 & 0 \\ 0 & 0 & \dfrac{1}{3} & 0 \\ 0 & 0 & 0 & \dfrac{1}{4} \end{bmatrix}.$$

（4）A 中的元素的代数余子式分别为 $A_{11}=2$，$A_{12}=-3$，$A_{13}=2$，$A_{21}=6$，$A_{22}=-6$，$A_{23}=2$，$A_{31}=-4$，$A_{32}=5$，$A_{33}=-2$.

$$|A|=6+6+24-18-12-4=2, \quad A^{-1}=\frac{A^*}{|A|}=\begin{bmatrix} 1 & 3 & -2 \\ -\dfrac{3}{2} & -3 & \dfrac{5}{2} \\ 1 & 1 & -1 \end{bmatrix}.$$

12. 已知 $A^2+2A+I=0$，求证 $A^{-1}=-A-2I$.

证明：将 $A^2+2A+I=0$ 变形为 $A(A+2I)+I=0$，即 $A(A+2I)=-I$，故 $A(-A-2I)=I$，所以 $A^{-1}=-A-2I$.

13. 解下列矩阵方程：

$$(1) \begin{bmatrix} x_{11} & x_{12} \\ x_{21} & x_{22} \end{bmatrix}\begin{bmatrix} 3 & -2 \\ 5 & -4 \end{bmatrix}=\begin{bmatrix} -1 & 2 \\ -5 & 6 \end{bmatrix}; \qquad (2) \begin{bmatrix} 2 & 5 \\ 1 & 3 \end{bmatrix}\begin{bmatrix} x_{11} & x_{12} \\ x_{21} & x_{22} \end{bmatrix}=\begin{bmatrix} 4 & -6 \\ 2 & 1 \end{bmatrix};$$

$$(3) \begin{bmatrix} 1 & 4 \\ -1 & 2 \end{bmatrix}\begin{bmatrix} x_{11} & x_{12} \\ x_{21} & x_{22} \end{bmatrix}\begin{bmatrix} 2 & 0 \\ -1 & 1 \end{bmatrix}=\begin{bmatrix} 3 & 1 \\ 0 & -1 \end{bmatrix}.$$

解：（1）和（2）类同下列（3）的解法.

（3）矩阵方程左边的矩阵逆矩阵存在，

且 $\begin{bmatrix} 1 & 4 \\ -1 & 2 \end{bmatrix}^{-1}=\begin{bmatrix} \dfrac{1}{3} & -\dfrac{2}{3} \\ \dfrac{1}{6} & \dfrac{1}{6} \end{bmatrix}$，$\begin{bmatrix} 2 & 0 \\ -1 & 1 \end{bmatrix}^{-1}=\begin{bmatrix} \dfrac{1}{2} & 0 \\ \dfrac{1}{2} & 1 \end{bmatrix}$，将逆矩阵分别左乘和

右乘矩阵方程得 $\begin{bmatrix} x_{11} & x_{12} \\ x_{21} & x_{22} \end{bmatrix}=\begin{bmatrix} \dfrac{1}{3} & -\dfrac{2}{3} \\ \dfrac{1}{6} & \dfrac{1}{6} \end{bmatrix}\begin{bmatrix} 3 & 1 \\ 0 & -1 \end{bmatrix}\begin{bmatrix} \dfrac{1}{2} & 0 \\ \dfrac{1}{2} & 1 \end{bmatrix}=\begin{bmatrix} 1 & 1 \\ \dfrac{1}{4} & 6 \end{bmatrix}.$

14. 用初等行变换求矩阵的逆：

$$\begin{bmatrix} 0 & 1 & 3 \\ 2 & 3 & 5 \\ 3 & 5 & 7 \end{bmatrix}; \qquad (2) \begin{bmatrix} 1 & 2 & 3 \\ 2 & 2 & 1 \\ 3 & 4 & 3 \end{bmatrix}.$$

解：（1）只对行实行行初等行变换

$$[\boldsymbol{I} \mid \boldsymbol{A}] = \begin{bmatrix} 1 & 0 & 0 & 0 & 1 & 3 \\ 0 & 1 & 0 & 2 & 3 & 5 \\ 0 & 0 & 1 & 3 & 4 & 3 \end{bmatrix} \rightarrow \begin{bmatrix} 0 & -1 & 1 & 1 & 2 & 2 \\ 0 & 1 & 0 & 2 & 3 & 5 \\ 1 & 0 & 0 & 0 & 1 & 3 \end{bmatrix}$$

$$\rightarrow \begin{bmatrix} 0 & -1 & 1 & 1 & 2 & 2 \\ 0 & 3 & -2 & 0 & -1 & 1 \\ 1 & 3 & -2 & 0 & 0 & 4 \end{bmatrix} \rightarrow \begin{bmatrix} -1 & 2 & -1 & 1 & 0 & 0 \\ 0 & 3 & -2 & 0 & -1 & 1 \\ 1 & 3 & -2 & 0 & 0 & 4 \end{bmatrix}$$

$$\rightarrow \begin{bmatrix} -1 & 2 & -1 & 1 & 0 & 0 \\ \dfrac{1}{4} & -\dfrac{9}{4} & \dfrac{3}{2} & 0 & 1 & 0 \\ \dfrac{1}{4} & \dfrac{3}{4} & -\dfrac{1}{2} & 0 & 0 & 1 \end{bmatrix}$$

故 $\begin{bmatrix} 0 & 1 & 3 \\ 2 & 3 & 5 \\ 3 & 5 & 7 \end{bmatrix}^{-1} = \begin{bmatrix} -1 & 2 & -1 \\ \dfrac{1}{4} & -\dfrac{9}{4} & \dfrac{3}{2} \\ \dfrac{1}{4} & \dfrac{3}{4} & -\dfrac{1}{2} \end{bmatrix}.$

（2）类似（1）的解法.

15. 求下列矩阵的秩：

$$\boldsymbol{A} = \begin{bmatrix} 1 & 2 & 1 & 5 \\ 2 & -1 & 3 & 7 \\ 3 & 1 & 1 & 6 \end{bmatrix}; \qquad (2)\ \boldsymbol{B} = \begin{bmatrix} 1 & 2 & 3 \\ 1 & 1 & 0 \\ 2 & 3 & 3 \\ 3 & 4 & 3 \end{bmatrix}.$$

解：（1）$\boldsymbol{A} \rightarrow \begin{bmatrix} 1 & 2 & 1 & 5 \\ 0 & -5 & 1 & -3 \\ 0 & -5 & -2 & -9 \end{bmatrix} \rightarrow \begin{bmatrix} 1 & 2 & 1 & 5 \\ 0 & -5 & 1 & -3 \\ 0 & 0 & -3 & -6 \end{bmatrix}.$

∵初等变换不改变矩阵的秩，最大阶子式行列式为 $\begin{vmatrix} 1 & 2 & 1 \\ 0 & -5 & 1 \\ 0 & 0 & -3 \end{vmatrix} = 15 \neq 0,$

∴ $r(\boldsymbol{A}) = 3.$

（2）类似（1）的解法.

16. 设 $3(\boldsymbol{a}_1 - \boldsymbol{a}) + 2(\boldsymbol{a}_2 + \boldsymbol{a}) = 5(\boldsymbol{a}_3 + \boldsymbol{a})$，其中 $\boldsymbol{a}_1 = [2,\ 5,\ 1,\ 3]^{\mathrm{T}}$，$\boldsymbol{a}_2 = [10,\ 1,\ 5,\ 10]^{\mathrm{T}}$，$\boldsymbol{a}_3 = [4,\ 1,\ -1,\ 1]^{\mathrm{T}}$. 求 $\boldsymbol{a}$ 向量由另外三个向量的线性表示.

解：由 $3(\boldsymbol{a}_1 - \boldsymbol{a}) + 2(\boldsymbol{a}_2 + \boldsymbol{a}) = 5(\boldsymbol{a}_3 + \boldsymbol{a})$ 整理得：

$$\boldsymbol{a} = \frac{1}{6}(3\boldsymbol{a}_1 + 2\boldsymbol{a}_2 - 5\boldsymbol{a}_3)$$

$$= \frac{1}{6}(3\,[2,\ 5,\ 1,\ 3]^{\mathrm{T}} + 2\,[10,\ 1,\ 5,\ 10]^{\mathrm{T}} - 5\,[4,\ 1,\ -1,\ 1]^{\mathrm{T}})$$

17. 判断以下向量组是线性相关性还是线性无关.

(1) $(-1, 3, 1)^T$, $(2, 1, 0)^T$, $(1, 4, 1)^T$;

(2) $(2, 3, 0)^T$, $(-1, 4, 0)^T$, $(0, 0, 2)^T$.

解：(1) 设所给向量为列向量的矩阵记为 A，因为

$$A = \begin{bmatrix} -1 & 2 & 1 \\ 3 & 1 & 4 \\ 1 & 0 & 1 \end{bmatrix} \xrightarrow{r} \begin{bmatrix} -1 & 2 & 1 \\ 0 & 7 & 7 \\ 0 & 2 & 2 \end{bmatrix} \xrightarrow{r} \begin{bmatrix} -1 & 2 & 1 \\ 0 & 1 & 1 \\ 0 & 0 & 0 \end{bmatrix},$$

所以 $r(A) = 2$ 小于向量个数，从而所给向量组线性相关.

(2) 设所给向量为列向量的矩阵记为 B，因为

$$|B| = \begin{vmatrix} 2 & -1 & 0 \\ 3 & 4 & 0 \\ 0 & 0 & 2 \end{vmatrix} = 22 \neq 0,$$

所以 $r(B) = 3$ 等于向量的个数，从而所给向量组线性无关.

18. 解线性方程组

(1) $\begin{cases} x_1 + x_2 - 3x_3 - x_4 = 1 \\ 3x_1 - x_2 - 3x_3 + 4x_4 = 4; \\ x_1 + 5x_2 - 9x_3 - 8x_4 = 0 \end{cases}$ (2) $\begin{cases} x_1 - x_2 = 3 \\ 2x_1 - 3x_3 = -8 \\ x_1 + x_2 - 3x_3 = -10 \end{cases}$;

(3) $\begin{cases} x_1 + 2x_2 + x_3 = 5 \\ 2x_1 - x_2 + 3x_3 = 7; \\ 3x_1 + x_2 + x_3 = 6 \end{cases}$ (4) $\begin{cases} 2x_1 + 7x_2 + 3x_3 + x_4 = 6 \\ 3x_1 + 5x_2 + 2x_3 + 2x_4 = 4. \\ 9x_1 + 4x_2 + x_3 + 7x_4 = 2 \end{cases}$

解：(1) 设增广矩阵为 B，进一步对 B 做初等变换，得

$$B \rightarrow \begin{bmatrix} 1 & 0 & -\dfrac{2}{3} & \dfrac{3}{4} & \dfrac{5}{4} \\ 0 & 1 & -\dfrac{3}{2} & -\dfrac{7}{4} & -\dfrac{1}{4} \\ 0 & 0 & 0 & 0 & 0 \end{bmatrix}$$

$r(A) = r(B) = 2 < 4$，故方程组有解且无穷多解，设 x_3，x_4 为自由变量，方程组的通解为：

$$\begin{cases} x_1 = \dfrac{3}{2}x_3 - \dfrac{3}{4}x_4 + \dfrac{5}{4} \\ x_2 = \dfrac{3}{2}x_3 + \dfrac{7}{4}x_4 - \dfrac{1}{4}. \\ x_3 = x_3 \\ x_4 = x_4 \end{cases}$$

(2) 设增广矩阵为 B，

$$B = \begin{bmatrix} 1 & 2 & 1 & 5 \\ 2 & -1 & 3 & 7 \\ 3 & 1 & 1 & 6 \end{bmatrix} \rightarrow \begin{bmatrix} 1 & 2 & 1 & 5 \\ 0 & -5 & 1 & -3 \\ 0 & 0 & 1 & 2 \end{bmatrix} \rightarrow \begin{bmatrix} 1 & 2 & 0 & 3 \\ 0 & -5 & 0 & -5 \\ 0 & 0 & 1 & 2 \end{bmatrix}.$$

由于 $r(A) = r(B) = 3 = $ 变量的个数，因此有唯一解，得同解方程组

$$\begin{cases} x_1 + 2x_2 = 3 \\ 5x_2 = 5 \\ x_3 = 2 \end{cases} \text{，故} \begin{cases} x_1 = 1 \\ x_2 = 1. \\ x_3 = 2 \end{cases}$$

（4）类似（1）的解法.

19. 求下列齐次线性方程组的基础解系：

$$(1) \begin{cases} x_1 + x_2 + x_5 = 0 \\ x_1 + x_2 - x_3 = 0; \\ x_3 + x_4 + x_5 = 0 \end{cases} \qquad (2) \begin{cases} 2x_1 + 7x_2 + 3x_3 + x_4 = 0 \\ 3x_1 + 5x_2 + 2x_3 + 2x_4 = 0. \\ 9x_1 + 4x_2 + x_3 + 7x_4 = 0 \end{cases}$$

解：（1）将其系数矩阵 A 用初等行变换化为行最简形矩阵

$$A = \begin{bmatrix} 1 & 1 & 0 & 0 & 1 \\ 1 & 1 & -1 & 0 & 0 \\ 0 & 0 & 1 & 1 & 1 \end{bmatrix} \rightarrow \cdots \rightarrow \begin{bmatrix} 1 & 1 & 0 & 0 & 1 \\ 0 & 0 & 1 & 0 & 1 \\ 0 & 0 & 0 & 1 & 0 \end{bmatrix}$$

最后一矩阵的第 2、3、4 列构成了 3 阶单位矩阵，所以 $r(A) = 3$，从而该方程的基础解系含 $n - r(A) = 5 - 3 = 2$ 个解向量.

由上面最后一个矩阵得方程组（1）的同解方程组

$$\begin{cases} x_1 = -x_2 - x_5 \\ x_3 = -x_5 \qquad (x_2, x_5 \text{ 为自由变量}). \\ x_4 = 0 \end{cases}$$

令 $x_2 = k_1$，$x_5 = k_2$，得

$$\begin{cases} x_1 = -k_1 - k_2 \\ x_2 = k_1 \\ x_3 = -k_2 \qquad \text{即} \\ x_4 = 0k_1 + 0k_2 \\ x_5 = k_2 \end{cases} \begin{bmatrix} x_1 \\ x_2 \\ x_3 \\ x_4 \\ x_5 \end{bmatrix} = k_1 \begin{bmatrix} -1 \\ 1 \\ 0 \\ 0 \\ 0 \end{bmatrix} + k_2 \begin{bmatrix} -1 \\ 0 \\ -1 \\ 0 \\ 1 \end{bmatrix} \quad (k_1, k_2 \text{ 为任意常数}).$$

所以基础解系为：$\xi_1 = [-1, 1, 0, 0, 0]'$，$\xi_2 = [-1, 0, -1, 0, 1]'$.

（2）将其系数矩阵 A 用初等行变换化为行最简形矩阵

$$A = \begin{bmatrix} 2 & 7 & 3 & 1 \\ 3 & 5 & 2 & 2 \\ 9 & 4 & 1 & 7 \end{bmatrix} \rightarrow \cdots \rightarrow \begin{bmatrix} 1 & 0 & -\dfrac{1}{11} & \dfrac{9}{11} \\ 0 & 1 & \dfrac{5}{11} & -\dfrac{1}{11} \\ 0 & 0 & 0 & 0 \end{bmatrix}$$

由此得 $r(A) = 2$，而最后一矩阵的前 2 列 2 行构成一 2 阶单位矩阵，所以基础解系含两个解向量 ξ_1，ξ_2，且 ξ_1，ξ_2 的前两个分量分别为上面最后一矩阵 3、4 列前两个坐标的相反数，而它们的后两个分量分别为 2 阶单位矩阵的两列，即

$$\boldsymbol{\xi}_1 = \begin{bmatrix} \dfrac{1}{11} \\ -\dfrac{5}{11} \\ 1 \\ 0 \end{bmatrix}, \quad \boldsymbol{\xi}_2 = \begin{bmatrix} -\dfrac{9}{11} \\ \dfrac{1}{11} \\ 0 \\ 1 \end{bmatrix}.$$

从最后一个矩阵得到与原方程组同解方程组

$$\begin{cases} x_1 = \dfrac{1}{11}x_3 - \dfrac{9}{11}x_4 \\ x_2 = -\dfrac{5}{11}x_3 + \dfrac{1}{11}x_4 \end{cases} \quad (x_3, x_4 \text{ 为自由变量}).$$

令 $x_3 = k_1$，$x_4 = k_2$，得原方程组同解为

$$\begin{cases} x_1 = \dfrac{1}{11}k_1 - \dfrac{9}{11}k_2 \\ x_2 = -\dfrac{5}{11}k_1 + \dfrac{1}{11}k_2 \\ x_3 = k_1 \\ x_4 = k_2 \end{cases}, \quad \text{即} \quad \begin{bmatrix} x_1 \\ x_2 \\ x_3 \\ x_4 \end{bmatrix} = k_1 \begin{bmatrix} \dfrac{1}{11} \\ -\dfrac{5}{11} \\ 1 \\ 0 \end{bmatrix} + k_2 \begin{bmatrix} -\dfrac{9}{11} \\ \dfrac{1}{11} \\ 0 \\ 1 \end{bmatrix} \quad (k_1, k_2 \text{ 为任意常数}).$$

所以基础解系为：$\boldsymbol{\xi}_1 = \begin{bmatrix} \dfrac{1}{11} \\ -\dfrac{5}{11} \\ 1 \\ 0 \end{bmatrix}$，$\boldsymbol{\xi}_2 = \begin{bmatrix} -\dfrac{9}{11} \\ \dfrac{1}{11} \\ 0 \\ 1 \end{bmatrix}$.

20. 求方程组 $\begin{cases} x_1 + 2x_2 + 3x_3 + 4x_4 = 5 \\ x_1 - x_2 + x_3 + x_4 = 1 \end{cases}$ 的通解.

解：用初等行变换将增广矩阵 $\bar{\boldsymbol{A}}$ 化为行最简形

$$\bar{\boldsymbol{A}} = (\boldsymbol{A} \mid \boldsymbol{b}) = \begin{bmatrix} 1 & 2 & 3 & 4 & 5 \\ 1 & -1 & 1 & 1 & 1 \end{bmatrix} \to \cdots \to \begin{bmatrix} 1 & 0 & \dfrac{5}{3} & 2 & \dfrac{7}{3} \\ 0 & 1 & \dfrac{2}{3} & 1 & \dfrac{4}{3} \end{bmatrix} = \boldsymbol{A}_1.$$

由于 $r(\boldsymbol{A}) = r(\bar{\boldsymbol{A}}) = 2$，方程组有解，且上面矩阵 $\boldsymbol{A}_1$ 前两列构成 2 阶单位矩阵，所以特解 $\boldsymbol{\eta}_0$ 的前 2 个分量依次去矩阵 $\boldsymbol{A}_1$ 的最后一列的两个分量 $\dfrac{7}{3}$，$\dfrac{4}{3}$，其余分量取 0，即 $\boldsymbol{\eta}_0 = \left[\dfrac{7}{3}, \dfrac{4}{3}, 0, 0 \right]'$.

又对应的齐次线性方程组的基础解系为 $\boldsymbol{\xi}_1 = \left[-\dfrac{5}{3}, -\dfrac{2}{3}, 1, 0 \right]'$，$\boldsymbol{\xi}_2 = [-2, -1, 0, 1]'$，所以所求方程组的通解为：$\boldsymbol{x} = \boldsymbol{\eta}_0 + k_1 \boldsymbol{\xi}_1 + k_2 \boldsymbol{\xi}_2$（$k_1$、$k_2$ 为任意常数）.

21. 解线性方程组
$$\begin{cases} (\lambda+3)x_1+x_2+2x_3=\lambda \\ \lambda x_1+(\lambda-1)x_2+x_3=\lambda \\ 3(\lambda+1)x_1+\lambda x_2+(\lambda+3)x_3=3 \end{cases}.$$

λ 为何值时，①有唯一解；②有无穷多解；③无解.

解：$|A|=\begin{vmatrix} \lambda+3 & 1 & 2 \\ \lambda & \lambda-1 & 1 \\ (\lambda+1)3 & \lambda & \lambda+3 \end{vmatrix}=\lambda^2(\lambda-1)$

① 当 $\lambda\neq0$、1 时，$|A|\neq0$，方程组有唯一解；

② 当 $\lambda=1$ 时，增广矩阵 $=\begin{bmatrix} 4 & 1 & 2 & 1 \\ 1 & 0 & 1 & 1 \\ 6 & 1 & 4 & 3 \end{bmatrix}\rightarrow\begin{bmatrix} 1 & 0 & 1 & 1 \\ 0 & 1 & 2 & 3 \\ 0 & 0 & 0 & 0 \end{bmatrix}$ 增广矩阵 B 的秩和系数

矩阵 A 的秩均为 2，并且小于系数矩阵的行数和列数，方程组有无数解，其同解方程组

为 $\begin{cases} x_1=1-x_3 \\ x_2=-3+2x_3 \end{cases}$，令 x_3 为自由变量，设为 c，则 $x_1=1-c$，$x_2=-3+2c$，$x_3=c$.

③ 当 $\lambda=0$ 时，增广矩阵 $B=\begin{bmatrix} 3 & 1 & 2 & 0 \\ 0 & -1 & 1 & 0 \\ 3 & 0 & 3 & 3 \end{bmatrix}\rightarrow\begin{bmatrix} 3 & 1 & 2 & 0 \\ 0 & -1 & 1 & 0 \\ 0 & 0 & 0 & 3 \end{bmatrix}$，$3=r(B)\neq r$

$(A)=2$，方程组无解.

22. 求下列矩阵的特征值和特征向量

(1) $\begin{bmatrix} 3 & -1 & 1 \\ 2 & 0 & 1 \\ 1 & -1 & 2 \end{bmatrix}$； (2) $\begin{bmatrix} 3 & 3 & 2 \\ 1 & 1 & -2 \\ -3 & -1 & 0 \end{bmatrix}$.

解：(1) 矩阵的特征方程 $\begin{vmatrix} \lambda-3 & 1 & -1 \\ -2 & \lambda & -1 \\ -1 & 1 & \lambda-2 \end{vmatrix}=\begin{vmatrix} 0 & 1-\lambda & 0 \\ \lambda-2 & \lambda & -1 \\ 0 & 1 & \lambda-2 \end{vmatrix}=(\lambda-2)^2(1-\lambda)$.

特征方程有两个实根 $\lambda_1=1$，$\lambda_2=2$.

关于 $\lambda_1=1$ 的特征向量是齐次线性方程组 $\begin{cases} -2x_1+x_2-x_3=0 \\ -2x_1+x_2-x_3=0 \\ -x_1+x_2-x_3=0 \end{cases}$ 的非零解. 解方程组

得到一个非零解 $x_1=0$，$x_2=1$，$x_3=1$，所以该矩阵关于 $\lambda_1=1$ 的特征向量为

$[0\ \ 1\ \ 1]^T$；于 $\lambda_2=2$ 的特征向量是齐次线性方程组 $\begin{cases} -x_1+x_2-x_3=0 \\ -2x_1+2x_2-x_3=0 \\ -x_1+x_2=0 \end{cases}$ 的非零解.

解方程组得到一个非零解 $x_1=1$，$x_2=1$，$x_3=0$，所以该矩阵关于 $\lambda_2=2$ 的特征向量

为 $[1\ \ 1\ \ 0]^T$.

(2) 矩阵的特征方程 $\begin{vmatrix} \lambda-3 & -3 & -2 \\ -1 & \lambda-1 & 2 \\ 3 & 1 & \lambda \end{vmatrix}=\lambda^3-4\lambda^2+4\lambda-16=(\lambda-4)(\lambda^2+4)$.

它只有一个实根 $\lambda = 4$，对于特征根 $\lambda = 4$ 对应的特征向量满足齐次线性方程组

$$(4\boldsymbol{I} - \boldsymbol{A})\begin{bmatrix} x_1 \\ x_2 \\ x_3 \end{bmatrix} = \begin{bmatrix} 0 \\ 0 \\ 0 \end{bmatrix}, \quad 即 \begin{cases} x_1 - 3x_2 - 2x_3 = 0 \\ -x_1 + 3x_2 + 2x_3 = 0 \\ 3x_1 + x_2 + 4x_3 = 0 \end{cases}$$

其解为 $x_1 = 1$，$x_2 = 1$，$x_3 = -1$，则特征向量为 $\begin{bmatrix} 1 \\ 1 \\ -1 \end{bmatrix}$.

23. 设 $\boldsymbol{A} = \begin{bmatrix} 2 & -1 & 2 \\ 5 & -3 & 3 \\ -1 & 0 & -2 \end{bmatrix}$，求 $\boldsymbol{A}$ 的特征值与对应的特征向量.

解：$\boldsymbol{A}$ 的特征多项式 $|\lambda\boldsymbol{I} - \boldsymbol{A}| = \begin{vmatrix} \lambda - 2 & 1 & -2 \\ -5 & \lambda + 3 & -3 \\ 1 & 0 & \lambda + 2 \end{vmatrix} = \begin{vmatrix} \lambda - 2 & 1 & -\lambda^2 + 2 \\ -5 & \lambda + 3 & 5\lambda + 7 \\ 1 & 0 & 0 \end{vmatrix}$

$= \lambda^3 + 3\lambda^2 + 3\lambda + 1 = (\lambda + 1)^3$，特征值为 $\lambda_1 = -1$ （三重）.

当 $\lambda = -1$ 时，解方程组 $(-\boldsymbol{I} - \boldsymbol{A})\boldsymbol{X} = \boldsymbol{0}$，对系数矩阵施行初等变换，

$\boldsymbol{I} - \boldsymbol{A} = \begin{bmatrix} -3 & 1 & -2 \\ -5 & 2 & -3 \\ 1 & 0 & 1 \end{bmatrix} \rightarrow \begin{bmatrix} 1 & 0 & 1 \\ 5 & 2 & -3 \\ -3 & 1 & -2 \end{bmatrix} \rightarrow \begin{bmatrix} 1 & 0 & 1 \\ 0 & 1 & 1 \\ 0 & 0 & 0 \end{bmatrix}$，秩为 2.

令 $\boldsymbol{X}_3 = 1$，得基础解系 $\boldsymbol{X}_1 = \begin{bmatrix} -1 \\ -1 \\ 1 \end{bmatrix}$，属于 -1 的全部特征向量为 $k\begin{bmatrix} -1 \\ -1 \\ 1 \end{bmatrix}$，$k$ 是非零

的任意常数.

24. 设 λ_0 是矩阵 $\boldsymbol{A}$ 的特征值，k 是任意常数，则 $k\lambda_0$ 是矩阵 $k\boldsymbol{A}$ 的特征值.

证明：存在 $\boldsymbol{X}_0 \neq \boldsymbol{0}$，使得 $\boldsymbol{A}\boldsymbol{X}_0 = \lambda_0\boldsymbol{X}_0$，而 $(k\boldsymbol{A})\boldsymbol{X}_0 = k(\boldsymbol{A}\boldsymbol{X}_0) = k(\lambda_0\boldsymbol{X}_0) = (k\lambda_0)\boldsymbol{X}_0$，所以 $k\lambda_0$ 是矩阵 $k\boldsymbol{A}$ 的特征值.

25. 若矩阵 $\boldsymbol{A}$ 满足 $\boldsymbol{A}^2 = \boldsymbol{A}$，证明：$\boldsymbol{A}$ 的特征值 λ_0 只能为 0 或 1.

证明：存在 $\boldsymbol{X}_0 \neq \boldsymbol{0}$，使得 $\boldsymbol{A}\boldsymbol{X}_0 = \lambda_0\boldsymbol{X}_0$，而 $\boldsymbol{A}^2 = \boldsymbol{A}$，$\boldsymbol{A}^2 - \boldsymbol{A} = \boldsymbol{0}$，于是 $(\boldsymbol{A}^2 - \boldsymbol{A})\boldsymbol{X}_0 = \boldsymbol{0}\boldsymbol{X}_0$，$\boldsymbol{A}^2\boldsymbol{X}_0 - \boldsymbol{A}\boldsymbol{X}_0 = \boldsymbol{0}$，$\lambda^2\boldsymbol{X}_0 - \lambda_0\boldsymbol{X}_0 = \boldsymbol{0}$，$(\lambda_0^2 - \lambda_0)\boldsymbol{X}_0 = \boldsymbol{0}$.

由于 $\boldsymbol{X}_0 \neq \boldsymbol{0}$，只有 $\lambda_0^2 - \lambda_0 = 0$，亦即 $\lambda_0 = 0$ 或 1.

五、自测题

1. 填空题.

(1) 若 $\begin{vmatrix} 1 & -3 & 1 \\ 0 & 5 & x \\ -1 & 2 & -2 \end{vmatrix} = 0$，则 $x = $ _____.

(2) 若齐次线性方程组 $\begin{cases} \lambda x_1 + x_2 + x_3 = 0 \\ x_1 + \lambda x_2 + x_3 = 0 \\ x_1 + x_2 + x_3 = 0 \end{cases}$ 只有零解，则 λ 应满足 _____.

（3）已知矩阵 A，B，$C=(c_{ij})_{s \times n}$，满足 $AC=CB$，则 A 与 B 分别是 _____ 阶矩阵.

（4）矩阵 $A=\begin{bmatrix} a_{11} & a_{12} \\ a_{21} & a_{22} \\ a_{31} & a_{32} \end{bmatrix}$ 的行向量组线性 _____.

（5）n 阶方阵 A 满足 $A^2-3A-E=0$，则 $A^{-1}=$ _____.

2. 判断正误.

（1）若行列式 D 中每个元素都大于零，则 $D>0$.　　　　　　　（　　）

（2）零向量一定可以表示成任意一组向量的线性组合.　　　　　　　（　　）

（3）向量组 a_1，a_2，$\cdots$，a_m 中，如果 a_1 与 a_m 对应的分量成比例，则向量组 a_1，a_2，$\cdots$，a_s 线性相关.　　　　　　　（　　）

（4）$A=\begin{bmatrix} 0 & 1 & 0 & 0 \\ 1 & 0 & 0 & 0 \\ 0 & 0 & 0 & 1 \\ 0 & 0 & 1 & 0 \end{bmatrix}$，则 $A^{-1}=A$.　　　　　　　（　　）

（5）若 λ 为可逆矩阵 A 的特征值，则 A^{-1} 的特征值为 λ.　　　　（　　）

3. 单项选择题.

（1）设 A 为 n 阶矩阵，且 $|A|=2$，则 $|A||A^{\mathrm{T}}|=$（　　）

A. 2^n　　　　　　　B. 2^{n-1}　　　　　　　C. 2^{n+1}　　　　　　　D. 4

（2）n 维向量组 α_1，α_2，$\cdots$，α_s（$3 \leqslant s \leqslant n$）线性无关的充要条件是（　　）

A. α_1，α_2，$\cdots$，α_s 中任意两个向量都线性无关

B. α_1，α_2，$\cdots$，α_s 中存在一个向量不能用其余向量线性表示

C. α_1，α_2，$\cdots$，α_s 中任一个向量都不能用其余向量线性表示

D. α_1，α_2，$\cdots$，α_s 中不含零向量

（3）下列命题中正确的是（　　）

A. 任意 n 个 $n+1$ 维向量线性相关　　　B. 任意 n 个 $n+1$ 维向量线性无关

C. 任意 $n+1$ 个 n 维向量线性相关　　　D. 任意 $n+1$ 个 n 维向量线性无关

（4）设 A，B 均为 n 阶方阵，下面结论正确的是（　　）

A. 若 A，B 均可逆，则 $A+B$ 可逆　　　B. 若 A，B 均可逆，则 AB 可逆

C. 若 $A+B$ 可逆，则 $A-B$ 可逆　　　D. 若 $A+B$ 可逆，则 A，B 均可逆

（5）若 ν_1，ν_2，ν_3，ν_4 是线性方程组 $AX=0$ 的基础解系，则 $\nu_1+\nu_2+\nu_3+\nu_4$ 是 $AX=0$ 的（　　）

A. 解向量　　　　　　B. 基础解系　　　　　C. 通解　　　　　　D. A 的行向量

4. 计算题.

（1）计算行列式 $\begin{vmatrix} x+a & b & c & d \\ a & x+b & c & d \\ a & b & x+c & d \\ a & b & c & x+d \end{vmatrix}$.

(2.) 设 $AB = A + 2B$，且 $A = \begin{bmatrix} 3 & 0 & 1 \\ 1 & 1 & 0 \\ 0 & 1 & 4 \end{bmatrix}$，求 B.

(3) 设 $B = \begin{bmatrix} 1 & -1 & 0 & 0 \\ 0 & 1 & -1 & 0 \\ 0 & 0 & 1 & -1 \\ 0 & 0 & 0 & 1 \end{bmatrix}$，$C = \begin{bmatrix} 2 & 1 & 3 & 4 \\ 0 & 2 & 1 & 3 \\ 0 & 0 & 2 & 1 \\ 0 & 0 & 0 & 2 \end{bmatrix}$ 且矩阵 X 满足关系式 X

$(C - B)' = E$，求 X.

(4) 问 a 取何值时，下列向量组线性相关？

$$\boldsymbol{\alpha}_1 = \begin{bmatrix} a \\ -\dfrac{1}{2} \\ -\dfrac{1}{2} \end{bmatrix}, \quad \boldsymbol{\alpha}_2 = \begin{bmatrix} -\dfrac{1}{2} \\ a \\ -\dfrac{1}{2} \end{bmatrix}, \quad \boldsymbol{\alpha}_3 = \begin{bmatrix} -\dfrac{1}{2} \\ -\dfrac{1}{2} \\ a \end{bmatrix}.$$

(5) λ 为何值时，线性方程组 $\begin{cases} \lambda x_1 + x_2 + x_3 = \lambda - 3 \\ x_1 + \lambda x_2 + x_3 = -2 \\ x_1 + x_2 + \lambda x_3 = -2 \end{cases}$ 有唯一解，无解和有无穷多解？

当方程组有无穷多解时求其通解.

(6) 设 $\boldsymbol{\alpha}_1 = \begin{bmatrix} 1 \\ 4 \\ 1 \\ 0 \end{bmatrix}$，$\boldsymbol{\alpha}_2 = \begin{bmatrix} 2 \\ 9 \\ -1 \\ -3 \end{bmatrix}$，$\boldsymbol{\alpha}_3 = \begin{bmatrix} 1 \\ 0 \\ -3 \\ -1 \end{bmatrix}$，$\boldsymbol{\alpha}_4 = \begin{bmatrix} 3 \\ 10 \\ -7 \\ -7 \end{bmatrix}$. 求此向量组的秩和一个极

大无关组，并将其余向量用该极大无关组线性表示.

(7) 设 $A = \begin{bmatrix} 1 & 0 & 0 \\ 0 & 1 & 0 \\ 0 & 2 & 1 \end{bmatrix}$，求 A 的特征值及对应的特征向量.

5. 证明题.

若 A 是 n 阶方阵，且 $AA^T = I$，$|A| = -1$，证明 $|A + I| = 0$. 其中 I 为单位矩阵.

参考答案（最终解答或提示）

1. (1) 5；(2) $\lambda \neq 1$；(3) $s \times s$，$n \times n$；(4) 相关；(5) $A - 3E$.

2. (1) ×；(2) √；(3) √；(4) √；(5) ×.

3. (1) C；(2) C；(3) C；(4) B；(5) A.

4.

(1) $(x + a + b + c + d) x^3$.

(2) $B = \begin{bmatrix} 5 & -2 & -2 \\ 4 & -3 & -2 \\ -2 & 2 & 3 \end{bmatrix}$.

(3) $\boldsymbol{X} = \begin{bmatrix} 1 & 0 & 0 & 0 \\ -2 & 1 & 0 & 0 \\ 1 & -2 & 1 & 0 \\ 0 & 1 & -2 & 1 \end{bmatrix}$.

(4) 当 $a = -\dfrac{1}{2}$ 或 $a = 1$ 时，向量组 $\boldsymbol{a}_1$，$\boldsymbol{a}_2$，$\boldsymbol{a}_3$ 线性相关.

(5) ①当 $\lambda \neq 1$ 且 $\lambda \neq -2$ 时，方程组有唯一解；

②当 $\lambda = -2$ 时方程组无解；

③当 $\lambda = 1$ 时，有无穷多组解，通解为 $\boldsymbol{X} = \begin{bmatrix} -2 \\ 0 \\ 0 \end{bmatrix} + c_1 \begin{bmatrix} -1 \\ 1 \\ 0 \end{bmatrix} + c_2 \begin{bmatrix} -1 \\ 0 \\ 1 \end{bmatrix}$.

(6) $r(\boldsymbol{a}_1, \boldsymbol{a}_2, \boldsymbol{a}_3, \boldsymbol{a}_4) = 3$，其中 $\boldsymbol{a}_1$，$\boldsymbol{a}_2$，$\boldsymbol{a}_3$ 构成极大无关组，$\boldsymbol{a}_4 = -2\boldsymbol{a}_1 + 2\boldsymbol{a}_2 + \boldsymbol{a}_3$.

(7) 特征值 $\lambda = 1$，$\lambda \boldsymbol{E} - \boldsymbol{A} = \begin{bmatrix} 0 & 0 & 0 \\ 0 & 0 & 0 \\ 0 & -2 & 0 \end{bmatrix}$，特征向量为 $k \begin{bmatrix} 1 \\ 0 \\ 0 \end{bmatrix} + l \begin{bmatrix} 0 \\ 0 \\ 1 \end{bmatrix}$.

5. $\because |\boldsymbol{A} + \boldsymbol{I}| = |\boldsymbol{A} + \boldsymbol{A}\boldsymbol{A}'| = |\boldsymbol{A}||\boldsymbol{I} + \boldsymbol{A}'| = -|(\boldsymbol{I} + \boldsymbol{A})'| = -|(\boldsymbol{I} + \boldsymbol{A})'|$

$\therefore 2|(\boldsymbol{I} + \boldsymbol{A})| = 0$，$\therefore |(\boldsymbol{I} + \boldsymbol{A})| = 0$.

（王国庆）

参考文献

［1］李大治，丁勇. 医用高等数学［M］. 南京：东南大学出版社，2001.

［2］李霞，贺东奇，蒋伟. 医用高等数学［M］. 北京：北京大学医学出版社，2013.

［3］梅挺，罗玉军，刘帮涛. 医用高等数学［M］. 北京：高等教育出版社，2014.

［4］吴赣昌. 医用高等数学［M］. 北京：中国人民大学出版社，2012.

［5］吴赣昌. 医用高等数学学习辅导与习题解答［M］. 北京：中国人民大学出版社，2012.

［6］张选群. 医用高等数学学习指导［M］. 北京：人民卫生出版社，2013.

［7］周敏，梅挺，罗敏. 医用高等数学学习指导［M］. 北京：高等教育出版社，2014.

［8］祝国强. 医用高等数学学习指导与习题解析［M］. 北京：高等教育出版社，2006.